生命的重建

Cells are the New Cure

[美] 罗宾 · L. 史密斯（Robin L. Smith）
[美] 马克斯 · 戈麦斯（Max Gomez） 著

张华锦 译

新世界出版社
NEW WORLD PRESS

北京版权保护中心引进书版权合同登记号：图字 01-2022-6019 号

图书在版编目（CIP）数据

生命的重建 /（美）罗宾 · L. 史密斯，（美）马克斯 · 戈麦斯著；张华锦译 . -- 北京：新世界出版社，2023.2

ISBN 978-7-5104-7558-0

Ⅰ. ①生… Ⅱ. ①罗… ②马… ③张… Ⅲ. ①健康－普及读物 Ⅳ. ① R161-49

中国版本图书馆 CIP 数据核字 (2022) 第 193925 号

生命的重建

作　　者：[美] 罗宾 · L. 史密斯　马克斯 · 戈麦斯
译　　者：张华锦
策　　划：中资海派
执行策划：黄　河　桂　林
责任编辑：贾瑞娜
责任校对：宣　慧
责任印制：王宝根
出版发行：新世界出版社
社　　址：北京西城区百万庄大街 24 号（100037）
发 行 部：（010）6899 5968　（010）6899 8705（传真）
总 编 室：（010）6899 5424　（010）6832 6679（传真）
http：//www.nwp.cn　　http：//www.nwp.com.cn
版 权 部：+8610 6899 6306
版权部电子信箱：frank@nwp.com.cn
印　　刷：深圳市精彩印联合印务有限公司
经　　销：新华书店
开　　本：787mm × 1092mm　1/32
字　　数：250 千字　　**印　张**：10
版　　次：2023 年 2 月第 1 版　　2023 年 2 月第 1 次印刷
书　　号：ISBN 978-7-5104-7558-0
定　　价：79.80 元

权威推荐

罗纳德 · A. 德平尼奥博士（Ronald A. Depinho, MD）

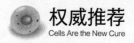

得克萨斯大学安德森癌症中心（世界公认的全球顶尖、极具权威的肿瘤专科医院）**前主席**

罗宾 · 史密斯和马克斯 · 戈麦斯为普通读者阐明了医学领域的一大前沿：异常的细胞如何导致疾病，以及如何利用细胞疗法治疗疾病。《生命的重建》描述了许多正在开发和临床使用中的新疗法，并对细胞疗法的潜力进行了阐述，如细胞疗法如何减轻癌症等致命疾病或与年龄有关的退行性疾病带来的难以言表的疼痛和痛苦。他们描述了这些历史性的科学进步，同时充满关怀地讲述了从中受益的患者的真实经历。

史蒂芬 · C. 格罗夫特（Stephen C. Groft）

美国国立卫生研究院（National Institutes of Health，美国顶级水平的主要医学研究机构）**罕见病研究办公室前主任**

《生命的重建》探索了现代医学利用人体自身的治疗能力对抗癌症、自身免疫性疾病和许多罕见疾病的潜力。这本书以那些在临床发展过程中受益于这些疗法的患者的真实故事为背景，讲述了科学与生命交织的独特时刻。

肖恩·帕克（Sean Parker）

知名社交网站脸书首任总裁、帕克癌症免疫治疗研究所创始人

《生命的重建》详细介绍了世界顶尖科学家和临床医生在细胞医学领域的最新发现。这种医学范式的转变将在不久的将来改变我们治疗疾病的方式，而免疫疗法的进步将彻底改变我们治疗癌症的方式。

罗宾·罗伯茨（Robin Roberts）

《早安美国》主持人

《生命的重建》用通俗易懂的语言解释了尖端复杂科学发现的世界，同时还交织着缓解和治愈病痛的故事。接受了干细胞移植后，我很幸运地活了下来，这本书给了我们希望。

理查德·M. 科恩（Richard M. Cohen）

记者、畅销书作家，与多发性硬化症斗争了 40 多年

《生命的重建》开出了有希望的药方，这正是像我这样的患者长期以来渴求的。在生活中，我经历了太多危险的情况。随着科学的发展，尖端研究和临床试验为我们这些几乎失去了生活资格的人，提供了光明的未来。

推荐序

Cells Are the New Cure

干细胞：人体内最伟大的治疗工具

桑贾伊·古普塔博士（Sanjay Gupta, MD）

畅销书《逆龄大脑》作者、美国国家医学院院士

作为一名电视记者，我报道的第一批故事之一，是美国联邦政府对干细胞研究资金的限制。那是 2001 年 8 月，在接下来的 8 年里，许多科学家在花更多的时间去寻找新的资金来源，而不是真正做研究。当这些限制政策在 2009 年 3 月放宽时，干细胞研究界有一种乐观的气氛。但是不得不承认，美国在干细胞领域的研究落后于其他国家近 10 年，现在必须弥补许多损失。

公平地说，支持限制研究的人认为，他们保护胚胎是为了保护人类的生命。在研究受限的这段时间里，在干细胞研究领域，我们得到了一些原本不可能得到的发现。

首先，来自胚胎干细胞研究先驱的早期数据并没有得到

十分有力的证实。

其次，在研究中还发现了诱导性多功能干细胞（iPSCs），这类细胞会诱导成体细胞表现出与胚胎干细胞相同的特性。

最后，60 多年来被认为只存在于骨髓中的成体干细胞，在更多的组织中被发现。

正如我们现在所知道的，这极大地开拓了治疗的可能范围。然而在美国，我们仍然能够感受到干细胞研究 8 年“干旱”导致的后遗症。患者对其真正价值的怀疑是可以理解的，因为太多的江湖骗子做出了没有科学数据支持的可笑论断。虽然临床试验的数量增加了，但美国医疗系统尚未提供正式的临床培训项目来传授干细胞疗法。

我在医学新闻领域的同事们，在撰写有关干细胞前景的报道时，都带着一种近乎玩世不恭的乐观态度。在撰写本文时，美国食品和药物管理局（US Food and Drug Administration，FDA）只批准了一种干细胞治疗产品 Hemacord（脐带血造血干细胞制品），用于治疗血细胞减少。事实上，FDA 有时会受到阻碍，尤其是关于成体干细胞的调节，当成体干细胞被提取出来，然后注射回同一个人体内的时候，它似乎并无法被定义为设备或药物。而设备和药物则是 FDA 最关注的两个类别。

就目前情况来看，人们听说过接受干细胞治疗的美国人，通常都是已经没有选择的富人，他们愿意尝试任何事情，即使未经测试和证实。虽然这并没有激发多大信心，但自从我开始从事新闻和神经外科的工作以来，我常在主流媒体和科学媒体上听到这样的故事。

这就是我第一次接到本书作者罗宾·L. 史密斯博士和马克斯·戈麦斯博士的电话时的背景。他们想让我参加细胞视野（Cellular Horizons）——一个在梵蒂冈城举办的以细胞疗法为主题的学术会议。没错，梵蒂冈城。在经历了 15 年的科学与神学的不断碰撞、联邦资金的影响，以及数年的乐观与悲观循环后，一切又回到了正轨。我会了解到科学家、伦理学家和教皇弗朗西斯本人对干细胞的信念。

天主教会仍然反对破坏胚胎的研究或治疗，但它确实支持了成人干细胞研究，并要求来自世界各地的科学家提供他们的数据。这些科学家和管理者来自德国、中国、日本、印度和澳大利亚。

来自美国各大医院和大学的研究人员展示了关于各种疾病的令人信服的数据。纽约市特殊外科医院的萨布丽娜·斯特里克兰德博士（Sabrina Strickland, MD）正将使用干细胞作为治疗疼痛性骨关节炎的可行选择。

在洛杉矶 Cedars-Sinai 心脏研究所工作的爱德华多·马尔班博士（Eduardo Marban, MD, PhD），在使用干细胞来减少心脏病发作后肌肉中的疤痕组织大小。我听说杜克大学正在进行一项更具争议性的实验：乔安妮·库尔茨伯格博士（Joanne Kurtzberg, MD）正在研究干细胞在儿童自闭症中的应用。虽然并不是所有的研究人员都认为这是干细胞治疗的合理应用，但越来越多的孩子去了没有提供任何数据的营利性诊所。杜克大学的实验至少会就细胞疗法对大脑不同发育阶段神经元的影响给出一些答案。

作为一名记者，我很有兴趣接触所有这些数据背后的患者。在目睹了自身免疫性疾病给我的家庭带来的巨大挑战后，我同意与西北大学（Northwestern University）的理查德·伯特博士（Richard Burt，MD）以及他年轻漂亮的患者格雷丝·迈豪斯（Grace Meihaus）和伊丽莎白·库根塔基斯（Elizabeth Cougentakis）组成一个小组。17 岁时，格雷丝患上了系统性硬皮病，这种疾病不仅使她的皮肤变硬，还导致多个内脏器官结疤和发炎。她在别无选择的情况下找到了伯特医生，进行了自体造血干细胞移植。她的症状在几个月内得到了改善，她得以重返校园，过上了自己的生活。伊丽莎白患有重症肌无力，这是另一种自身免疫性疾病，首先影响她眼睛的小肌肉，然后发展到她不能再自己吃饭或走路的地步。不到 6 个月，她就只能靠呼吸机呼吸，用管子喂食。

如果我没有听她如此生动地描述，我根本不会相信伊丽莎白在接受治疗后很快就恢复了对眼睛和其他运动功能的控制。8 年后，她完全恢复了健康，不需要任何药物治疗。作为 3 个女儿的父亲，我为她们和世界上其他孩子的未来感到欣慰。

要看到这些疗法得到广泛应用，我们还有很长的路要走，仍然有一些科学、管理和文化障碍需要克服。然而，越来越明显的是，不久的将来，即使是最激进的批评家也会支持这样的观点：我们最伟大的治疗工具可能就在人体内部。由于细胞治疗领域还处于初级阶段，很难把所有的知识都集中在一起。像这样的书应该被看作是一个活生生的、会呼吸的知识体的一部分，它会成长、进化和重生。然而，永远不会改变的，是这些文章带来的有分寸而又持续不断的乐观。

导 语
Cells Are the New Cure

细胞疗法，创造更健康、更长寿的世界

真正的财富不是金银财宝，而是健康。

圣雄甘地（Mahatma Gandhi）

想象一下这样一个世界：

◎ 脊髓不可逆损伤的患者可以从医院的病床上走下来；

◎ 实验室中能够直接培育新的器官，移植器官不再缺乏，我们也不再需要捐赠者；

◎ 来自骨髓或脂肪的干细胞被用来修复受损的心脏、椎间盘和肺，甚至用来减缓卢伽雷病和帕金森病的病情发展；

◎ 你的免疫系统可以被引导去摧毁癌症；

◎ 你的 DNA 可以在遗传疾病症状出现之前被修复。

简而言之，想象一个更健康、更长寿的世界，这是细胞疗法的前景。曾经只存在于科幻小说和白日梦中的奇迹，已经成为现实。

细胞疗法现在被用于对抗癌症、修复损伤和治疗自身免疫性疾病。研究人员正在用 3D 生物打印技术，在 3D 打印支架上喷涂多层活细胞，来制造替代器官。细胞治疗阿尔茨海默病、卢伽雷病和帕金森病的试验正在进行。科学家们正在试验基于细胞的抗衰老疗法，这种疗法不仅能帮助我们活得更长，而且能让我们比实际上更年轻。

领先的专家预计，这一迅速发展的领域将很快改变人类历史中对致死性疾病的治疗方法，新的疗法会更快、更彻底地治愈疾病，显著减少风险和不良反应。这项研究正在全球范围内进行着超过 35 000 个临床试验。

《生命的重建》中提到的一些医疗技术的进步，在十年前就如同边缘科学家轻率的想法。而今天，这些进步正在拯救生命；另一些则有望作为公认的治疗方法从实验室中脱颖而出；还有一些，基于对细胞和疾病的全新理解，将需要更长的时间才能得到广泛应用。

我们正处于医学革命的边缘。细胞疗法代表了一个新的前沿，利用我们自身生物学的力量作为新的“药物”，不仅可以缓解病痛，还可以治愈疾病。

目 录

Cells Are the New Cure

第一部分
干细胞疗法：医学的未来

第二部分
免疫疗法：将身体作为药物

第三部分
基因编辑：是否要改变我们的 DNA

第四部分
人类 2.0：我们即将步入的未来

第五部分
大资金、大数据以及生命重建的奥秘

第一部分

干细胞疗法：医学的未来

Cells are the New Cure

干细胞研究将使人类生存状态显著改善，

并将使数百万人受益。

美国亿万富豪，慈善家艾利·布罗德（Eli Broad）

第 1 章

干细胞：生命的再生摇篮

研究会将绊脚石变成基石。

全球第一家管理和技术咨询公司

理特管理咨询公司创始人亚瑟·D. 特尔（Arthur D.Little）

在希腊神话中，普罗米修斯从奥林匹斯山上偷走了火种。他把火种藏在一个巨大的茴香枝里，送给了人类。作为对普罗米修斯的惩罚，宙斯将他锁在高加索山的一根木桩上。在那里，每天都有一只巨鹰啄食他的肝脏，但被吃掉的肝脏随即在晚上又长了回来（图 1.1）。这个神话阐明了一个流传于世界各地的主题。从史前时期开始，人类就幻想着有能力再生或修复我们的身体。这种幻想的起源是显而易见的，人体组织的分解和逐渐衰弱是影响人类生存的核心因素。随着年龄的增长，我们的身体会逐渐衰弱，直到最后死去。由于时间、疾病或伤害而丧失的身体功能，几乎无法恢复。

但现在，我们正在逐渐改写人体组织衰退的故事。组织再生的“神话”正在成为现实。这个使组织再生的秘诀，不是一种新的化合物或手术技术，而是存在于我们人类自身细胞中的能量。具体来说，

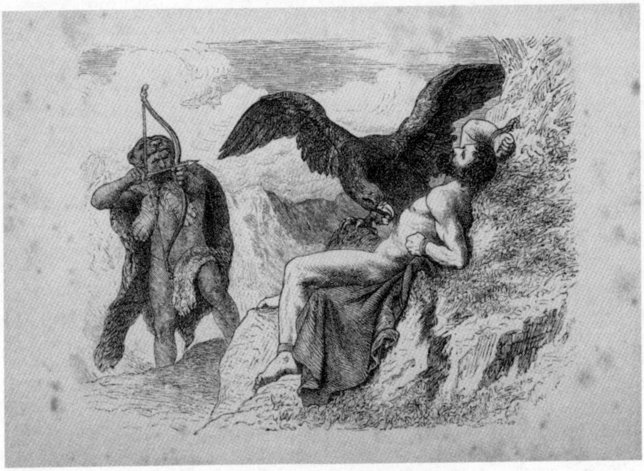

图 1.1　普罗米修斯

普罗米修斯从奥林匹斯山偷走了火种后，宙斯为了惩罚他，将他锁在高加索山的一根木桩上。每天都有一只巨鹰啄食他的肝脏，但被吃掉的肝脏随即在晚上又长回来。

科学家和医生正在研究如何重新启动人体的生长和修复程序，这些程序就隐藏在构建我们身体的细胞中。当我们还在子宫里时，干细胞推动组织生长，形成我们的身体。我们现在开始研究在人体内，利用干细胞修复和再生人体内的组织。今天，富有创新精神的科学家们向我们展示了，干细胞确实可以在损伤或疾病后对我们的身体进行修复。

当然，无论你的政治倾向或宗教信仰是什么，你都应该听说过胚胎干细胞研究和治疗所面临的道德和伦理挑战。干细胞是受精卵长成为完整的人体过程中最活跃的细胞，因此有些研究和治疗需要从胎儿身上提取干细胞。

最近的研究进展让医生和患者可以回避这种伦理困境，越来越多的治疗基于来自成体组织的干细胞，如成人的皮肤、脂肪或血细胞等。此外，还可将成熟细胞已“分化”的部分剥离，使它们恢复到更像干细胞甚至更像胚胎的状态，这样它们就可以用于再生各种组织。这个再生医学的新领域借鉴了生物学、生物化学、化学、组织工程、物理学和应用工程，用多学科的方法来刺激身体进行自我修复。再生医学除了可以修复吱吱作响的膝盖或背部的伤痛，在为“不治之症”提供新疗法方面也存在潜力。

疾病的种类虽成百上千种，但总的来说多是由组织功能失调、受损或衰竭引起的（图 1.2）。这些疾病或许都可以通过再生医学疗法治疗甚至治愈。这种说法听起来有些极端，一些人也因此轻视再生医学，认为再生医学就像在 19 世纪声称有望治愈从水肿到疟疾的一切疾病的神奇补药一样。

然而，随着越来越多的证据显示出再生医学的益处，一度被视为边缘科学的再生医学，正成为许多疾病的主流治疗方法。我们了解得越多，就发现干细胞能够修复的组织和恢复的功能越多。但是在我们获得再生医学治疗有效性的真实证据之前，更重要的是要知道这些新疗法的关键——干细胞。

攻克医疗难题的新希望

我们每个人的生命，都始于精子和卵子的融合。这个融合后的细胞被称为受精卵，即原始干细胞，是一切最终将组成我们身体的各个组织的起源。

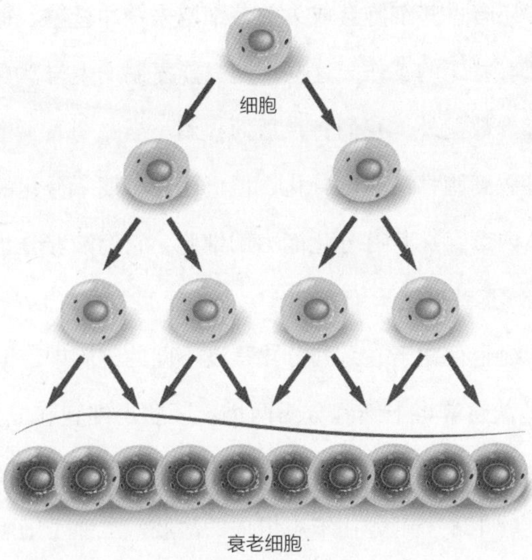

图 1.2 细胞分裂

一个细胞的正常生命周期会经历 50 ~ 70 次细胞分裂，直到达到“老年”或衰老，停止分裂，最终死亡。科学家正在研究减缓、停止甚至逆转这一过程的方法，以保持细胞在自然寿命之外的存活和健康。

受精后不久，受精卵便会进行细胞分裂，形成 2 个、4 个、8 个、16 个细胞。细胞分裂 7 次后，会形成 128 个细胞的结构，这个结构被称为囊胚。在这个时间节点，会有一个“开关”启动，细胞开始分化，而不是继续复制。这些细胞向特化迈进了一步，成为外胚层、中胚层和内胚层的细胞。这三种细胞类型构成了胚层（germ layers），它们将继续分化成 200 多种类型、总数量达到数万亿的细胞。外胚层形成神经系统相关细胞；中胚层形成肌肉、骨骼和器官；内胚层形成的细胞排列在人体内许多管状系统的内部。

细胞会逐渐分化，一些细胞分化为皮肤、一些细胞让心肌有节奏地跳动，还有一些细胞会成为关节细胞来缓冲骨骼。每个完全分化的细胞都有特定的工作。这些细胞只能复制产生与其自身相同的细胞，只有少数例外，我们将在后面提到。当一个人出生时，他体内的绝大多数细胞都已高度分化，但仍存在早期未分化的细胞。我们每个人体内都存在着有分化能力的细胞，它们能够分化出几种甚至多种组织，这些就是干细胞。

虽然干细胞存在于一系列分化程度不同的细胞中，但在科学领域的学说里，通常将干细胞分为两类：胚胎干细胞和成体干细胞。胚胎干细胞是原始干细胞。在实验室中，原始干细胞通常来源于体外受精产生的 128 个未分化细胞组成的囊胚。虽然干细胞拥有能够产生多种类型组织的能力，但这种能力在实践中有一个很大的缺点，当这些多能胚胎干细胞被放置在原始发育环境之外的区域时，它们不受人体原始发育的制约和平衡，易导致癌症的发生。当研究人员将胚胎干细胞引入动物模型（animal model，指各种医学科学研究中建立的具有人类疾病模拟表现的动物。——译者注）体内时，它们的体内往往会产生肿瘤。

我们可以把使用困难看作是胚胎干细胞应用的一个挑战。南达科他州苏福尔斯的桑福德健康中心（Sanford Health）主任，托德与琳达·布林杰出教授（Todd and Linda Broin Distinguished Professor）埃克哈德·阿尔特博士 (Eckhard Alt，MD，PhD) 说："由于伦理原因，胚胎干细胞不可能成为治疗药物。"阿尔特博士领导了桑福德项目（Sanford Project），一个 20 人的 1 型糖尿病研究小组。这个研究小组专注于利用胰腺干细胞，在胰岛中聚集可产生胰岛素的 β 胰岛细胞。

诺贝尔生理学或医学奖对于胚胎干细胞的伦理和道德问题，其中一个解决方案是创造所谓的 iPSCs，也就是诱导性多功能干细胞。通过从分化的成体干细胞中剥离诱导性多功能干细胞，研究人员能够使它们恢复到类似胚胎干细胞的状态。实验证实，通过对成体干细胞施加压力，然后将它们暴露在特定的化学物质中，可以诱导它们回到类似干细胞的状态。

这些被诱导产生的多能干细胞，不仅可以克隆与自己相同类型的组织，还可以形成一系列其他组织。这项技术的发现者约翰·戈登先生（Sir John Gurdon，DPhil，DSc，FRS）和山中伸弥博士（Shinya Yamanaka，MD，PhD）获得了 2012 年诺贝尔生理学或医学奖（图 1.3）。

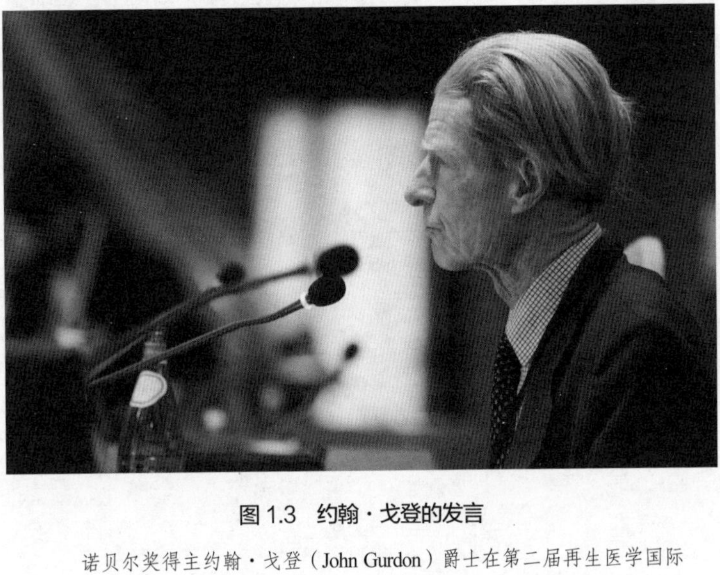

图 1.3 约翰·戈登的发言

诺贝尔奖得主约翰·戈登（John Gurdon）爵士在第二届再生医学国际会议上的发言——科学与文化的根本性转变（梵蒂冈，2013 年 4 月）。

然而，阿尔特博士指出，在许多治疗过程中，不需要干细胞分化成其他细胞类型的能力，我们可能根本不需要真正的多功能细胞。相反，更特化的、分化更成熟的成体干细胞更可能被直接用于再生或修复它们原本所在的组织。这些细胞在成人脂肪、骨髓和其他组织中含量充足，许多疾病可以通过使用患者自身细胞进行治疗，从而避免患者服用强力抗排斥药物。

实际上，这些成体干细胞已经开始分化，但尚未形成最终的细胞类型。成体干细胞将产生组成人体组织和器官的细胞，重要的是，它们可以无限分裂和繁殖。成体干细胞通常将用于补充它们原来所在组织的细胞数量。例如，医生能够从成人脂肪组织中分离间充质干细胞（mesenchymal stem cells）（图 1.4）。这些干细胞可以发育成脂肪细胞、软骨、骨骼、肌腱、韧带、肌肉、皮肤，甚至神经细胞。

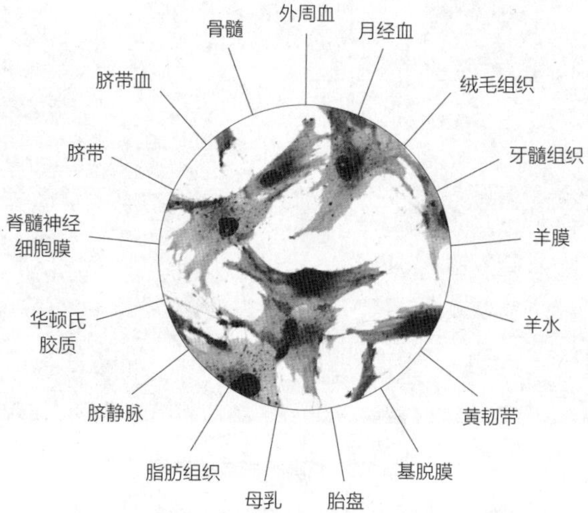

图 1.4　间充质干细胞的来源

如果间充质干细胞在分化的道路上再走一步，它可以成为类似心肌细胞（产生心脏的肌肉细胞）这样的细胞。另一种成体干细胞，造血干细胞产生了血液系统的细胞——红细胞、白细胞和血小板（图 1.5）。

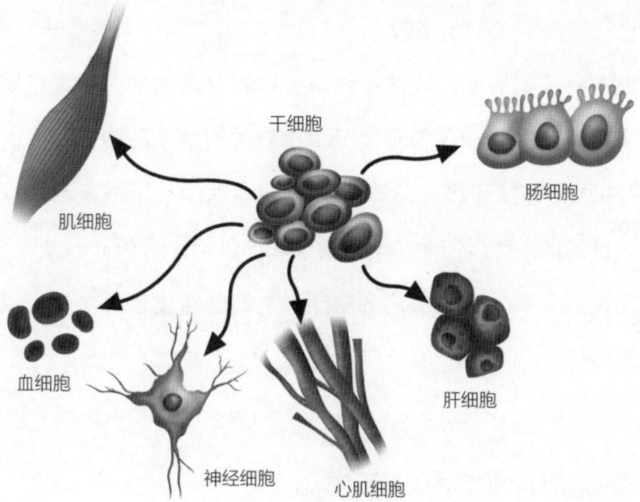

图 1.5 干细胞发育

干细胞可以分化成多种类型的细胞，如血细胞、神经细胞、肌肉细胞、心肌细胞、肝细胞和肠细胞。

正是这些血液干细胞为人类使用干细胞治疗疾病提供了原理论证。四十多年来，医生们一直在通过骨髓移植的方法将血液干细胞从捐赠者体内移植到患者体内。

造血干细胞最常被用来取代已经被化疗破坏的骨髓，如治疗白血病和淋巴瘤等。现在成体干细胞亦被用来修复自身免疫性疾病，也就是人体免疫系统错误地攻击自身所造成的组织损伤，如类风湿性关节炎、多发性硬化症、红斑狼疮和1型糖尿病等。

除了来自成人捐赠者的干细胞外，脐带血也被用作造血干细胞的移植来源。脐带血采集自婴儿出生后丢弃的脐带。20世纪中叶，儿童白血病的治愈率几乎为0，而现在，因为造血干细胞的使用，治愈率已经提高到了90%以上。

现在有证据表明，成体干细胞可以被分离出来，并真正用于治疗人类疾病。现在的关键是要分离出新类型的干细胞，并与它们能够治疗的情况进行匹配。不管你叫它再生医学、干细胞治疗或细胞疗法，目的都是为以前无法治愈的疾病提供治疗的新希望。

让我们来看看一些疾病和病症，它们已经或者很快就可以用干细胞来治疗。

用干细胞治疗肌肉和关节损伤

2006年，传奇橄榄球员、四分卫佩顿·曼宁（Peyton Manning）在印第安纳波利斯小马队与华盛顿红皮肤队的比赛中颈部受伤。这位明星球员一度恢复了伤病，但在2010年再次受伤。到了2011年的赛季，他伤病处的疼痛或神经损伤，明显削弱了他的手臂力量。曼宁随后因椎间盘突出接受了手术。但手术的效果并不理想，他脊柱中的脊椎融合在了一起。最后，在尝试了所有的主流治疗方法后，曼宁开始探索其他治疗方案。具体的细节不为所知，因为曼宁在2011年晚些时候已经成了一位自由球员，他和他的经纪团队都在尽量避免讨论那些实验性的或可能被禁止的治疗方法。但据报道，在2011年的赛季期间，曼宁飞往欧洲接受了治疗，医生从他的脂肪组织收集干细胞，并将纯化后的细胞注入了他的颈部。

但我们可以肯定的是，2012年，效力于丹佛野马队的曼宁，被评为当年全美橄榄球联盟（NFL）年度最佳复出球员。2013年，他被选为美国橄榄球联盟的年度进攻球员。2013年9月，在赛季揭幕战对阵巴尔的摩乌鸦队的比赛中，曼宁以单场7次达阵打破了单场达阵记录。两个赛季后，曼宁带领野马队在2016年的超级碗(Super Bowl)比赛中获胜。原本几乎因伤病而停摆的职业生涯，最终有了辉煌的完美结局。这一切是干细胞功劳吗？据推测，曼宁接受的治疗肯定与他奇迹般的康复有密切关系，但这种相关性并不能证明是干细胞在其中发挥了作用。

事实上，曼宁的故事展示了干细胞疗法的一个重大挑战，即其在肌肉、关节和骨科修复方面的有效性。在互联网上快速搜索一下，就会找到一页又一页的患者讲述他们奇迹般被治愈的故事，但我们几乎找不到能够被证实的案例。2013年发表在《膝关节外科、运动创伤学、关节镜》(*Knee Surgery*, *Sports Traumatology*, *Arthroscopy*)杂志上的一篇综述总结了当前的研究现状："尽管人们对这种生物学方法的兴趣日益浓厚，但从目前广泛的临床前研究和低质量临床研究来看，我们对这一课题的认识还处于初级阶段。"

换句话说，科学家在他们的实验室里已经证明，干细胞注射应该有助于修复肌肉和关节损伤，而且一些小规模的临床试验已经暗示，干细胞确实可以修复肌肉和关节损伤。不过在我们有大规模随机对照试验的证据之前，美国食品药品监督管理局和大多数医生都不会准备为这种治疗方法盖章。这就是佩顿·曼宁和许多职业运动员会特地远道去欧洲的原因。

以湖人球星科比·布莱恩特为例。到 2011 年，他右膝盖的大部分软骨已经磨损，导致了膝盖部位严重的疼痛，经常使他无法练习。和曼宁一样，布莱恩特飞往欧洲接受治疗。但与曼宁不同的是，他的治疗没有使用干细胞，而是注射了富血小板血浆（PRP）。

为患者提取 PRP 的过程相对简单。将患者 30~60 毫升的血液放入离心机，离心机以非常高的速度旋转分离出血小板，就得到了 PRP。PRP 中富集了超过 300 种生长因子，这些生长因子被认为在愈合过程中发挥着重要作用。将 PRP 注射到软组织或关节的受伤区域，可促进组织的愈合。PRP 可能是通过辅助受伤组织自身的休眠干细胞，达到了修复或治疗的效果。当这种方法生效时，大多数患者在几周内就能得到缓解，而且没有任何不良反应。在科比的 PRP 治疗结束后，他告诉 ESPN.com：“我感觉自己更强壮，速度也更快了。”

当然，希望治愈关节和肌肉疾病的不仅仅是职业运动员。全球儿童安全组织（Safe Kids Worldwide）的一项调查发现，在美国，每年有 100 多万儿童在运动中受伤，并且伤势严重到需要去急诊室治疗。除了运动损伤，美国疾病控制与预防中心（Centers for Disease Control，CDC）报告称，约有 3 100 万成年人患有骨关节炎。骨关节炎是一种很常见的疾病，我们知道间充质干细胞（成体干细胞，可产生肌肉、骨骼和结缔组织）在骨关节炎患者中的活性较低（图 1.6）。事实上，《关节炎与风湿病学》（*Arthritis & Rheumatology*）杂志中的

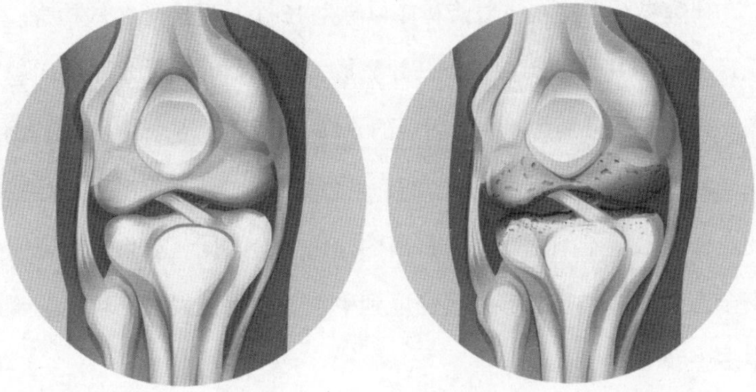

图 1.6　膝盖关节的关节炎

骨关节炎是一种最常见的关节炎，是由于骨骼末端软骨的损伤或磨损引起的。医生们正致力于用干细胞来再生受损的软骨。

一篇文章指出，干细胞的再生能力不足以抵消骨骼和软骨的正常磨损，可能是这种疾病的一个典型特征。

纽约特种外科医院的研究人员开展了一项研究，以确定使用干细胞能否帮助治疗骨关节炎。研究人员将患者分为 3 组，每组患者接受一次膝关节注射。第一组接受干细胞注射。第二组接受透明质酸注射，这是一种常见的治疗方法，可以通过润滑关节来缓解关节炎的疼痛。第 3 组接受生理盐水安慰剂注射。这是一项参加者不知情的研究，研究参与者并不知道他们疼痛的膝盖被注射了什么。

纽约特种外科医院的整形外科医生、关节炎研究的首席研究员塞布丽娜·斯特里克兰德博士（Sabrina Strickland，MD）说："研究已经证明干细胞是安全的，可以在许多不同的情况中改善愈合效果和减轻症状，比如心脏手术和伤口愈合。"

研究参与者将在注射前和参与研究 12 个月后接受 X 线检查。他们还将参与其他的实验工作，并完成关于疼痛和活动水平的问卷调查。随访时间分别为初次注射后的 6 周、3 个月、6 个月和 12 个月。

斯特里克兰德博士说:“我有一些低龄的关节炎患者正在寻找新的止痛方法。干细胞疗法与目前的疗法完全不同。如果它被证明是安全有效的，并且能够减缓轻度到中度关节炎的发展，将能够帮助很多患者。”

纽约大学朗格尼医学中心的医生们正在测试一种类似的疗法，来治疗股骨头缺血性坏死（avascular necrosis，AVN）引起的髋关节疼痛。AVN，也称骨坏死，是一种髋部股骨头（臀部大腿骨的最上部）受损，导致其圆润的形状不断被破坏，形成恶性循环，最终可能引发衰竭和死亡。受损的股骨头像一个形状破损的“球”，它与髋关节窝的形状不匹配，会使关节表面软骨受损，导致慢性关节炎并且最终破坏关节（图 1.7）。处于这种情况的患者通常在 50 岁之前就需要进行全髋关节置换手术。

托马斯·艾因霍恩博士（Thomas Einhorn，MD）是纽约大学（New York University，NYU）骨外科教授，朗格尼医学中心临床和转化研究主任，使用成体干细胞疗法在他的许多患者中成功地治疗了 AVN，帮助他们避免了髋关节置换手术。艾因霍恩博士说:“对于 60 岁以下的 AVN 患者来说，全髋关节置换术通常不是最佳方案。这是因为他们的活动可能受到限制，而且人造髋关节会随着时间的推移产生磨损。干细胞治疗可以让一些患者避免进行这种手术。”

通过一根细针从股骨中取出骨髓后，艾因霍恩博士将样本转移

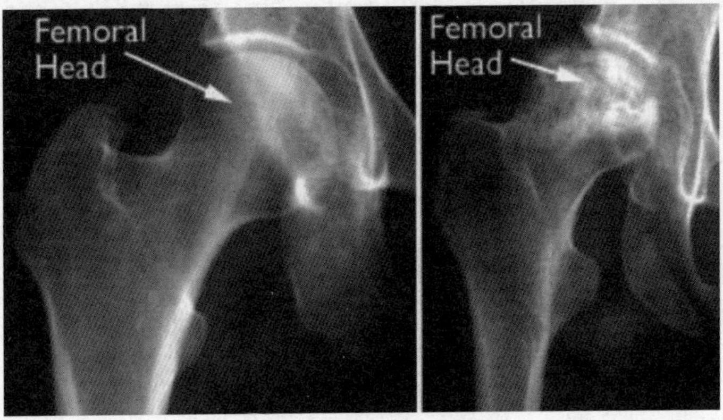

图 1.7　髋部股骨头受损

一个健康的髋关节（如左图）的关节窝里有一个光滑的球。当流向股骨头的血液供应受到影响时（如右图），股骨头开始坏死，变得斑驳和不规则，若不对股骨头进行干细胞输注等治疗，最终只能进行全髋关节置换。（经 OrthoInfo. 美国矫形外科医师学会许可转载）

到一个设备上，该设备将干细胞收集成一种名为骨髓穿刺浓缩液（bone marrow aspirate concentrate，BMAC）的浓缩物。

在一个小时的手术过程中，他将患者髋关节受损的骨头取出，然后将 BMAC 直接注射至移除了受损骨头的髋关节中。BMAC 将形成一个厚凝块作为临时支架，新的组织可以在这个结构上生长。

艾因霍恩博士说："干细胞一旦进入关节腔内，就会诱导血管新生，并逐渐生长，分化，进入骨组织。新的骨组织会将周围坏死的组织作为支架，使活骨组织生长在原位。"多年来，艾因霍恩博士创新的细胞手术取得了 65% 的成功率，不仅减轻了患者的疼痛、防止了受损的髋部的崩溃，还让患者避免了髋关节置换手术。

这些是基于细胞疗法的再生医学用于治疗肌肉和关节损伤、疾病和退化等疾病类型的实例。这些例子说明了再生医学疗法，在有科学方法依据、有治疗动机的实验性治疗中，有了显著效果。目前正在进行的试验可以让更多的人使用这些疗法。

治疗心脏病：用干细胞修复心脏

1940—1967 年，美国死于冠心病的人数上升了 14%，部分原因是吸烟、缺乏锻炼，以及大量摄入高脂肪的加工食品。从那以后，由于吸烟的人数减少和医疗技术的进步、心脏病发作和治疗的时间间隔缩短，死亡率又几乎降回到原来的水平。但生存并不代表生存质量高。一旦心脏组织坏死，它就不能再生，取而代之的是在纤维化的过程中被疤痕组织“愈合”。这个过程会使心脏变得僵硬，无法有效地收缩和泵血。最终，一颗效率低下的心脏很快就会带来死亡。大约 22% 的男性和 46% 的女性在心脏病发作后的 6 年内会出现心力衰竭，这些患者中只有不到一半能够存活 5 年。

尽管统计数据令人沮丧,但我们仍有希望。现在有许多专家认为，通过干细胞治疗，有可能治愈心脏坏死组织。这是一个与心脏医学已有范例相矛盾的大胆主张。这一主张的证据如下：

> 2009 年，洛杉矶席德西奈（Cedars-Sinai）心脏研究所所长爱德华多·马尔班博士（Eduardo Marban, MD, PhD）取下一小块患者的心脏组织，用来分离和培养心脏干细胞，然后将这些干细胞注射回患者因心脏病发作而受伤的心脏部位。

有另外 23 位患者也参与到了这次的试验中。2012 年，《柳叶刀》（*The Lancet*）杂志发表了研究结果：接受干细胞临床试验治疗一年后，心脏病发作患者的心肌瘢痕显著缩小。这篇论文将这种再生长描述为“前所未有的增长……与治疗再生一致”。

然后，由心脏外科医生、犹他大学临床再生医学项目主任阿米特·帕特尔博士（Amit N. Patel，MD）领导的研究团队，进行了史上最大规模的使用干细胞治疗心脏衰竭的临床试验。试验中的对照组为 58 位注射心脏干细胞的患者，与 66 位注射生理盐水 (安慰剂) 的患者。这种疗法被称为 ixmyelocel-T(由美国马萨诸塞州的剑桥 Vericel 公司开发)，它取用了髋关节约“3 汤匙”的骨髓，然后在一种叫作生物反应器的设备中培养，产生含有间充质干细胞的细胞“汤”。研究人员使用特殊的导管来识别每个患者心脏最薄弱的部位，并将细胞“汤”注射到这些部位 (图 1.8)。

发表在《柳叶刀》杂志上的研究结果显示，在接受完干细胞治疗的后一年，这 58 名患者因心脏衰竭相关问题而住院或死亡的概率降低了 37%。接受细胞治疗组的患者死亡率为 3%，而安慰剂组则为 14%。

帕特尔博士认为，细胞疗法的作用不是增加了心肌细胞或心脏血管的数量，而是使活着的心肌细胞更好地工作。帕特尔博士和 Vericel 公司的合作者希望在不久的将来开展一个更大规模的三期临床试验。在这项试验中，研究人员将对大量的患者进行干细胞治疗，以确认治疗的有效性，并监测不良反应。同时将其与常用治疗方法进行比较并收集信息，使药物或治疗方法能够在将来被安全地使用。

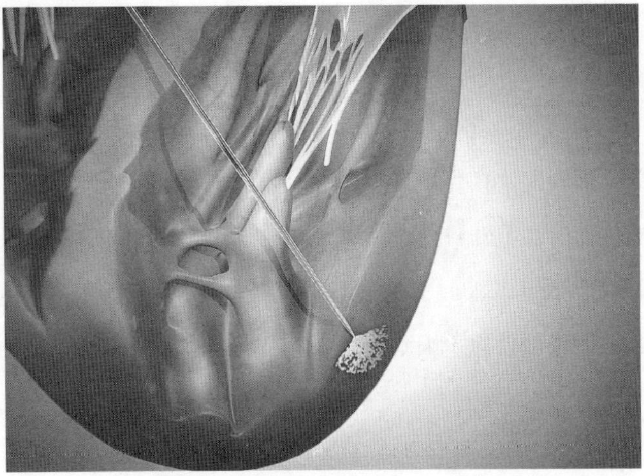

图 1.8 心脏干细胞治疗

模拟中胚层细胞治疗，MPC-150-IM 通过导管被输送到受损的心肌。（由 Mesoblast Ltd. 提供）

在全球范围，不只是帕特尔博士和马尔班博士的团队开展了这方面的研究。澳大利亚的 Mesoblast 公司完成了一项将间充质干细胞注入心力衰竭患者心脏的二期临床试验。

Mesoblast 公司首席医疗官唐娜·斯凯雷特博士（Donna Skerrett，MD）说："我们的研究结果表明，这种疗法不仅安全而且有效。治疗 6 个月后，患者的心脏泵血功能得到了改善。"我正在撰写本书时，一项针对 600 名患者的更大规模三期临床试验正在进行中，即将获得中期数据。

使用干细胞治疗心脏病的还包括比利时细胞治疗公司 Celyad。该公司在 2016 年晚些时候公布了一组有 271 位患者参与的研究结果，这个研究将患者自身的骨髓干细胞与特殊的生长因子混合，诱导它变成心肌干细胞。这种名为 C-Cure 的专利药物已被证明对一部分患者有效。

2016 年，圣地亚哥生物技术公司 CardioCell 公布了一组有前景的数据，该研究中提取了 22 位患者的骨髓干细胞并进行处理。这些处理过的干细胞不是被原位注射在心脏部位，而是静脉注射回患者体内。这 3 项研究是 40 多项临床试验中的一部分，这些临床试验是由如 Fate Therapeutics 公司、Amorcyte Therapeutics 公司等正在探索基于干细胞的心脏疾病治疗方法的公司进行的。

医学研究是一个漫长的过程，开发和测试一种新疗法可能需要 10 年或更长时间。然而，这种缓慢的速度有利于保障研究的两个基本方面。首先，能够在这一漫长过程中留存下来的疗法更加安全；其次，这种严格的测试过程是证明治疗有效性的最好方法。

科学研究的车轮转得很慢。这些由 Vericel、Cedars-Sinai、Mesoblast、Celyad、CardioCell 或其他机构进行的干细胞治疗心脏病的试验结果来之不易。然而，若这些正在进行的研究得出的试验结果理想的话，将为干细胞疗法成为各种心脏疾病的公认治疗方法奠定基础。

读者须知
Cells Are the New Cure

干细胞在帮助我们了解和治疗一系列疾病、损伤和其他与健康相关的疾病方面，有着巨大的潜力。现在美国有超过 570 家诊所提供昂贵的干细胞用于治疗疾病，这些疾病包括脊髓损伤、帕金森病、痴呆和多发性硬化症等。然而加州大学圣地亚哥分校医疗中心的桑福德干细胞临床中心主任，拉里·戈尔茨坦博士（Larry Goldstein, PhD）表示："不幸的是，许多人做出的声明，并没有得到当前科学理论的支持。"

如果你对自己或你身边的人的干细胞治疗感兴趣，最好从临床试验开始。你可以寻找一些由学术医疗中心或非营利性医疗机构进行的试验。在大多数的研究中，你不需要支付治疗费用。使用 ClinicalTrials.gov 数据库中的搜索工具可以寻找这些研究。

第 2 章

在实验室中培养人体器官

或许有一天，再生医学会为这个国家中需要器官移植的群体，
解决器官供体紧缺的问题。

维克森林再生医学研究所（WFIRM）研究负责人
安东尼·阿塔拉博士（Anthony Atala, MD）

卢克·马塞拉（Luke Massella）属于一个非常小，但充满希望的群体，他们受损或患病的器官，已经被新器官代替，新器官是用他们自身细胞在实验室中培养出来的。

马塞拉患有先天性脊柱裂。在美国，每年会有约 1 500 名新生儿罹患先天性脊柱裂，他们的脊柱无法在脊髓周围完全闭合。幸运的是，马塞拉并没有遭受脊柱裂所伴随的大部分神经问题，但是这种情况确实阻碍了其体内膀胱控制神经的形成。

人体中有两组控制膀胱的神经。其中一组从背中部的脊髓伸出，用来收紧膀胱括约肌，使膀胱能够容纳尿液。

另一组从背下部脊髓伸出，放松相关肌肉使膀胱释放尿液。如果这些控制神经没有正确形成，如大多数罹患脊柱裂儿童的情况，他们的膀胱可能在储存尿液、排空尿液或两方面皆有困难。随着时

间的推移，“休眠”的膀胱会变得僵硬、纤维化或逐渐衰弱，最后逐渐导致死亡。

在卢克身上没有形成与膀胱控制相关的低级神经系统。在他 10 岁的时候，腐蚀性的尿液从他有缺陷的膀胱回流到肾脏，使肾脏濒临衰竭。卢克在此以前是个精力充沛的男孩，但在这种情况下，多数早上他都没有足够的精力起床。卢克的膀胱快要不行了，这样下去卢克也会死去。2001 年，卢克的父母带他去见安东尼·阿塔拉博士。阿塔拉博士是一位儿科泌尿科医生，作为组织工程（现在称为再生医学）这一新兴医学专业的专家，在全国享有盛誉。

人类为什么不能像蝾螈那样再生失去的肢体?

安东尼·阿塔拉博士提出了一个看似科幻小说的解决方案：用卢克自己的干细胞培育出一个全新的、有功能的膀胱。在一次 TED 演讲中，阿塔拉博士是这样解释这一过程的：“我们从他受伤的膀胱中，取出一块组织，这块组织的大小比一张邮票的一半还小一点。然后我们把组织中的细胞提取出来，在其体外环境，也就是实验室中培养。我们制作了一个膀胱形状的 3D 生物降解模型，然后将营养物质和卢克自身膀胱的干细胞在模型上浸泡并播种（图 2.1）。”阿塔拉博士解释说，组织层层堆积起来后，被放在一个特殊的生物反应器中培养，就像烤层叠的蛋糕一样。“手术结束后，新膀胱被手术植入卢克体内，并与他原来的膀胱相连。”

不久，这个定制的器官便吸引了卢克自身的血液供应，甚至刺

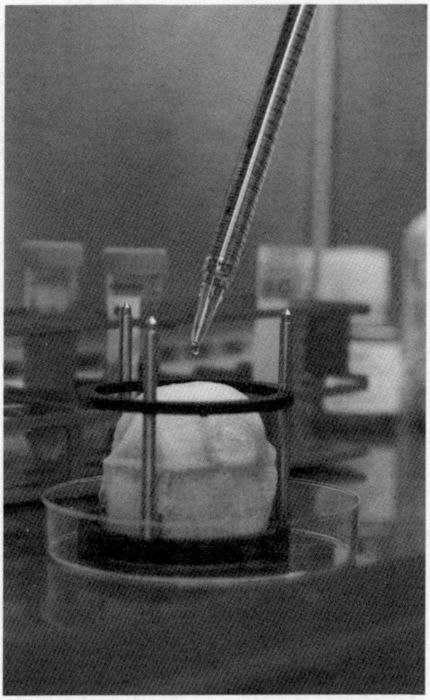

图 2.1　用干细胞培育一个全新的膀胱

在安东尼·阿塔拉博士的实验室里，一个生物打印的膀胱支架即将被接种上患者的干细胞。(维克森林大学再生医学研究所提供)

激了新的神经的生长，自主并整齐地连接到了他身体的生态系统中。新器官对卢克生活的影响比大家想象的要大。手术 7 年后，卢克被选为高中摔跤队的队长，从康涅狄格大学（University of Connecticut）毕业后，他成为一名高中摔跤队教练。

“这个膀胱让卢克有了更好的生活”，阿塔拉博士轻描淡写地说。新的膀胱挽救了卢克的肾脏。现在，也就是在手术超过 15 年之后，他的定制膀胱还在继续正常工作着。

20 世纪 90 年代初，阿塔拉在哈佛大学做博士后期间，读到一篇关于蝾螈的文章。文中提出了一个简单的问题：为什么蝾螈可以再生失去的肢体，而人类却不能？这个问题引起了阿塔拉的极大兴趣，他开始探索人体内部自愈系统的运作机制。在他看来，问题的关键在于人体自我治疗的速度实在太慢了。我们有能力愈合伤口和再生骨骼，但这一过程太慢，无法抵消重大伤害和疾病的影响，以至于结果往往是损伤依然在。

现在，在北卡罗来纳州温斯顿塞勒姆的维克森林再生医学研究所，阿塔拉领导着一个由450名生物学家、化学家、工程师和辅助人员组成的跨学科团队，他们为了一个共同的目标而团结在一起，利用他对人体自身细胞愈合能力的了解来再生受损的组织和器官。

阿塔拉说："在这个研究所，我们正在培养超过30种不同类型的组织和器官，其中一些我们已经植入患者体内。"维克森林大学的实验室中正在培育动脉、耳朵、手指骨骼、尿道、肾脏、气管、人工心脏瓣膜、微小肌肉等组织或器官（图2.2）。

阿塔拉构建的一种工程组织正在用于治疗出生时就患有MRKHS综合征（Mayer-Rokitansky-Kuster-Hauser Syndrome，先天性无阴道综合征）的女孩。这种疾病在女性中的概率约为五千分之一，她们要承受情感和生理上的双重痛苦。MRKHS综合征会让她们的子宫和阴道发育不正常，阴道腔又短又窄，甚至完全没有阴道；而其余的外生殖器，以及卵巢功能不受影响。女性通常会在青少年中末期意识到她们患有这种疾病，那时她们会发现自己还没有来月经，或者在尝试进行性交时感到疼痛或非常困难。

2005—2008年，为了帮助患有这种疾病的女性，阿塔拉在4名13~18岁，患有MRKHS综合征的女孩体内，植入了新型实验室再生

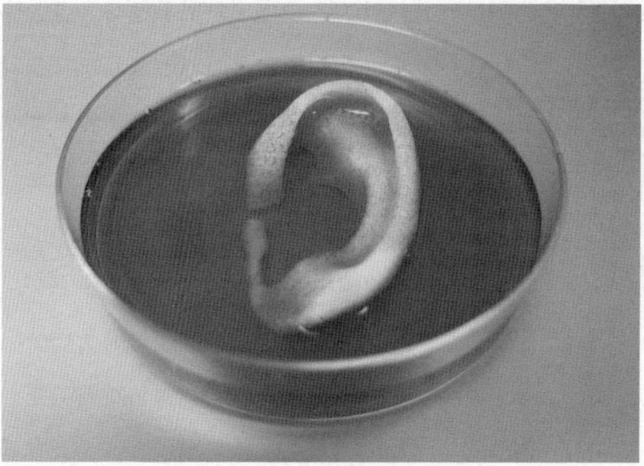

图 2.2 用干细胞培育耳组织

一个生物打印的耳支架被接种上干细胞，准备移植到实验鼠的背部，以证明其可行性。

阴道器官。这些器官是阿塔拉用一种与卢克·马塞拉替代膀胱类似的技术培养出来的。首先，阿塔拉的团队从每位患者的外生殖器的小样本中提取了肌肉和上皮细胞。在实验室中培养这些细胞，然后接种在一个可降解的支架上。为了适合每个患者的解剖结构，每个支架都是手工制作的。

大约 6 周后，外科医生在每位患者的骨盆上通过手术创造了一条“通道”，并将支架缝合在她们各自的生殖结构上。就像卢克·马塞拉的膀胱再造治疗一样，一旦接种了细胞的支架被植入，周围的神经和血管就会围绕着支架生长，细胞就会蔓延并形成组织。随着细胞的生长，这个组织就会形成永久性的生理结构，女孩的身体吸收了可生物降解的支架，最后支架就会完全被新器官替代。

2014 年，阿塔拉在《柳叶刀》杂志上发表了他植入患者体内的再生器官的长期疗效。即使在手术后 10 年，这些器官仍在患者身上继续发挥作用。除了组织仍然保持完好状态，他的患者在女性性功能指数问卷的反馈显示，治疗后她们的性功能（包括性唤起、无痛性交和性高潮等）也保持正常。

阿塔拉说："这可能为需要阴道重建手术的患者提供了一个新的选择。这种疗法还可能应用于阴道癌、宫颈癌或车祸受伤的患者。"它也可能成为寻求改变性别的男性的一种新选择。重要的是，阿塔拉实验室培育的器官是由患者本人的细胞构成的，这大大降低了患者身体排斥新器官的可能性。

食道再生：用 3D 打印技术制造人类器官

要让阿塔拉的技术被更多的患者使用，最大的问题是这些程序必须是可重复的，也就是说，需要标准化的操作流程和规范，供其他实验室和诊所的医生规范使用。问题是在阿塔拉的实验室里，研究人员所做的工作既是科学也是一门艺术，建造这些组织和器官的研究人员本质上是"雕塑家"，每个支架都是手工制作的。这一挑战促使阿塔拉一步一步地探索构建支架的形状，以及在支架中培养细胞的方法。

最终阿塔拉发明了一个组织器官打印综合（ITOP）系统，这是一种将生物可降解塑料薄片和载有患者细胞的水凝胶组合，来打印组织和器官的机器。医生使用 CT 或 MRI 扫描图像作为蓝图来确定每位患者新器官的形状和尺寸，然后进行患者细胞的采集和培养。在实际的打印过程中，ITOP 系统会铺下一张像纸一样的生物膜，并在其上打印上由扫描图像确定形状的细胞层。一层又一层，这些薄片构成了新器官的 3D 结构。然后细胞通过这些薄片生长，直到最终生物膜消失，留下了一个由患者活细胞组成的器官（图 2.3）。

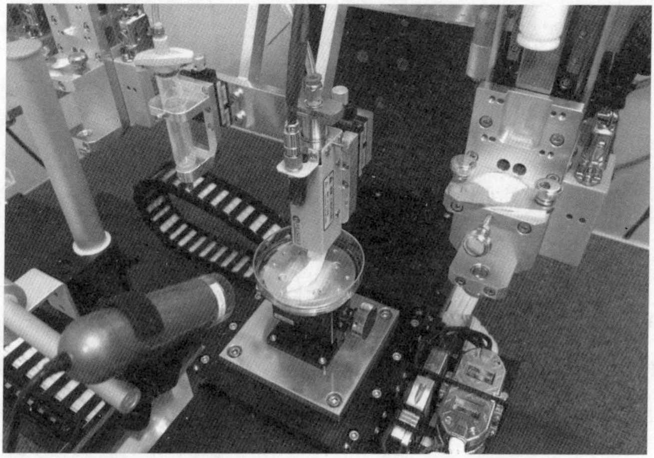

图 2.3　组织器官打印综合（ITOP）系统

阿塔拉博士的 3D 打印系统可以打印组织和类器官。

很遗憾，3D 打印器官还没能用于人类。阿塔拉说："当我们做研究时，我们的座右铭是'首先，不能造成伤害。'当我们最终有了足够的技术、数据和信任，我们将能够进行第一次人体打印器官的临床试验，希望那时我们能实现我们的诺言。我们的目标是越快越好地将 3D 打印器官用于患者。"

2016 年在《自然生物技术》（*Nature Biotechnology*）杂志上发表

的一篇文章，描述了阿塔拉做出的几种复杂的3D结构，已经成功移植在了大鼠和小鼠的身上。在一项实验中，阿塔拉的团队将打印出来的人类大小的耳朵移植在老鼠的皮下。虽然这让老鼠看起来非常丑陋，但是实验成功了。

两个月后，移植在老鼠身上的耳朵形状保持得很好，且软骨、组织和血管也逐渐形成，耳朵已与小鼠的身体融为一体。在另一个实验中，打印的肌肉组织被移植在大鼠体内。两周后，测试结果证实，这块肌肉足够强健来维持其结构。同样，组织也成功被新的血管和神经所包围。

骨结构也是如此。阿塔拉的研究小组使用人类干细胞，对颌骨重建手术所需的骨碎片进行生物打印。这些碎片植入大鼠体内5个月后，形成了富血管骨组织。我们活得越久，就越有可能经历器官衰竭。因此，随着人类平均寿命的延长，对器官移植的需求也在增加。

增加捐献器官的供应不是长久之计。即使像肾脏一样不需要等待捐赠者的死亡才能获得的器官，几乎都没有足够数量的捐赠器官可用。然而这些器官都是人们迫切希望得到的。阿塔拉的工作为我们提供了希望，我们可以通过在实验室中培养和打印新器官，安全可靠地解决器官短缺的问题。

安东尼·阿塔拉博士不是唯一一位致力于提高人体器官生成能力的医学先驱，当然膀胱和生殖结构也不是唯一能用于人体的替代组织。每年，大约有17 000名美国人被确诊为食道癌，其中大约15 000人会死于这种疾病。事故和感染摧毁了成千上万人体内负责把食物、液体和唾液从口腔送到胃里的重要管道。

在极端情况下，必须将食道取出，外科手术切除部分或全部食道，并将剩余的胃器官塑形成管状来替代部分食道的功能。现在多亏了细胞技术，也许会有一种更好、创伤更小的方法来修复食道损伤。

2016年《柳叶刀》杂志的一篇文章，报道了一个令人震惊的病例。2009年，一名24岁的男子因食管感染被送往医院急诊室，严重的感染已经危及生命。在这个年轻人寻求治疗的时候，他的食道已经严重受损，无法通过手术修复。

由于没有更好的选择，这家医院联系了库尔温德·杜瓦博士（Kulwinder S. Dua，MD），密尔沃基市威斯康星医学院（Medical College of Wisconsin）的一名胃肠病学家，他曾在狗身上用一种奇妙的实验方法取得了成功。

患者的情况越令人绝望，美国食品药品监督管理局（FDA）就越有可能批准一种未经证实的根治性治疗，而事实正是如此。

由于这名年轻人的生命危在旦夕，杜瓦博士和他的团队获准进行手术。他们用金属支架搭建了一个5厘米的支撑连桥，来组成其食道中必不可少的部分。杜瓦博士随后用该男子自己的肌肉细胞和捐献获得的皮肤填充支架，然后用患者血液通过离心得到的富含血小板的血浆（图2.4）“受精”该组织。这里有一点非常重要，除了制造新的组织，再生医学技术也可以激发身体自身修复和再生组织的能力。

这个病例就是这种能力的体现。杜瓦博士不仅通过手术重建了组织，患者的细胞和富含血小板的血浆还促进了其体内调动生长因子富集在新组织，吸引了其体内帮助食管桥愈合的干细胞。

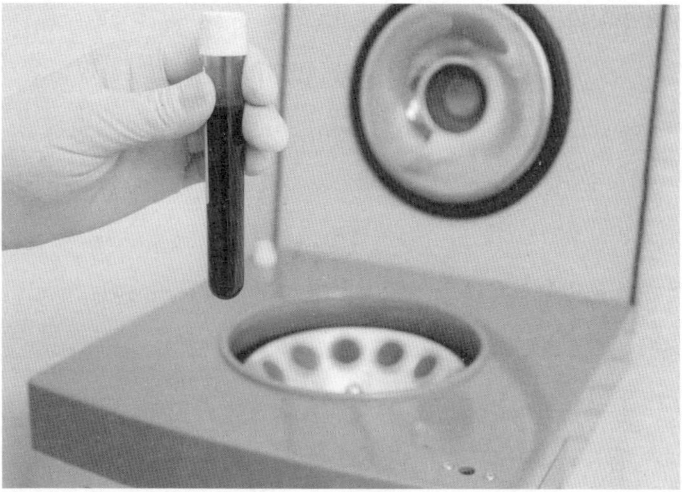

图 2.4　从血液中分离富含血小板血浆的离心机

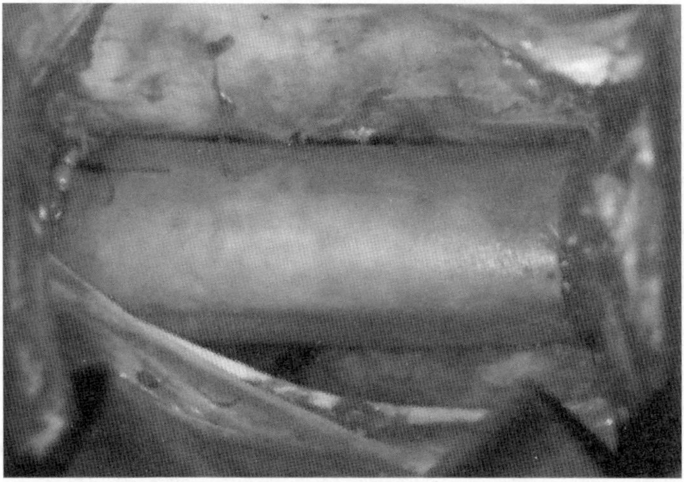

图 2.5　食管支架

植入干细胞的食管支架，缝合在患者的胸部。（由 Biostage Inc. 提供）

手术 4 年后，杜瓦博士和他的团队移除了植入患者体内的支架（图 2.5）。一年后，后续测试显示所有的食道壁都已再生，而且令人惊讶的是，患者可以正常吞咽。他的新食道肌肉已经学会了在被称为蠕动的复杂波中收缩，这种波会将食物沿食道向下传送。到目前为止，患者依然可以正常饮食，吞咽功能正常，体重也没有受到影响。

与此同时，梅奥医学中心（Mayo Clinic）的研究人员与马萨诸塞州霍利斯顿 Biostage 公司合作，对这项技术进行了改进。他们通过使用一种生物可降解的支架，使患者不需要再次手术来移除支撑干细胞生长的网状支架（图 2.6）。

Biostage 公司向 FDA 申请，于 2017 年开始人体试验，希望能够证明生物打印的食道可以正常进食和吞咽。

推动再生医学发展的精准人体结构模型

我们都对用干细胞培育新器官，并植入患者体内的想法感到惊讶。但许多科学家认为，再生医学另一个同样重要的应用潜力，是创造出精确的、近似人体结构的模型。研究人员可以利用这些模型来测试验证新的治疗方法。

显而易见，医学研究人员无法通过穿刺或用药等方法来观察人类心脏的反应，只能用培养皿中的细胞或非人类的动物模型进行实验。不幸的是，在一个培养皿中发生的反应并不一定对人体起作用，而且仅仅在老鼠身上确立的药物安全性，并不意味着这种新的化合物不会在人体试验中出现问题。

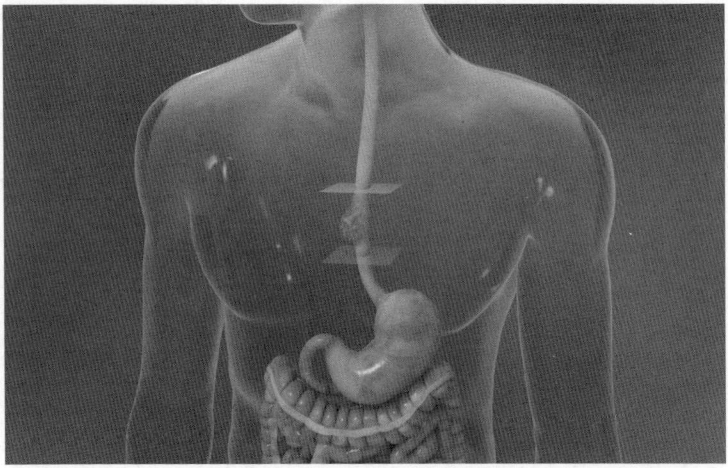

图示食道病变区域(框内区域)，通常为肿瘤或感染，需要手术切除食道的这部分。但是现在没有足够长的食道连接到胃。(由 Biostage Inc. 提供)

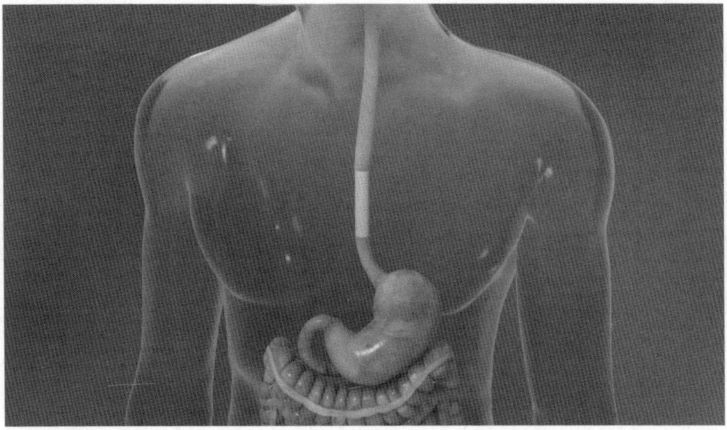

医生们已经能够通过植入带有干细胞的可生物降解支架，利用它来填补食管病变部分被移除的缺口，从而增加一段可替代的食管。(由 Biostage Inc. 提供)

图 2.6　用干细胞培育的食管

每年，学术研究机构和制药公司都要在新药物研发上花费数十亿美元和大量时间，这些药物在细胞和动物研究中似乎很有前途，但在后期的人体试验中却失败了。而投资在失败药物上的资源，本可以用来加快更有效的、拯救生命的药物的批准进度。

例如，2015 年，澳大利亚布里斯班默多克儿童研究所 (Murdoch Children Research Institute) 的研究人员在《自然细胞生物学》(*Nature Cell Biology*) 杂志的报道中称，他们用从成人皮肤中提取的诱导性多功能干细胞 (iPSCs)，培育出了一个近似 13 周大胎儿肾脏大小的“迷你”肾脏。

虽然培养出足够大、可供人体移植的肾脏可能还需要十多年的时间，但位于圣地亚哥的 Organovo 公司已经批准了这项来自澳大利亚的技术，培养小肾脏用于药物测试（图 2.7）。

实验室培育的肾脏可以让研究人员在投入昂贵的人体试验成本之前，更精确地测试一种实验性药物的安全性和有效性。Organovo 公司也在使用自己 3D 打印的肝脏组织用于药物测试。

事实上，排名前 25 的大型制药公司中，有 7 家正在用 Organovo 公司的生物打印组织测试他们的药物。来自柏林马克斯普朗克感染生物学研究所的研究人员正在利用干细胞制作模拟人类输卵管（女性体内将卵子从卵巢输送到子宫的结构）的模型。

不幸的是，研究容易被感染阻碍，也会引发某些癌症的发展。德国科学家在《自然》(*Nature*) 杂志上发表的论文中描述了他们如何从输卵管样本中取出具有潜在干细胞特性的上皮细胞，并将这些细胞置于特殊的促生长条件中。

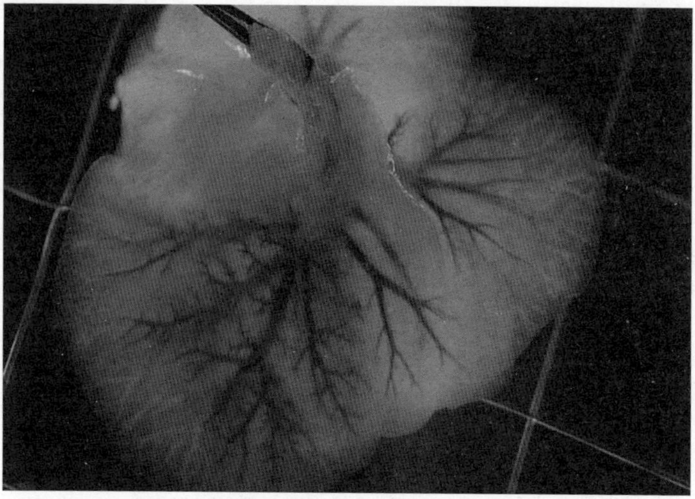

图 2.7　3D 打印的肝脏组织

皮氏培养皿中的肝类器官。蓝色染料充满了血管。像照片中的这种类器官可以用来测试疾病治疗。这项技术最终可能会被用来培育完整的人体替代器官。

随着这些细胞的生长，科学家们注意到其中一些细胞正在聚集组合成类器官，成千上万个细胞组成了与最初的输卵管形状和构造相同的小结构模型。研究小组培养的微型输卵管已经在实验室里存活了一年多，在此期间，科学家们利用这些模型发现了两种激活干细胞进行组织修复的重要信号通路。

再生医学以闪电般的速度发展，科学家们正在试验创造更复杂的器官，不仅仅是管状、袋状和均质组织，还有那些具有结构和功能的器官。这个愿望清单的第一条就是创造人类心脏的工作模型。加州大学伯克利分校（University of California，Berkeley）和旧金山分校格拉德斯通研究所（Gladstone Institutes）的研究人员不久就实现了这一目标，他们在实验室里培养出了微型心肌。

在 2016 年《科学报告》(*Scientific Reports*) 杂志上发表的一篇报道中，研究人员描述了他们如何利用来自患者皮肤细胞的 iPSCs，来制造 3D 人体心脏组织。早期使用类似策略培养的心肌模型需要更多的 iPSCs，导致培养出的是未成熟心肌，更像胎儿而不是成年人的心脏，因此不适合药物测试。

为了用更少的细胞培养更成熟的心脏，加州大学伯克利分校和格莱斯顿研究所的研究小组使用了一种创新的技术，他们从 iPSCs 中生成心肌细胞和结缔组织细胞后，将这两种细胞组合在一个形状类似小狗骨头的特殊培养皿中。

这种独特的形状，会刺激细胞自我组织成细长的肌纤维。几天之内，它们便长成在结构和功能上与心肌相似的微组织，可用于药物测试或筛选，以评估药物对心脏的影响。

肺的再生细胞技术建模也已经实现了。就像心脏一样，肺细胞的组成和肺自身的 3D 结构共同创造了肺的功能。

几十年来研究人员一直在用 2D 模型（在细胞培养皿中生长的薄层肺细胞）勉强应付。不幸的是，这些模型通常只对非常初步的分析有用。然而，这一切在 2015 年发生了改变。密歇根大学的研究人员与加州大学旧金山分校、辛辛那提儿童医院医疗中心（Cincinnati Children's Hospital Medical Center）、西雅图儿童医院（Seattle Children's Hospital）和华盛顿大学（University of Washington）的同仁联合宣布，他们已经用干细胞培育出了第一个 3D 微型肺。

首先，他们“指导”成体干细胞形成一种叫作内胚层（可回顾本书第一章，内胚层是胚胎早期发育的 3 个原始胚层组织之一）的组织。随后，科学家们激活了两条重要的发育途径，这两条途径是已知的使内胚层形成 3D 组织的途径。与此同时，通过抑制另外两个关键的发育途径，研究人员将内胚层变成了胚胎中类似早期肺组织的组织。

科学家们垂涎于这些基于干细胞的模型的前景。不过最终，受益的还是患者。将模型用于测试新药安全性，将使参与临床试验的患者大大获益。在药物研发过程中尽早淘汰不安全药物，意味着进入人体试验阶段的药物将更安全，也可能更有效。同样地，如果能够用类人组织和类器官来检测成百上千种候选药物，就能更高效地开发出治疗效果好的药物。

简而言之，再生医学技术通过培养出新的器官和组织、加速药物开发速度和降低药物开发成本，使患者受益。这两种方式产生的新药物和新疗法将帮助人们更长久地保持健康，这就是再生医学的真正目标。

第 3 章
修复受损的大脑

思想如田野，不播种粮食就长荆棘。

金钱用于脑，永远不徒劳。

重启死亡的神经回路来治疗中风

2016 年 3 月 4 日，加州长滩 35 岁的索尼娅·奥莱娅·库兹 (Sonia Olea Coontz) 在她的脸书（Facebook）主页上发布了一张超声波图像。图像里是一个正在成长的漂亮婴儿，那是索尼娅的第一个孩子。在图中，婴儿的大脑半球看起来像握着杯子的手，也像心形的叶子（图 3.1）。

这张婴儿的照片发布一年前，索尼娅曾发照片宣布她嫁给了她最好的朋友彼得。单看这两张照片的内容和它们发布的间隔时间，谁都不会觉得有什么异常。但也许你永远不会知道，在 2011 年，她差点死于中风，疾病让她的身体大受损伤，而且几乎不能说话。她在斯坦福大学的一次采访中说："我的右臂几乎动不了，我忍受了非常多的疼痛。我的腿也一样，走路很困难。为了方便，每次我去医院的时候都坐在轮椅上。说话也很困难，我总是需要别人帮我沟通。”

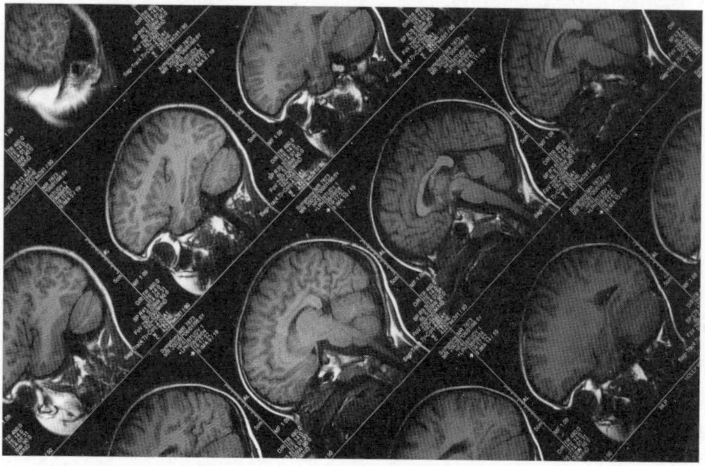

图 3.1　婴儿大脑的超声图像

事实上，索尼娅在中风之前就已经订婚了，但现在她不想结婚，因为她对自己不能亲自走过婚姻殿堂感到难过。中风 6 个月后的一天早上，她醒来时，右臂被身体夹住动弹不得。她无法挣脱，因此想打电话给她的未婚夫寻求帮助，但她意识到自己无法把这件事用语言表达出来。

索尼娅是当年美国 80 万中风或脑部疾病患者之一。当为大脑部分供血的动脉发生阻塞或破裂时，就会引发中风。在缺血性中风中，血块是罪魁祸首；而出血性中风通常是由血管破裂引起的。当血液被阻止流向大脑的某个部分时，那个部分的神经元就会缺乏营养和氧气。在几分钟内就可能会造成不可逆转的破坏（图 3.2）。每 4 分钟就有一名美国人死于中风并发症，种种原因导致中风成为美国的第四大死因。

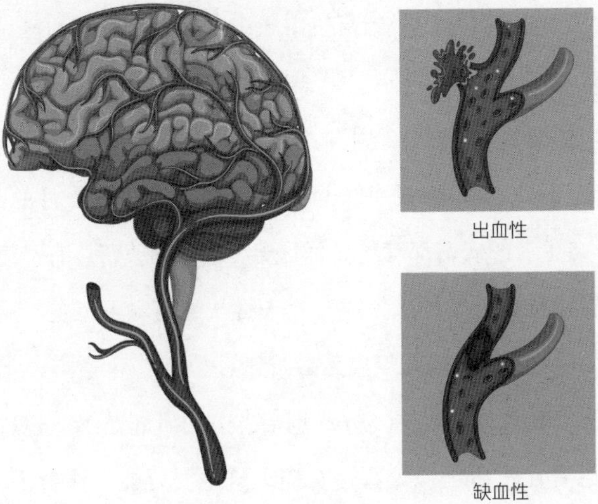

图 3.2　脑中风类型

虽然许多人在中风后存活了下来，甚至多次中风，但他们也无法避免永久性的神经损伤。在美国，中风是致残的头号原因。然而，一项小规模临床试验的惊人结果给中风患者带来了希望。2015 年，斯坦福大学医学院（Stanford University School of Medicine）和匹兹堡大学（University of Pittsburgh）的研究人员将改良的成体干细胞直接注射到慢性中风患者的大脑中。在这项试验中，所有患者（共 18 名，斯坦福 12 名，匹兹堡 6 名）的病情都有明显的改善。

一名 71 岁的研究参与者在这个试验开始时只能移动左手拇指。

然而，在接受干细胞治疗后的几个星期后，她能够将手臂举过头顶。然后她可以从轮椅上站起来走路了。所有参与试验的患者都在研究开始前的 6 个月至 3 年经历过唯一的一次中风。在整个手术过程中，每位患者都在浅麻醉下保持清醒。医生在患者颅骨处钻一个小孔后，将间充质干细胞直接注射到每位中风患者脑部受影响的区域。第二天他们都可以回家了。

斯坦福大学医学院神经外科主任，加里·斯坦伯格研究员（Gary Steinberg，MD，phD）没有预料到的是，在短短一个月的时间内，所有 18 名患者的病情都有了显著且史无前例的改善。有些患者能够举起手臂，从床上爬起来，或在无人搀扶的情况下行走，这些都是他们中风后的几个月或几年里无法做到的事情。

根据发表在《中风》(*Stroke*) 杂志上的研究结果，超过四分之三的志愿者在术后出现短暂性头痛，这主要可能与注射手术有关。更重要的是，干细胞本身是不会引发任何不良反应的，整个给药过程也没有会危及生命的不良反应。

斯坦伯格尚不确定干细胞是如何在这些患者身上发挥神奇作用的，他提出了一个假设：干细胞可以启动曾被认为是不可逆转损伤或死亡的神经回路。其他专家认为，干细胞可能会分泌化学物质，或向附近的细胞发出分泌化学物质的信号，激活脑细胞，使它们开始在大脑受损部位发挥作用。

有趣的是，被植入的干细胞本身在大脑中似乎并不能存活很长时间。临床研究表明，这些细胞在手术后一个月左右开始消失，两个月后完全消失。患者在接受治疗后的第一个月病情有明显的恢复，但干细胞死亡后，病情的恢复仍在继续。事实上，在术后的 6 个月和 12 个月，也就是注射的干细胞从他们的大脑中消失后，患者的病情仍然在持续好转。

索尼娅是在斯坦福大学接受这种治疗的十几个幸运患者之一。她说："手术后，我马上就好了不少。"她很满意自己恢复的一些简单机能，比如重新获得了打电话给饭店预订晚餐的能力。她说，她感觉手臂功能提升了大约 60%，她的腿已经痊愈，可以不用轮椅，自己跑步和开车了。2017 年初，她在脸书上的头像是她的丈夫彼得紧抱着年幼的儿子。索尼娅说："一切都很好，而且一切都会变得更好。"

为阿尔茨海默病患者带来希望

中风并不是再生医学可治疗的唯一脑内疾病。发表在《阿尔茨海默病研究与治疗》(*Alzheimer's Research & Therapy*) 杂志上的一项研究发现，在 2002 年至 2014 年期间，尽管已在研究上投入了数十亿美元，针对阿尔茨海默病的所有实验中的疗法，99.6% 都失败了。到目前为止，还没有经过批准的治疗方法可以逆转、停止甚至有效地减缓这种疾病的进展，阿尔茨海默病协会（Alzheimer's Association）估计，有 540 万美国人患有阿尔茨海默病（图 3.3）。

市面上有 5 种药物可以在患者确诊后用于治疗阿尔茨海默病，但它们只能延缓不可避免的症状。这 5 种药物中有 4 种是胆碱酯酶抑制剂，可以减缓意识模糊和记忆丧失的症状，但这些药物只能提供暂时的解决方案，因为患者平均在 6 到 12 个月后病情继续恶化。

阿尔茨海默病患者的数量持续增长，提醒我们要与时间赛跑。该协会估计，到 2020 年，超过 40% 的 80 岁以上的成年人将被诊断出患有阿尔茨海默病。

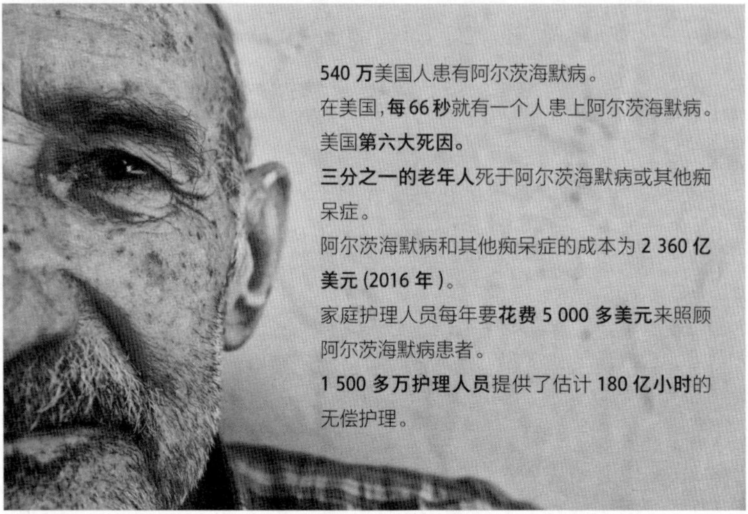

540 万美国人患有阿尔茨海默病。
在美国，每 66 秒就有一个人患上阿尔茨海默病。
美国第六大死因。
三分之一的老年人死于阿尔茨海默病或其他痴呆症。
阿尔茨海默病和其他痴呆症的成本为 2 360 亿美元 (2016 年)。
家庭护理人员每年要花费 5 000 多美元来照顾阿尔茨海默病患者。
1 500 多万护理人员提供了估计 180 亿小时的无偿护理。

图 3.3 阿尔茨海默病

然而，科学家们越来越乐观地认为，干细胞治疗可能会给这些患者带来希望。拉里·戈登斯坦博士（Larry Goldstein, PhD）说："我是干细胞的坚定支持者。"他是加州大学圣地亚哥分校医学院细胞与分子医学和神经科学系的杰出教授，也是世界上干细胞研究方面最重要的专家之一。

戈登斯坦博士帮助起草了第 71 号提案，即《加州干细胞研究与治疗法案》(*California Stem Cell Research and Cures Act*)。这项 2004 年颁布的重要法律催生了加州再生医学研究所，该研究所在 10 年间拨款 30 亿美元资助加州的干细胞研究，并使其保持了在该领域研究的世界领先地位（图 3.4）。

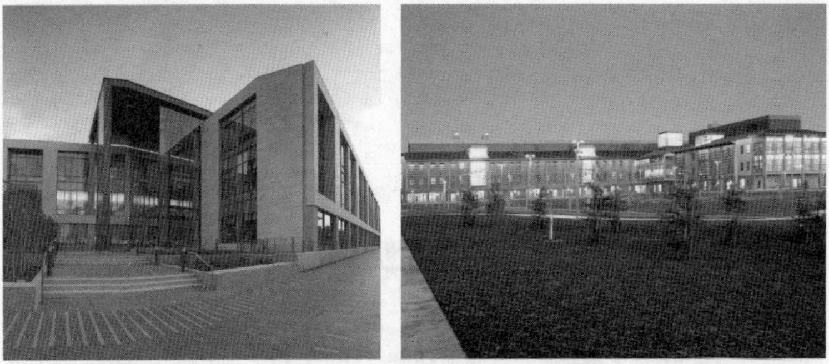

图 3.4　加州再生医学研究所

加州再生医学研究所 (California Institute for Regenerative Medicine, CIRM) 创建了 12 个主要的干细胞研究机构，并在过去 10 年里用 30 亿美元在加州资助了 800 多个研究项目。（由加州再生医学研究所提供）

戈登斯坦博士承认，寻找延缓阿尔茨海默病发作的药物非常困难。人类是唯一一种会自发患上阿尔茨海默病的物种，而该病确切的病因模糊，使得在非人类动物身上人为地建立完整的阿尔茨海默病模型变得困难。其中一个解决方案是戈登斯坦博士利用干细胞来培养这种疾病的培养皿模型。

戈登斯坦博士说："在我的实验室里进行的这些细胞生长实验，对我了解各种基因的正常工作方式非常有帮助。我可以很清晰地看到这些基因发生突变后引发阿尔茨海默病的情况。在实验室里，我们可以使用干细胞来精确地培养任何我们想要研究的细胞类型。例如，为了更好地研究这种疾病，我们使用了一种多能干细胞系（可以被改造成许多不同的组织类型），这种多能干细胞系中包含了已知会导致遗传性阿尔茨海默病的突变。这个重要的模型能帮助我弄清楚阿尔茨海默病使大脑出了什么样的问题，以及神经元为什么会生病和死亡。”

另一种方法是用小鼠来模拟这种疾病的特定特征，我们可以通过观察大脑淀粉样斑块的形成，了解很多相关疾病的特征（图 3.5）。

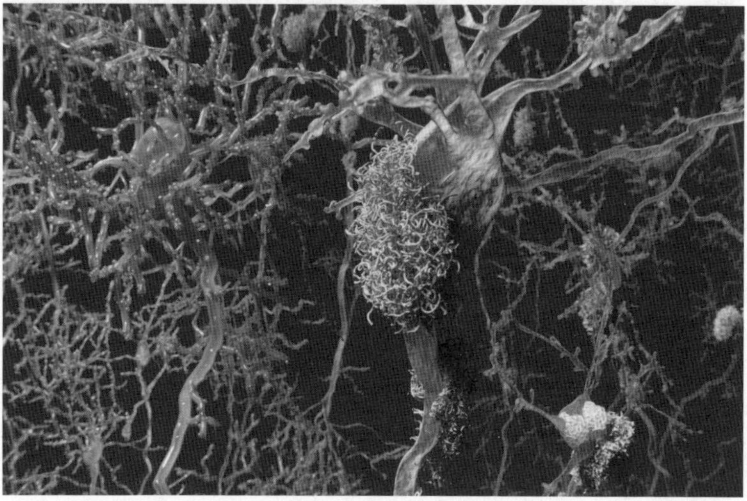

图 3.5 淀粉样斑块

淀粉样斑块是一种黏性蛋白积聚物质，可在阿尔茨海默病的脑细胞外积聚。淀粉样蛋白的 β 型对神经元是有毒的，但尚不清楚它是导致阿尔茨海默病的原因，还是实际疾病过程“无辜”的副产品。

人类干细胞在培养皿中培养的遗传性阿尔茨海默病模型，增加了我们对该病的了解；将干细胞与淀粉样斑块小鼠模型一起使用可以帮助我们研究如何治疗该疾病。当研究人员将干细胞注入这些小鼠模型的大脑时，他们观察到斑块消退了，且小鼠恢复了学习和记忆迷宫最佳路径的能力。

使用干细胞治疗阿尔茨海默病的研究前景，使 FDA 监管部门对这种治疗的安全性和益处有了足够的信心，从而批准了首个针对阿尔茨海默病的干细胞人体试验。这项试验的名字是“同种异体人类间充质干细胞与安慰剂，注射给药于阿尔茨海默病患者的对照研究”。或者说，AHMSCIVPIAD 研究。

即使没有一个朗朗上口的缩写，这项首次在人体内进行的研究也得到了很多关注。与所有的临床一期研究一样，研究的规模较小，目的是探索治疗安全性。迈阿密大学米勒医学院（University of Miami Miller School of Medicine）神经病学助理教授，首席研究员伯纳德·鲍莫尔博士（Bernard S. Baumel，MD）说：“科学家们也希望看到它能减缓疾病的发展。”

鲍莫尔博士和他的团队正在使用从捐赠的脐带血中提取的间充质干细胞。这些细胞是从婴儿出生时保存的脐带中提取出来的，它们不仅能自我复制，还能分化出一系列组织，包括骨骼、肌肉、软骨等。更重要的是，它们还能分化出神经细胞的前身。

相较于在斯坦福试验中在中风患者身上使用的干细胞，鲍莫尔博士希望这些间充质细胞不是自身成为阿尔茨海默病患者新的大脑神经元，而是促进了大脑现有细胞的愈合和生长，或者刺激大脑原生休眠的干细胞“醒来”，来补充那些被阿尔茨海默病破坏的细胞（图 3.6）。

注射间充质干细胞已经被证明可以帮助控制神经损伤，并支持大脑自身的愈合。它们甚至可以使阿尔茨海默病大脑中形成的斑块减少，帮助神经元再生绝缘髓鞘，防止大脑的电信号从神经细胞中泄露出来。

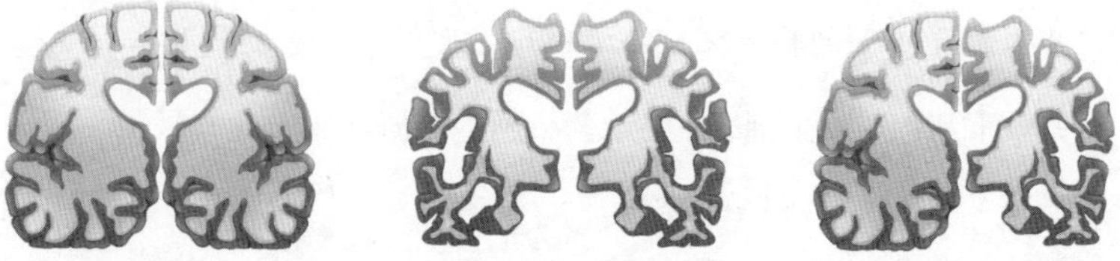

图 3.6　阿尔茨海默病

阿尔茨海默病的一个特征是大脑皮层的逐渐萎缩。科学家们正致力于用干细胞再生一些失去的脑细胞。

鲍莫尔博士和他的团队还在小鼠模型中显示，注射间充质干细胞可以促进大脑中一个叫作海马体的结构的生长。新记忆几乎完全是在大脑中这个小而独特的区域中形成的。海马体将接收的新经验和信息过滤，并将这些记忆打包，储存在大脑的更深处。

因此，使海马体的神经发生（新神经元生长）是治疗阿尔茨海默病患者的一个必须实现的目标。阿尔茨海默病患者通常能够回忆起他们最早和最古老的记忆，这些记忆被储存和保护在大脑深处；但他们却很难创造、储存和回忆新的记忆。

同样，这项研究还处于早期阶段，研究人员不想过分吹嘘他们的技术。特别是在研究经费极度紧张的情况下，只有最有希望的临床试验才被允许进行。鲍莫尔博士已经在招募试验患者的事实表明，用干细胞治疗阿尔茨海默病已经取得了很大进展。已经从概念发展到细胞基础生物学，再到为针对性治疗设计的小鼠模型，现在，基于多年来较好的数据结果，终于有了这项技术的人类临床试验。数以百万计的患者、关心此事的朋友和家人都在密切关注鲍莫尔博士的试验。这是不是我们一直在等待的为阿尔茨海默病患者带来希望呢？

治疗“渐冻症”：细胞疗法的新应用

与中风这种血管疾病不同，神经退行性疾病会缓慢地破坏大脑和身体，其症状在发病很多年后都不一定能被发现。例如，阿尔茨海默病就是 20 世纪初在一家养老院被“发现”的。而直到 1939 年，几乎没有人知道肌萎缩侧索硬化症（ALS）是什么。

1939 年，卢·伽雷（Lou Gehrig）在纽约扬基队开始打新赛季时，出现了一些问题，他在接球和保持平衡上遇到了很大困难（图 3.7）。这些表现很快就被发现，并被当作是种重大疾病的病征。当时的体育记者詹姆斯·卡恩（James Kahn）说道：“我看到一些棒球运动员就像卢·伽雷那样，一夜之间就‘离开’了。这些棒球运动员的表现只是被解释为体力耗尽，但事实上这件事远远不止这样。”

5 月 2 日，这位棒球界的“铁马”告诉扬基队经理乔·麦卡锡（Joe McCarthy），为了球队的利益，他要自行退至替补位置。两年后，经历了 2 130 场比赛的卢·伽雷死于肌萎缩侧索硬化症。卢·伽雷代表了每年近 5 000 名被确诊的患者，他让这种疾病的名字为世人所知。

肌萎缩侧索硬化症是一种神经退行性疾病。患者脊髓中的神经细胞会开始恶化并死亡，导致大脑失去控制肌肉运动的能力。随着病情的发展，患者慢慢会瘫痪。死亡是不可避免的，大多数肌萎缩侧索硬化症患者死于呼吸衰竭，通常在症状出现后 3 到 5 年内死亡。大约一半的患者，比如卢·伽雷，在确诊后能存活至少 2 年，20% 的患者能存活 5 年以上。只有 10% 的肌萎缩侧索硬化症患者能存活 10 年以上。

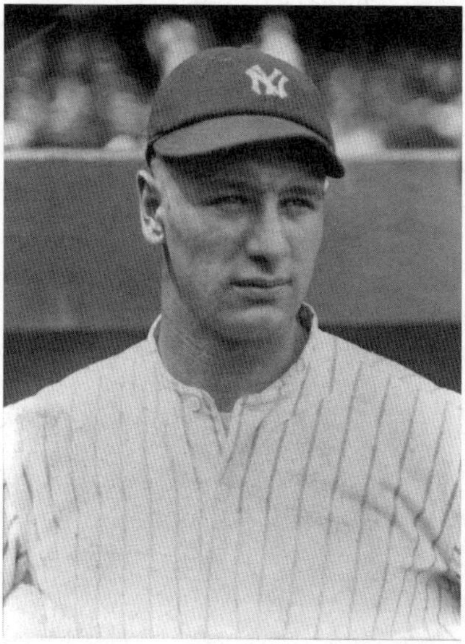

图 3.7 棒球运动员卢·伽雷

1939 年，棒球运动员卢·伽雷引起了全世界对肌萎缩侧索硬化症的关注。肌萎缩侧索硬化症是 1869 年首次发现的一种神经退行性疾病。（环球摄影公共领域照片）

2014 年，对肌萎缩侧索硬化症的关注逐渐兴起，人们发布了往自己头上泼冰水的视频，呼吁人们关注"渐冻人"，这一活动在互联网上疯传。"冰桶挑战"诞生于视频分享的时代，大家热衷于看朋友、家人和名人故意往自己身上泼冰水的戏谑行为。这个古怪的噱头获得了丰厚的回报，仅在当年的 7 月和 8 月，肌萎缩侧索硬化症协会就获得了超过 1 亿美元的捐款。

“冰桶挑战”有力证明了资金能够推动创新（图 3.8）。捐赠款中的 100 万美元被直接用于一项名为“我的项目”（Project MinE）的研究。研究人员对 1.5 万名肌萎缩侧索硬化症患者的基因组数据进行了筛选，最终发现了一种与这种疾病相关的基因。2016 年发表在《自然》杂志上的一篇文章讨论了 NEK1 基因及其与肌萎缩侧索硬化症的关系。人们正在努力了解这种基因在疾病中的作用，并将其添加到可能的新药靶点列表中。

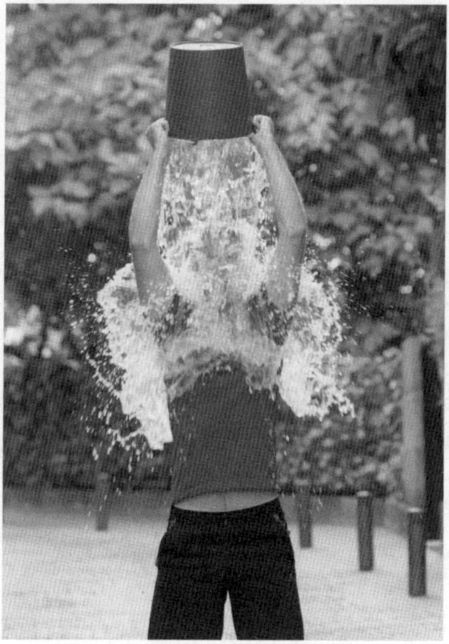

图 3.8 “冰桶挑战”

“冰桶挑战”的捐款也在资助另一个项目。除了要阐明疾病的遗传原因，针对危险基因或基因变化设计药物，研究人员还在探索如何利用干细胞来治疗“渐冻症”，即肌萎缩侧索硬化症。这种疾病会侵蚀人体的运动神经元，即由脊髓延伸至肌肉的具有长纤维的神经细胞。干细胞可以延缓或防止这些细胞的衰退。

在撰写本书时，大约有 30 个与肌萎缩侧索硬化症相关的干细胞试验正在进行中，另有 12 个试验正在招募患者。（最新资料载于 ClinicalTrials.gov 网站。）在大多数试验中，从胎儿或患者自身细胞中提取的某种形式的干细胞被注射到肌萎缩侧索硬化症患者的脊髓或肌肉中。例如，埃默里大学（Emory University）的乔纳森·格拉斯博士 (Jonathan Glass，MD) 正在主持的一项胎儿神经干细胞试验。2016 年 6 月 29 日，《神经病学》（*Neurology*）杂志上，格拉斯和他的研究团队报道称，在自愿参与这项研究的 15 名患者中，有 13 名患者参与了该试验。

同样，2016 年初，《美国医学会杂志》（*Journal of the American Medical Association, JAMA*）报道了在美国和以色列进行的一项研究的结果，该研究使用了取自患者自身骨髓的干细胞。好消息是，在这项小型研究中，近 90% 的患者发现他们的病情进展缓慢。2016 年 7 月，新泽西州的头脑风暴细胞疗法公司（BrainStorm Cell Therapeutics）报告称，他们的实验性 NurOwn 疗法不仅安全，而且似乎对病情发展快的肌萎缩侧索硬化症患者更有效。所有这些试验都有很好的前景，如果有足够的资金，应该会引发更大规模、更完备的研究。

密歇根大学神经病学研究与发现项目主任伊娃·费尔德曼博士（Eva Feldman，MD，PhD）的实验室是用干细胞治疗肌萎缩侧索硬化症最成熟的研究机构。自2010年以来，该机构一直在用从成人组织中提取的干细胞治疗肌萎缩侧索硬化症。费尔德曼博士说："肌萎缩侧索硬化症真正令人心碎的是，随着患者的病情逐渐恶化，他们失去了清晰思考、了解在他们身上发生了什么、真正表达情感的能力。"肌萎缩侧索硬化症患者无法与外界进行任何交流，只能被囚禁在自己的身体内死去。

正是怀着对患者的同情和为患者尽快消除痛苦的紧迫感，费尔德曼博士完成了成人来源的干细胞治疗一期和二期试验。费尔德曼博士说："如果将干细胞移植到患病的脊髓中，受肌萎缩侧索硬化症影响而退化的大神经细胞会开始变得健康。"她的阐述给干细胞在神经退行性疾病中的作用带来了新的理解。费尔德曼博士和其他人的研究表明，干细胞可能不会产生新的组织或成为新的神经元，但可以启动一种生物化学级连锁反应，使大脑和脊髓更具"可塑性"，更有能力自我修复。

一些研究人员将这种可塑性状态比作婴儿的大脑。在婴儿的大脑中，神经连接、修复和重新连接的过程比成年人的大脑要流畅得多。这里要提到神经可塑性和大脑自我重新建立连接的能力，即修剪不需要的连接（称为突触）并产生新的连接。

干细胞可以"温暖"大脑的可塑部分，使其能够更好地生长、发育和自我修复。埃默里大学的乔纳森·格拉斯博士（Dr.Jonathan Glass）说："仅仅替换这些细胞是不够的。"他指出，即使是初级运动神经元也会缺乏与大脑、彼此之间以及它们本应控制的肌肉组织之间的必要联系。尽管如此，他仍希望这些干细胞能够帮助现存的运动神经元免于肌萎缩侧索硬化症造成的退化。

干细胞也可能发出需要修复的信号，自然地寻找大脑受损的区域，或者在肌萎缩侧索硬化症患者中，寻找脊髓的运动神经元。在这种情况下，干细胞将发出释放各种保护神经和修复神经化学物质的信号。

在 2015 年的美国神经学协会（American Neuro Association）会议上，费尔德曼博士，也就是该协会新当选的主席，展示了她的二期临床试验结果。由于肌萎缩侧索硬化症是一种退行性疾病，预期所有 15 名患者都将在试验中逐渐丧失功能。不幸的是，虽然 70% 的患者失去功能的速度比预期的要慢，试验的结果还是验证了这一预期。这项试验并不是为了论证干细胞最终的治疗效果，但也提供了令人信服的证据，证明干细胞疗法的确可以减缓肌萎缩侧索硬化症的进展。当然，肌萎缩侧索硬化症的干细胞治疗在美国以外的地区已经存在。在中国、印度、墨西哥和其他地方的医疗机构里，患者自行承担风险，花 5 万美元就可以购买脊髓干细胞进行注射。

休斯敦卫理公会医院（Houston Methodist Hospital）的全国公认的肌萎缩侧索硬化症研究专家埃里克森·辛普森博士（Ericka Simpson，MD）表示：“不幸的是，有一些卖假药的骗子在利用弱势群体。”辛普森博士看到了未经验证和不受监管的干细胞治疗程序的危险，她也看到了在精心控制和设计下的干细胞疗法的希望。

格拉斯博士在为达纳基金会撰写的一篇文章中写道，“这是一个激动人心的时刻，但我们必须小心翼翼地推进科学进程，谨慎地尊重我们不知道和无法预料的事情。”

帮帕金森病患者停止用药

帕金森病是一种退行性神经运动障碍，在美国约 150 万人患有此病。1817 年，皇家外科医师学会会员（Member of the Royal College of Surgeons，MRCS）、英国内科医生詹姆斯·帕金森（James Parkinson）首次准确地描述了这种疾病，因此这种疾病以他的名字命名。这种疾病的症状往往从有节奏的颤抖开始，慢慢患者变得动作缓慢、步态不正常，一些患者最终还会出现思维混乱、记忆丧失和妄想等症状。

在美国，每 100 个 60 岁以上的老人中就有 1 人患有帕金森病。虽然这种疾病主要与老年人有关，但许多患者在 50 岁之前就被诊断出来了，如拳王阿里（图 3.9）。帕金森病是由大脑中产生多巴胺的神经元的损坏或死亡引起的。多巴胺是使运动流畅和协调所必需的物质。多年来，科学家们一直梦想着用多巴胺细胞作为治疗策略。

奥莱·伊萨克森博士（Ole Isacson，MD）是马萨诸塞州贝尔蒙特市麦克莱恩医院神经再生研究所的创始人和前主任，现在是制药巨头辉瑞公司神经科学研究部门的首席科学官。感谢他在干细胞方面所做的研究，我们正在接近这一现实。

伊萨克森博士和他的同事在《细胞》（*Cell*）杂志上发表报告称，在成功地将产生多巴胺的细胞移植到成年帕金森病晚期患者的中脑后，这些细胞在长达 14 年的时间里保持健康和功能正常。

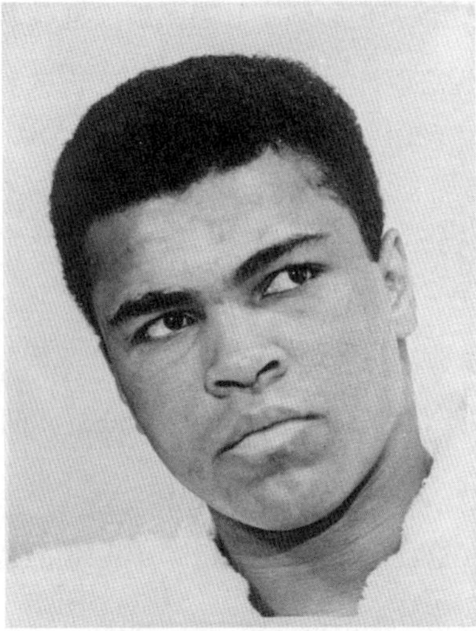

图 3.9　拳王阿里

年仅 18 岁的穆罕默德·阿里在 1960 年罗马夏季奥运会上获得拳击金牌。22 岁时，他成为世界重量级拳击冠军。在反对越南战争之后，他被判有争议的逃避兵役罪，并被剥夺了头衔。这一判决后来被最高法院推翻，阿里重获重量级拳王头衔。1984 年，他被诊断出患有帕金森综合征，这逐渐影响了他的行动能力和说话能力。他于 2016 年去世。[美国国会图书馆，印刷及摄影部，NYWT&S 馆藏（复制编号，e.g.,LC-USZ62-115435)]

这些发现对于帕金森病干细胞治疗的发展至关重要。从历史上看，人们一直质疑移植的多巴胺细胞能否在帕金森病影响下保持健康。通过这项关键的研究，伊萨克森博士和他的团队推翻了这一质疑。大约在移植一年后，细胞最终成熟并稳定下来，此时接受神经元刺激的患者不再需要多巴胺替代药物。伊萨克森博士说："帕金森病患者通常每年病情恶化 10%，如果这些患者没有进行细胞移植任病情自由发展，他们最终可能会坐在轮椅上；接受治疗后，他们的身体得到明显的改善，症状恢复到了早期的水平，且不再需要用药。”

尽管在15年前，研究参与者获取了人类胎儿细胞，但伦理问题和提取细胞的漫长而困难的过程都带来了新的研究可能性的发展。伊萨克森博士目前正致力于从iPSCs中开发多巴胺神经元，iPSCs由患者自己的干细胞培养得来，并在实验室中生长。

目前还没有一种药物能够阻止帕金森病病情的破坏性发展，但许多专家认为，有了干细胞就有可能实现这一目标。澳大利亚研究人员最近启动了一项一期临床试验，使用从女性患者未受精卵中提取的干细胞，这是一家加利福尼亚州的生物技术公司——国际干细胞公司（International Stem Cell Corporation）开发的一项策略。由于这些卵子没有成为胚胎的可能性，使用胚胎干细胞会遇到的伦理困境得以避免。

这项临床研究于2016年在澳大利亚皇家墨尔本医院（Royal Melbourne Hospital）启动，是一项针对干细胞的“剂量递增安全性和初步疗效研究”，其中3 000万~7 000万个细胞被移植到患者脑部受疾病影响的区域。第一位患者是一名64岁的男子，他接受了神经外科医生吉里什·奈尔（Girish Nair，MBBS，MCh）的治疗。

在5个小时的过程中，奈尔医生将这些细胞通过其头骨上的两个孔植入大脑的14个特定部位，每边7个。这项研究将使用PET扫描（正电子发射断层扫描）和各种帕金森病分级量表来评估干细胞的安全性和生物活性，并在治疗一年后观察其震颤、僵硬、行走和表达情感能力的改善情况。其余研究患者的治疗将于2017年完成，结果将于2019年报告。

对于慢性中风、阿尔茨海默病、肌萎缩侧索硬化症、帕金森病或许多其他影响人类健康的神经退行性疾病，目前还没有真正的治愈方法。但是，越来越多为研究投入热情的研究人员、医生，以及像索尼娅·奥莱娅·库恩兹这样的勇敢的患者正在证明，细胞可能就是我们一直在寻找的“良药”。

有了细心和创造力，我们终于即将进入一个用细胞来减缓、停止甚至逆转大脑疾病肆虐的时代。

第 4 章

干细胞疗法能治愈癌症吗？

超过 1 000 万的美国人正在与癌症共同生活，
他们也证明了战胜癌症的可能性越来越大。

美国著名摇滚歌手雪儿·克罗（Sheryl Crow）

世界卫生组织估计在未来 20 年，全球癌症总人数将增加到每年新增病例 2 200 万，死亡 1 300 万。2012 年，这两个数字分别为 1 400 万和 820 万。

细胞治疗是癌症治疗中最令人兴奋和最有前途的研究领域之一。但你可能会惊讶地发现，将干细胞作为治疗癌症的手段早已有之。事实上，第一次用干细胞对抗癌症的尝试是在 20 世纪 50 年代。最初是由 E. 唐纳尔·托马斯医生（E. Donnall Thomas, MD）首创的一种治疗白血病（血液癌症）的激进方法。他的假设是，如果患者的血液系统出现了疾病，那么就像更换汽车里的油一样移除并替换它，就应该能解决问题。

到 1957 年，托马斯医生已经在人体上进行了 6 例骨髓移植。首先，用辐射破坏患者的血液系统，然后向患者体内引入来自健康捐赠者的骨髓血液干细胞。不幸的是，6 例移植都失败了。要么因为移植排斥反应，患者的免疫系统攻击并杀死了新的骨髓干细胞；要么是由于移植物抗宿主病（graft-versus-host disease，GVHD，指移植后异体供者移植物中的 T 淋巴细胞，以受者靶细胞为目标发动攻击而导致的病症。供者和受者人类白细胞抗原配型的不合位点越多，发生严重移植物抗宿主病的可能越大。——译者注），新的干细胞伤害了患者的身体，侵蚀他们的肺和心脏组织。托马斯医生的前 6 位患者无一活过 100 天。

是什么血液成分的存在，使得血液对一个人来说是救命的，对另一个人来说是致命的？答案是人类白细胞抗原（HLA）蛋白。这是一种多种细胞表面标记物，它定义了细胞是“自己的”还是“外源的”，以及患者的免疫系统是否会攻击供者的血液，还是会被供者的血液攻击。正如托马斯医生所发现的，HLA 蛋白是移植患者生存还是死亡的决定因素。

1968 年，在西雅图西部的一个地下军事掩体进行了首例成功的骨髓移植，以治疗白血病。为了摧毁充斥着癌细胞的骨髓，托马斯医生的患者接受了钴 60 射线照射，钴 60 射线本是用来研究原子弹爆炸影响的。随后，患者被紧急送往西雅图公共卫生服务医院（Seattle Public Health Service Hospital）的无菌移植病房。

用这种方法治疗的 54 名患者中，有 6 人治愈了白血病。1979 年，托马斯医生报告称白血病的治愈率上升到了 50%。今天，根据白血病的类型、患者的年龄和健康状况，骨髓移植的治愈率超过 70%，有些类型的癌症治愈率甚至超过 90%。托马斯医生的工作为他赢得了

1990 年的诺贝尔生理学或医学奖，这也证明了干细胞治疗癌症的能力（图 4.1）。

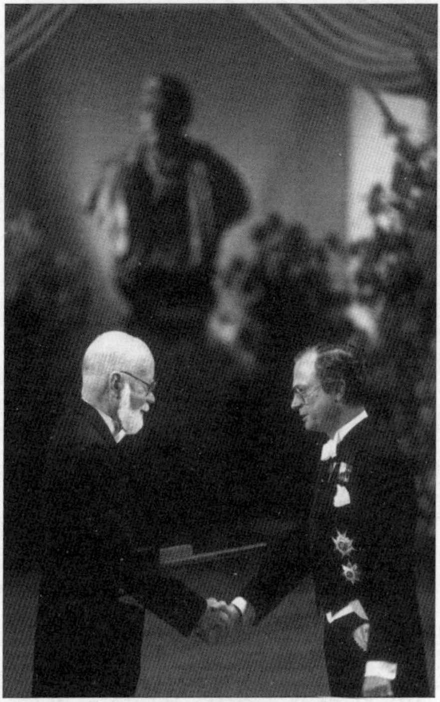

图 4.1 托马斯博士

托马斯博士(左)因其在骨髓移植领域的开创性工作而获得诺贝尔奖。
(照片由诺贝尔基金会拍摄，Fred Hutchinson 癌症研究中心提供)

今天，研究人员正在探索干细胞对抗癌症的新方法。在讨论这些之前，让我们先来看看一种将干细胞融入托马斯医生最初的骨髓移植技术的策略。

治疗移植物抗宿主病

当放疗、化疗和靶向治疗不能控制患者的血液癌症时，下一步通常是骨髓移植。

弗雷德·哈钦森癌症研究中心（Fred Hutchinson Cancer Research Center）是血液癌症治疗领域全球最领先机构，也是托马斯医生1975年成立的基地。据该中心称，大约95%的白血病患者将能找到与他们自身最重要的HLA蛋白匹配的捐赠者。

匹配的人可能是他们的直系亲属，或者是BeTheMatch.org网站的注册用户。因为HLA蛋白与种族有关，所以像美国原住民、非洲裔美国人或拉丁美洲人等人种找到匹配的基因的概率更小。

医生会检测供体和患者血样中6到10种不同的HLA蛋白是否匹配。例如，理想情况下，供者的血液与患者的血液能够完全匹配。然而，六分之五甚至三分之二的匹配比例亦可以使移植成功。事实上，少量的HLA蛋白不匹配反而是好的。通常供体血液不可能完全对应患者的血液系统，这样即使是最轻微的感染，也将使患者完全没有抵抗能力。因此，当捐赠者的干细胞被注入患者体内时，患者原来癌变的血液系统的残余往往还留在体内。轻微的免疫学的不匹配，有助于确保“旧”血液的最后一点痕迹被清除。

不幸的是，捐献者的免疫系统可能不知道何时刹车。移植的血液系统本能地会排斥它被放置到的新身体，而不是身体在排斥新的血液系统。移植手术后的几周或几个月后，一些患者出现了可怕的GVHD症状，这种症状曾出现在20世纪50年代托马斯医生的第一批移植患者身上。在 GVHD 中，来自供体血液系统的免疫细胞会攻击受体的皮肤、消化系统、肝脏、肺、结缔组织、眼睛和其他组织。

根据国际血液和骨髓移植研究中心（Center for International Blood and Marrow Transplant Research，CIBMTR）提供的数据，每年大约有 3 万例骨髓移植，其中大约一半的患者会发展成某种形式的 GVHD，大约有 5 500 人会发展成急性的、危及生命的 GVHD。

2008 年，《肿瘤学》（*Oncology*）杂志描述了一位患者遭遇 GVHD 的困境。一位在文中被称为 SR 先生的肿瘤患者，38 岁时接受了他姐姐的骨髓移植来治疗血癌中的非霍奇金淋巴瘤。SR 先生接受了免疫抑制药物治疗，医生给他开了一剂类固醇强的松维持剂量，以支持他的身体。但这并没有起到作用，他仍然出现了 GVHD 的症状。

在接下来的一年里，GVHD 的程度不断加重，病情很难控制。各种症状接踵而至，他的后背、手和腿上都长满了流脓的皮疹。他对医生说“感觉自己像个怪人”、他的家人“觉得很恶心”，他的妻子还要求和他离婚。他被迫辞职，和叔叔住在一起。虽然 SR 先生从非霍奇金淋巴瘤中活了下来，但 GVHD 毁了他的生活。

我们可以想象一下，治疗了一种危及生命的疾病，却发现治疗本身导致了另一种疾病，这是多么可怕的事情。在严重的 GVHD 病例中，从确诊 GVHD 到死亡的时间大约为 80 天。当 GVHD 攻击肝脏时，死亡的风险高达 85%。

虽然类固醇类药物可以帮助患者抵抗 GVHD，免疫抑制药物可以减轻症状，但是目前还没有被批准的 GVHD 的对症疗法——至少在美国没有。

在日本，医生给患者使用的是“现成的”(即已经进行过处理，不是从捐赠者或患者自己的身体提取出的)混合成人间充质干细胞来治疗GVHD。这种基于细胞的产品TEMCELL® HS Inj.（由日本JCR药业有限公司开发，从Mesoblast公司获得许可）是由健康人骨髓中提取的间充质干细胞制成。

正如我们所见，间充质干细胞不仅在修复受损组织方面有很大作用，而且还可以用来调节GVHD产生的免疫反应。重要的是，这些干细胞不表达可能触发患者免疫系统的HLA蛋白。这意味着这些干细胞可以给任何患者使用，而不用担心被患者的免疫系统排斥。

在瑞典、荷兰、意大利和澳大利亚，55名患有类固醇抗性急性GVHD的患者输入了来自供体的间充质干细胞，这些干细胞是随机选择的，不匹配的。其中有60%的患者至少经历了两次免疫抑制治疗失败。换句话说，他们原来的治疗预后并不乐观。

在《柳叶刀》杂志发表的研究指出:“超过一半患者的病情完全缓解。”更有希望的是，参与此试验的25名儿童中，有17名的GVHD被完全治愈了。总的来说，55名患者中有39人对治疗有一定的反应。

Mesoblast公司首席医疗官唐娜·斯凯里特博士（Donna Skerrett，MD）说:“不要把MSC-100-IV这种治疗类固醇难治性急性GVHD的干细胞当成一种药物，而要当成多种药物，这些间充质干细胞有多方面的正向作用，来促进组织愈合。”她的意思是，大多数药物只有一种治疗作用和一种治疗效果，而像MSC-100-IV这样的药物是多因子的，包含了间充质干细胞的多种有益作用，这些干细胞已经发展到可以帮助组织愈合。事实上，《柳叶刀》杂志的文章指出："目前，我们对于间充质干细胞抑制 GVHD 的机制知之甚少。"

可能是干细胞解除了新免疫系统对患者组织的攻击，使得捐赠者的 T 细胞不那么具有侵略性；也可能是干细胞创造了修复受损组织的条件，使受损组织能够在新免疫系统的攻击中存活下来；亦有可能是间充质干细胞通过某种我们还没有想到的机制在支持患者。

我们所知道的是，越来越多的证据表明，注入第三方的间充质干细胞真的具有治疗甚至治愈 GVHD 的潜力。在 2016 年美国血液和骨髓移植学会（American Society for Blood and Marrow Transplantation, ASBMT）的科学会议上，杜克大学的乔安妮·库尔茨伯格博士（Joanne Kurtzberg, MD）宣布了一项临床三期试验结果，该试验评估了 MSC-100-IV 对 241 名患有类固醇难治性急性 GVHD 儿童的疗效。

总的来说，治疗对 65% 的儿童起到了效果。在未接受 MSC-100-IV 治疗的儿童中，在确诊后 100 天生存率仅为 39%；而在接受 MSC-100-IV 治疗的儿童中，在确诊和治疗后的 100 天生存率为 82%。这项临床试验结果显示，儿童在接受治疗后使通常致命的 GVHD 的百日生存率增加了一倍。

杜克大学医学院（Duke University School of Medicine）的杰罗姆·哈里斯（Jerome S. Harris）儿科学教授库尔茨伯格（Kurtzberg）说："我们急需一种有效且耐受良好的治疗方法，用于治疗骨髓移植后出现这种危及生命并发症的重症儿童。虽然历史上这种并发症的死亡率很高，但我们现在看到接受 Mesoblast 细胞治疗的大多数儿童都有治疗效果并能存活下来。"

在不知道药物如何起作用的情况下，要获得 FDA 对一种新药的批准是非常困难的。如果这种药物不是在实验室合成的分子，而是在患者体内继续存活和复制的活细胞，那就更具有挑战性了。

对干细胞的合法批准来说，可能是 3 倍于普通药物的挑战。然而就在我们等待的时候，孩子们正在一个一个地死去。如果 GVHD 得不到有效的治疗，包括儿童在内的很多癌症幸存者将死于治疗相关的并发症。现在，随着有利的临床试验结果和 Mesoblast 公司的 MSC-100-IV 细胞疗法被批准的潜在可能，我们利用这种细胞药物拯救生命的未来已经不远了。

运送药物的“干细胞飞船”

在人类殖民火星的计划中，一个最大的问题是不能携带太多的东西。人类在新的星球上需要的工具和补给实在是太多了，我们根本想象不到什么样的宇宙飞船能装得下这么多东西。

现在美国宇航局（NASA）正在探索将小型飞船送往火星的方法，每艘飞船上都载着殖民者需要的物品零件。一旦飞船抵达火星，就可以将这些零件组装起来。这种外太空的输送策略在人体内的应用也很有前景。具体举例来说，目前癌症药物很难被递送到大脑内，科学家也许能够将药物分解，并利用“干细胞飞船”来运送这些药物成分。

核心问题在于血脑屏障。你体内的这层膜是你最脆弱、最重要的器官周围的最后一道防线。它只允许大脑需要的氧气和关键营养素通过，使大脑和中枢神经系统免受感染。而医生用来治疗癌症、感染或其他神经系统疾病的大多数药物体积太大，无法通过血脑屏障。

这就是为什么脑瘤中的多形性成胶质细胞瘤是如此致命。许多癌症在后期会扩散到大脑，但多形性成胶质细胞瘤就是在大脑形成的。这种肿瘤的细胞不是一个外科医生可以切除的紧密包裹的集中肿瘤，而是会有侵袭性的扩散。这意味着它们会在大脑中长出类似卷须的结构或发出漫反射波，这是无论用什么手术刀都无法清除的。

在身体的其他部位，医生可以通过一系列的靶向疗法或化疗来治疗侵袭性癌症。但如前文所述，对于脑内肿瘤治疗来说，许多药物体积太大，无法通过血脑屏障。

替莫唑胺（temozolomide）是个例外，它在某种程度上成功地定向控制了癌细胞快速复制的能力。此外，虽然杀死身体中其他癌症周围的一些健康组织是可以被接受的，但大脑中组织的附带损伤会对大脑的基本功能(如思考和运动)产生可怕的后果。即使化疗药物能够进入大脑，若它会不加选择地杀死细胞，那么也是无法使用的。

分子大小和杀死癌细胞而不破坏周围组织的需要，这两种限制因素的结合意味着大多数成胶质细胞瘤是无法治疗的。每年约有1万人罹患这种侵袭性脑瘤，而只有不到5%的患者在确诊后能生存超过5年。

而干细胞可以提供血脑屏障阻滞的解决方案。干细胞足够小，可以通过血脑屏障，它们能够自然地寻找身体受损的部位，包括那些受到癌症侵蚀的部位。

当研究人员将干细胞引入动物模型时，他们观察到这些细胞会聚集在动物模型中的肿瘤组织周围，现在的问题是如何利用干细胞的这种能力。例如，医生是否能够使用捐赠者“现成”的间充质干细胞？神经干细胞是否是最适合在大脑中寻找肿瘤组织的干细胞？应该用多少干细胞、用什么方法将它们引入患者体内？我们有潜在的载体可以定向寻找脑瘤，但是有效的载荷应该是什么？

有几种可供选择的策略。第一种策略是将微小的化疗药物分子直接吸附在干细胞载体上。这种策略存在两个问题。首先，一些化疗药物会杀死它们附着的干细胞；第二，大脑中任何有一定毒性的化疗药物法都有过量的危险。尽管如此，针对这一策略展开的研究仍在继续。

另一种策略是利用干细胞来进行基因治疗，也许我们能够通过递送小分子 RNA，将癌细胞中的关键基因删除；或者在未来，利用基因编辑技术，如 CRISPR 系统，来直接编辑癌细胞基因组 (更多信息详见第 9 章)。但是基因疗法也有其自身的安全性和有效性问题。

目前有一种最具前景的治疗方法，或者说从表面上看最可能被广泛使用的方法，在美国加利福尼亚州杜阿尔特市的希望之城国家医疗中心。卡伦 · 阿布迪博士 (Karen Aboody，MD) 最近完成了一项 15 人参与的临床试验，该试验就像我们在上文中提到的用飞船运送零件那样，能够将干细胞这种“零件”放在肿瘤部位。

这是一项相当大的工程。首先，阿布迪博士和她的团队对神经干细胞的基因组进行了调整，以合成一种名为 CD 的新蛋白质，CD 本身是无害的。然后她设计了一种前药 5- 氟胞嘧啶（5-FC），前药是一种只有在体内代谢后才产生效果的药物，它本身也是无害的。

当 CD 与 5-FC 接触后，会产生化疗药物 5- 氟尿嘧啶（5-FU）。有趣的是，1957 年发表在《自然》杂志上的一篇论文描述了 5- 氟尿嘧啶是最早的化疗药物之一。现在，这些由工程神经干细胞和前药 5-FC 组成的“零件”有可能将这种历史上最早的化疗药物应用到脑瘤的现代治疗中。

阿布迪博士的 15 名患者参与的是一个前期实验，主要目的是证明治疗的安全性，试验结果证明它的确是安全的。第二个目标是证明干细胞可以在肿瘤部位与前药结合进行化疗，这一目标同样也达成了。现在，阿布迪博士和她的团队计划对他们的治疗方案进行更正式的临床一期试验（图 4.2）。

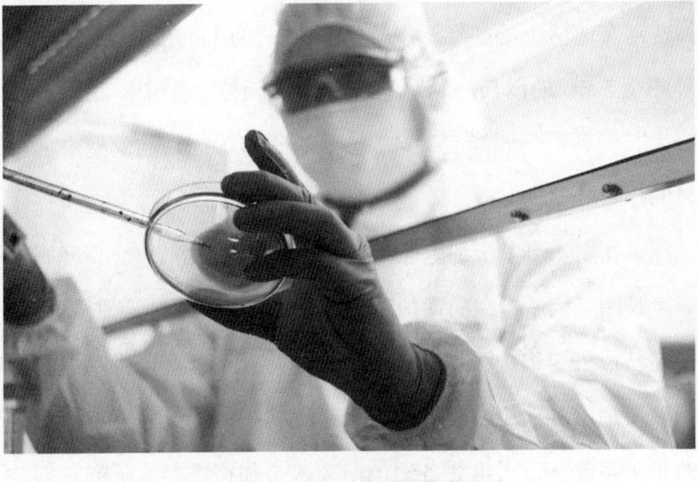

图 4.2　阿布迪博士的实验室

基于间充质干细胞的治疗也并没有很落后。事实上，在某些方面，使用这些成体干细胞研究显示出的结果，与使用神经干细胞的结果一样令人印象深刻。例如，在《国际癌症杂志》(*International Journal of Cancer*) 上发表的一项研究中，使用了从脂肪组织中提取的干细胞来治疗啮齿动物模型中的成胶质细胞瘤。

研究人员利用这些干细胞来观察它们是否能改善目前公认的治疗方法。他们通过外科手术从大鼠大脑中取出一部分肿瘤组织，将剩余的肿瘤组织留在血脑屏障内，再将特殊的间充质干细胞引入到剩余的会扩散且无法切除的肿瘤组织中。

这些间充质干细胞的特殊之处在于，它们被植入了一种“自杀基因”，这种细胞一旦在体内发挥了药物的作用，“自杀基因”就会起作用并杀死这些细胞，从而消除了这些细胞在治疗后损害身体的可能性。

在阿布迪博士的神经干细胞实验中，使用间充质干细胞来传递一种产生 5-FU 的前药。她写道：“在这种治疗方案中，我们观察到肿瘤生长受到了强烈抑制，这一方法在很多肿瘤动物模型中都有了明显的疗效。”

现在我们知道了干细胞能做很多事情。它们可以长出新的组织，诱导生长因子刺激组织的保护和愈合，调节免疫系统。似乎干细胞，即使是从成人组织中无伤提取的干细胞，都可以直接将基本药物输送到致命的脑肿瘤中，在保存良好组织的同时摧毁癌细胞。干细胞真的很了不起。每天世界各地的研究人员都在更多地了解它们，了解它们像药物一样工作的能力，帮助运送药物的能力，甚至是增强药物治疗效果的能力。

科学家们和研究机构已经启动了几个重大项目，利用干细胞以及包括 NK 细胞和 T 细胞在内的免疫系统的其他细胞，加速寻找治疗癌症的方法，以增强免疫系统对抗癌细胞的能力。其中一些治疗方法很有可能很快就可以挽救无法手术的肿瘤患者和转移性癌症患者的生命。

第二部分

免疫疗法：将身体作为药物

Cells are the New Cure

我们内在的自然力量是疾病的真正治疗者。

古希腊医师希波克拉底

第 5 章

教导身体对抗癌症

当你已经觉得自己尝试过了所有可能的可能性，

记住：还有可能。

发明家托马斯·爱迪生（Thomas Edison）

当美国第 39 任总统吉米·卡特（Jimmy Carter）（图 5.1）被诊断出患有黑色素瘤，并且已经从肝脏扩散到大脑时，全美国都无法接受这个死刑判决。然而事实告诉我们，他活了很长时间，并且他将自己生命的最后几年都用于回馈社会。

每个人都有离开的时候。然而几个月过去了，吉米·卡特还依然在我们身边。2016 年 9 月，在确诊癌症一年多后，卡特和妻子罗莎琳（Rosalynn）来到田纳西州孟菲斯，与慈善机构“仁人家园”（Habitat for Humanity）的成员一起挥动铁锹来为房子奠基。这时他的癌细胞已经几乎检测不到了。

你肯定听过许多关于抗癌药物的神奇故事。虽然吉米·卡特使用的无疑是一种令人震惊的新药，但实际上他使用的药物根本不能杀死癌症。

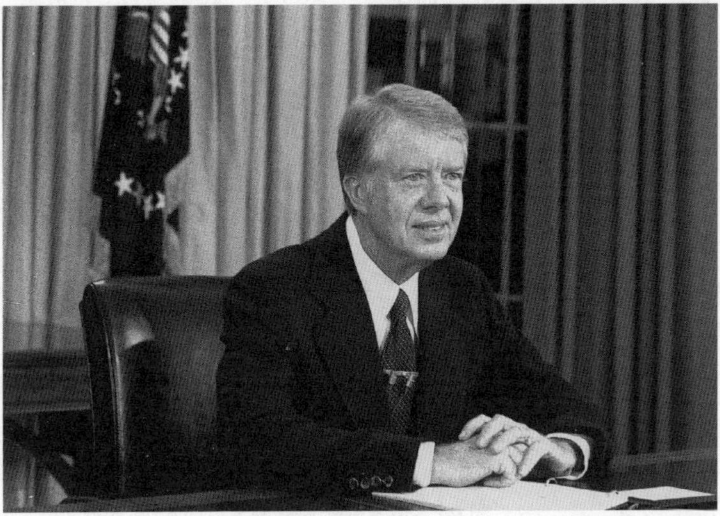

图 5.1　吉米 · 卡特总统

吉米 · 卡特总统 (1977—1981 年在任) 在 91 岁时被诊断出患有大脑和肝脏的转移性黑色素瘤。(由吉米 · 卡特总统图书馆和博物馆提供)

吉米 · 卡特使用的治疗药物名为派姆单抗（pembrolizumab，KEYTRUDA，健痊得），它将癌症组织置于“聚光灯”下，使体内的免疫系统细胞能够发现这些癌细胞，完成它们被设定的任务，攻击体内的危险细胞。癌症免疫疗法诞生于 1891 年的一天。

当时，纽约纪念医院的著名外科医生威廉 ·B. 科利博士（William B. Coley，MD）（图 5.2）正在检查房屋油漆工、德国移民弗雷德 · 斯坦 (Fred Stein) 的病历。7 年前，斯坦做了一个手术，医生从他的脖子上切除了一个生长迅速的肿瘤。手术没有成功，肿瘤依然继续生长，直到斯坦的面部偶然感染了一种叫作丹毒的细菌。令所有人惊讶的是，感染发生后不久，斯坦的癌症竟完全康复了。

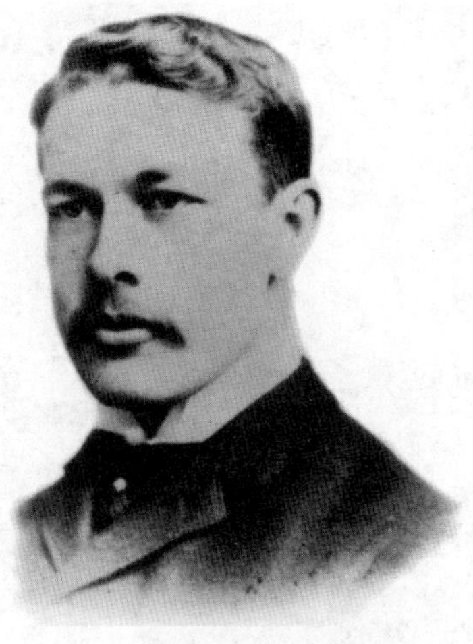

图 5.2 威廉 · B. 科利博士

威廉 · B. 科利博士（Dr. William B. Coley）是癌症免疫疗法的先驱，他的研究是利用“科利毒素”。(由癌症研究所提供)

这件事给了科利医生灵感。感染是否唤醒了斯坦的免疫系统，从而战胜了癌症？科利医生查阅了医学文献，发现了四十多个其他感染改善癌症病情的病例。这一个个病例印证了科利医生的猜想，人类生来就具备了抗击癌症所需的工具。

1893 年，或许得益于那个时代对人体试验的宽松管控，科利医生能够给 21 岁的肉瘤患者约翰 · 菲肯注射一种细菌“鸡尾酒”，上面标着“科利毒素”。

基于现在已经被公认为对生物学最基本的理解，科利医生希望能够激发一种免疫反应，不仅针对细菌，还针对患者的癌症组织。令人吃惊的是，科利医生的疗法奏效了，而且带来了不小的意外收获。菲肯的癌症症状一直在缓解，直到 26 年后死于心脏病发作。

科利医生将这个治疗结果及其他 9 种将科利毒素用于癌症治疗的内容发表在了 1893 年的《美国医学杂志》上。他继续用细菌“毒素”治疗了一千多名患者，其中有一些取得了成功。不幸的是，随着放疗和化疗成为癌症的标准治疗方法，科利医生和他的“毒素”被搁置一边。科利医生患者的成功病例受到了争议，由于纪念医院的幕后政治、与慈善家们达成的协议，以及他糟糕的医疗记录，科利医生最终被禁止使用他发现的任何癌症疗法，即使是在他自己的医院。

逐渐成熟的癌症免疫疗法

尽管我们对癌症和免疫系统的理解有了巨大的进步，但就在 10 年前，免疫肿瘤学还被认为是一门边缘科学，癌症研究人员对它是否有效还存在分歧。

一个主要的问题是人体的免疫系统非常平衡（图 5.3）。就像一枚立起的硬币，我们很容易就能将免疫系统推向任何一个方向。如果硬币倒向敏感度较低的一侧，它就会漏掉细菌、病毒和其他会伤害身体的入侵者；如果它倒向敏感度较高的一侧，就会攻击自身组织，导致自身免疫系统疾病，如类风湿关节炎、1 型糖尿病或红斑狼疮。

还没有人能找到一种方法，使免疫系统在不会错过不该错过的，也不会杀死不该杀死的物质的情况下，还能抑制免疫系统。这个挑战在于有选择地激活免疫系统，让它只对癌症更敏感。

从第二次世界大战到 20 世纪 80 年代，有效的癌症免疫疗法一直是医生和科学家们可望而不可即的。与此同时，研究人员开始研

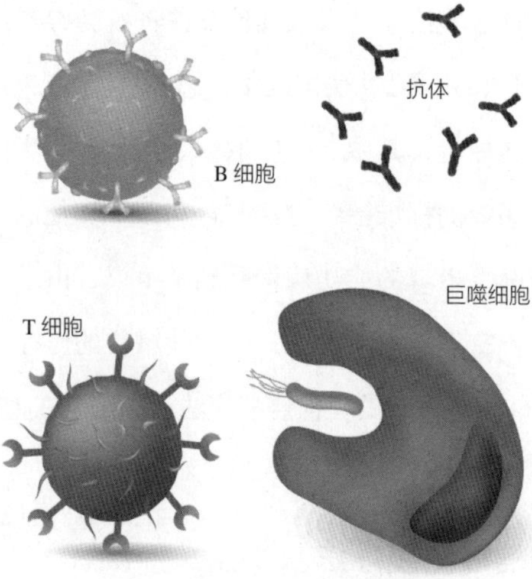

图 5.3 人体免疫系统的组成部分

究免疫监视的机制，即免疫系统是如何对入侵和外来细胞抗原进行持续监视的。

他们开始研究免疫系统的 B 细胞是如何产生与这些抗原相匹配的抗体，从而使 B 细胞能够中和或消灭已知的入侵者的。而许多人没有意识到的是，免疫系统在预防癌症方面也起着至关重要的作用。

我们的身体每天都在经历数百亿次的细胞分裂，不可避免地会出现一些 DNA 复制的错误。这些突变中的大多数要么是无害的，要么会直接导致细胞死亡。但有时突变的细胞确实存活了下来，而且有可能发生了癌变。这时免疫系统就会介入，识别出这些有害细胞并将其摧毁。我们的身体可能每天都在制造这些潜在的癌细胞，而免疫监视系统则在不断地保护我们，防止癌症成为日常发生的问题。

但这些突变细胞中，有很少一部分既能存活下来，又能通过细胞版的“哈利·波特隐形衣”逃脱检测。这些突变细胞之所以能“隐形”，是因为癌细胞是从人体自身健康组织中生长出来的，免疫系统可能难以识别癌细胞与健康组织的不同。癌症免疫疗法这一新兴领域的基础是找到一种或多种方法来剥去癌细胞的“隐形”功能，或者用更容易被免疫系统发现的方式标记癌细胞。

在过去的大半个世纪中，科学界一直在进行着“癌症战争”，其结果好坏参半。全世界都为我们在化疗和外科技术方面取得的惊人进展，以及我们用辐射治疗癌症的能力而惊叹。但从长远来看，科学家们收集的关于癌细胞基本生物学、遗传学、生化途径，以及癌细胞扩散和逃避免疫系统的潜在方式的内容，还没有那么吸引人。不过即便如此，这些研究也有着更深远的价值（图 5.4）。

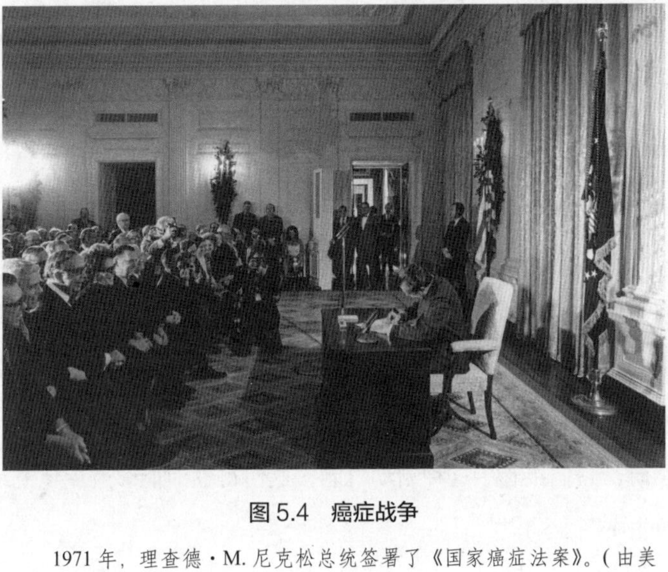

图 5.4　癌症战争

1971 年，理查德·M. 尼克松总统签署了《国家癌症法案》。（由美国国家癌症研究所提供）

例如，“癌症战争”帮助我们了解了许多不同类型癌症的遗传基础。癌症不再被视为一种单一的疾病。我们现在知道，癌症是一系列相关的疾病，每一种疾病都有不同的遗传原因，而且可能有不同的治疗方法。在明白这一点后，肿瘤学家认识到，癌症应该根据其遗传和生化特征来分类，而不是根据肿瘤生长的器官或位置来分类。

例如，与其他乳腺癌相比，某些乳腺癌与某些前列腺癌更为相似。

随着“癌症不是一种单一的疾病”这一事实变得越来越清楚，人们对所谓“神奇子弹疗法”寄予的希望也逐渐消退。相反，研究人员开始寻找针对特定癌症的特定治疗方法，而这些研究大多集中在生物标志物上。通过比较癌症组织的遗传学和健康组织的遗传学，研究人员开始发现能够区分癌细胞的生物标志物，并开始根据癌症的遗传特征来选择治疗方法。

1987 年，法国研究人员在一种 T 细胞表面发现了一种新的蛋白质，这是一种白细胞，能够识别并攻击体内入侵者。该蛋白为细胞毒性 T 淋巴细胞相关蛋白 -4（cytotoxic T-lymphocyte-associated protein 4，CTLA-4）。

直到 1996 年，得克萨斯州出生，在加州大学伯克利分校的实验室中工作的詹姆斯·艾利森博士（James P. Allison，PhD），才证明了 CTLA-4 能够巧妙且有效地削弱 T 细胞的活性。艾利森博士说：“免疫系统有天然的‘刹车’，用来在适当的时候阻止免疫反应。当癌症发生时，它们接管了这种制动机制，这使得癌症能够避免免疫系统的攻击（图 5.5）。”

艾利森博士现在是德州大学安德森癌症中心的免疫学教授和主

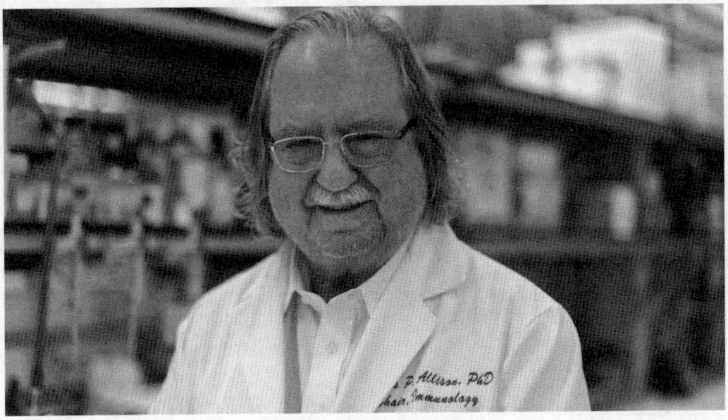

图 5.5 癌症研究员詹姆斯·艾利森博士

（由得克萨斯大学 MD 安德森癌症中心提供）

席，也是癌症研究所（CRI）科学顾问委员会的主任。1953 年，科利博士的女儿海伦·科利·诺茨（Helen Coley Nauts）创立了 CRI 组织。该组织是全球领先的非营利组织，致力于利用免疫系统的力量攻克癌症。艾利森博士开创性地开发了一种抗 CTLA-4 药物（图 5.6），可以从免疫系统中去除其中的制动功能，最终为他赢得了 2015 年的拉斯克奖，这个奖项也被称为“美国诺贝尔奖”（图 5.7）。

莎伦·贝文（Sharon Belvin）对艾利森博士卓越的工作有最直观的了解。2004 年 5 月 28 日，22 岁的莎伦刚刚从西弗吉尼亚大学毕业，正忙着为她 6 月的婚礼做准备。不知是不是由于生活状态的变化产生了压力，她突然间似乎总是上气不接下气。作为一名长期进行 5 英里（约 8 千米）跑步锻炼的运动爱好者，她发现自己跑步和说话很难同时进行。突然间，就连爬上一段楼梯对她来说都成了一项了不起的壮举。

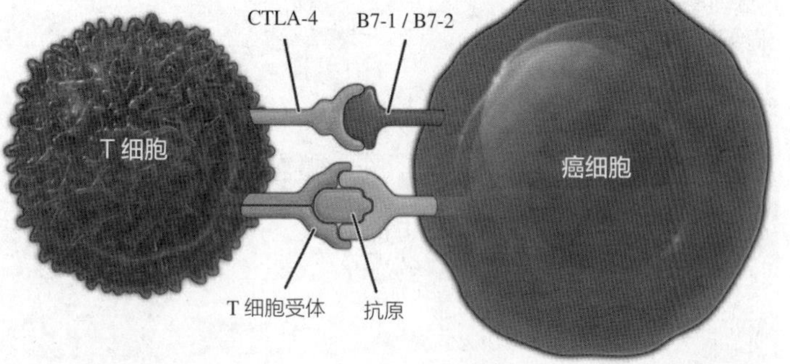

B7-1 / B7-2 附着于 CTLA-4 上，抑制了能够杀死癌细胞的 T 细胞

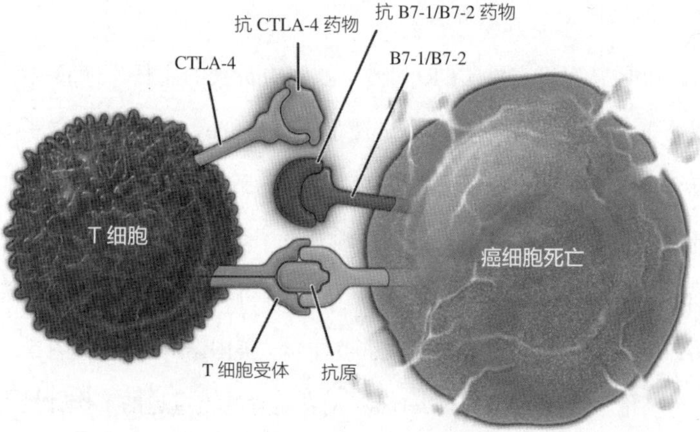

阻断 B7-1 / B7-2 或 CTLA-4 能让 T 细胞杀死肿瘤细胞

图 5.6　T 细胞受体 CTLA-4

T 细胞使用特殊的受体与癌细胞上的抗原结合(上图)。但是肿瘤细胞有其他表面分子(B7-1/B7-2)，它们也附着在不同的T细胞受体(CTLA-4)上，使肿瘤对通常会看清楚它们的免疫系统“隐身”。下图显示了抗 CTLA-4 药物(如易普利姆玛)或抗 B7-1/B7-2 药物如何释放对 T 细胞的抑制作用，并允许其杀死肿瘤细胞。

2012

阿尔伯特·拉斯克基础医学研究奖	拉斯克－德贝克临床医学研究奖	拉斯克－科什兰医学科学特别成就奖
获奖项目：收缩肌肉并使细胞运动的运动蛋白质 获奖者：Michael Sheetz,PhD; James Spudich, PhD; Ronald Vale, PhD	获奖项目：肝移植 获奖者：Sir Roy Calne, FRS; Thomas E. Starzl, MD, PhD	获奖项目：基本的生物分子技术 获奖者：Donald D. Brown, MD; Tom Maniatis, PhD

2013

阿尔伯特·拉斯克基础医学研究奖	拉斯克－德贝克临床医学研究奖	拉斯克－科什兰医学科学特别成就奖
获奖项目：调节神经递质释放 获奖者：Richard H. Scheller, PhD; Thomas C. Südhof, MD, PhD	获奖项目：现代人工耳蜗 获奖者：Graeme M. Clark, MBBS; MSurgery, PhD Med, MD; Ingeborg Hochmair, PhD; Blake S. Wilson,PhD	获奖项目：通过开明的慈善事业促进全球健康 获奖者：Bill and Melinda Gates

2014

阿尔伯特·拉斯克基础医学研究奖	拉斯克－德贝克临床医学研究奖	拉斯克－科什兰医学科学特别成就奖
获奖项目：未折叠蛋白反应 获奖者：Kazutoshi Mori, PhD; Peter Walter, PhD	获奖项目：深度脑刺激治疗帕金森病 获奖者：Alim Louis Benabid, MD, PhD; Mahlon R.DeLong, MD	获奖项目：乳腺癌基因与人权 获奖者：Mary-Claire King, PhD

2015

阿尔伯特·拉斯克基础医学研究奖	拉斯克－德贝克临床医学研究奖	拉斯克－科什兰医学科学特别成就奖
获奖项目：关于 DNA 损伤反应的发现 获奖者：Stephen J. Elledge, PhD; Evelyn M. Witkin, PhD	获奖项目：释放免疫系统对抗癌症 获奖者：James P. Allison, PhD	获奖项目：对突发卫生事件做出持续和有效的前线反应 获奖者：Médecins Sans Frontières

2016

阿尔伯特·拉斯克基础医学研究奖	拉斯克－德贝克临床医学研究奖	拉斯克－科什兰医学科学特别成就奖
获奖项目：感知氧气是生存的必要过程 获奖者：William G. Kaelin Jr., MD; Sir Peter J.Ratcliffe,FRS; Gregg L. Semenza, MD, PhD	获奖项目：丙型肝炎复制子系统和药物开发 获奖者：chlager, PhD; Charles M. Rice, PhD; Michael J. Sofia, PhD	获奖项目：在 DNA 复制方面的发现，以及在科学和教育方面的领导地位 获奖者：Bruce M. Alberts, PhD

图 5.7　拉斯克奖

自 1945 年以来，拉斯克奖每年颁发给对医学科学做出重大贡献或为医学事业提供公共服务的在世人士。该奖项有时被称为“美国的诺贝尔奖”，由拉斯克基金会管理，该基金会由阿尔伯特·拉斯克和他的妻子玛丽·伍德·拉斯克创立。

最后，在5月的那一天，切片检查和CAT扫描准确地给了莎伦最害怕的结果——癌症。她患有晚期黑色素瘤，这是一种最致命的皮肤癌。癌细胞已经扩散到她的全身，包括她的肺部。医生告诉她最多只有50%的可能性活过接下来的5个月。

正如预期的那样，从现有药物的角度来看，没有一种传统疗法能够达到理想的效果。莎伦咨询了纽约市的纪念斯隆凯特琳癌症中心（Memorial Sloan-Kettering Cancer Center）的黑色素瘤专家，杰德·沃夏克博士（Jedd Wolchok，MD，PhD）。

沃夏克博士是艾利森博士的同事，当时在该中心工作（图5.8）。他向莎伦解释了艾利森博士开发的一种新药的临床试验情况。这种名为易普利姆玛（ipilimumab，ippy，YERVOY）的药物旨在阻断免疫系统的“制动器”，CTLA-4的作用。

图5.8 黑色素瘤研究者杰德·沃夏克博士

（斯隆凯特琳癌症中心提供）

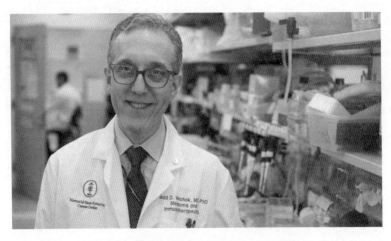

ippy 在老鼠体内的试验结果较为理想，但还没有在人类身上进行过测试。尽管如此，莎伦别无选择，她同意试一试。

“那时她病得很重，”沃夏克博士回忆道，“她真的差点就无法参加我们的药物研究了。然而，她最终在研究中找到了一个参与点，并立即开始了治疗。”

在每 3 周一次的 90 分钟门诊手术中，ippy 通过静脉注入莎伦体内。沃夏克博士说：“4 次治疗后，我们扫描了她的身体。多亏了这种药物，她肺部的肿瘤明显缩小了。莎伦对这种药物的反应良好。”

一年后，莎伦回到沃夏克博士的办公室进行复查时，莎伦得到了一个她从未想过会听到的好消息。“你的癌症痊愈了。”沃夏克博士告诉她，ippy 的治疗是一项团队合作，并问莎伦是否愿意见 CTLA-4 的研究者和挽救了她生命的药物的发明者——詹姆斯·艾利森博士。“我对莎伦真的一无所知，”艾利森博士说，“当我在实验室工作的时候，杰德打来电话，催促我马上到他的办公室去见一位特别的人。一开始我并不情愿，我从来没有见过患者，而且我的实验室离这里有将近 20 个街区，距离相当远。但是杰德坚持要我过去，所以我立刻出发了。”

“当我到达那里时，莎伦和她父亲在那里。她走过来拥抱我。她告诉我，她体内没有肿瘤了，她期待着她的余生。两年后，莎伦寄给我一张她第一个孩子的照片。我现在经常遇到像莎伦这样受到这种新药物治疗的患者，这真是不可思议。当我遇到他们的时候，我仍然会十分感动。这就是我工作的意义，也是我如此致力于推进免疫疗法的原因。”“莎伦已经 12 年没有患癌症了，这本身就很了不起，”沃夏克博士说，“然而，当莎伦打电话告诉我她怀了第一个孩子的时候，我终于可以对自己说，我现在可以退休了，我对自己对世界的贡献感到满意。”

免疫疗法的“三种武器”

检查点抑制剂

ippy 是被称为检查点抑制剂的一类药物中，第一个被批准用于治疗癌症的，但它绝对不会是最后一个。吉米・卡特的派姆单抗是另一个例子。它的工作原理不是移除免疫系统的制动系统，而是蒙上免疫系统的眼睛。

同样，这个系统依赖于 T 细胞。你可以把 T 细胞想象成科幻电影中的外星人，一种一只眼睛长在触角末端的生物。只不过，外星人不是用这只眼睛来观察需要用射线枪杀死的东西，而是观察不需要杀死的东西。从技术上讲，“眼睛”是一种叫作 PD-1 的蛋白质。它会在其他细胞上寻找与其对应的 PD-L1。PD-L1 就像一个标志，将一个细胞标识为“友好的”。问题是，许多癌细胞也会挥动 PD-L1 信号。当 T 细胞的 PD-1 看到癌细胞的 PD-L1 时，T 细胞就会停止攻击（图 5.9）。

PD-1 和 PD-L1 之间的这种相互作用就是一个“检查点”，这是免疫系统避免攻击它所保卫的身体的一种方式（如果攻击了自己的身体，那就是自身免疫性疾病）。健痊得是一种检查点抑制剂，这种药物通过与 PD-1 的结合，覆盖了 T 细胞的“眼睛”，使它们看不到癌症细胞上的友好标志。这是因为健康细胞会使用许多检查点来解除

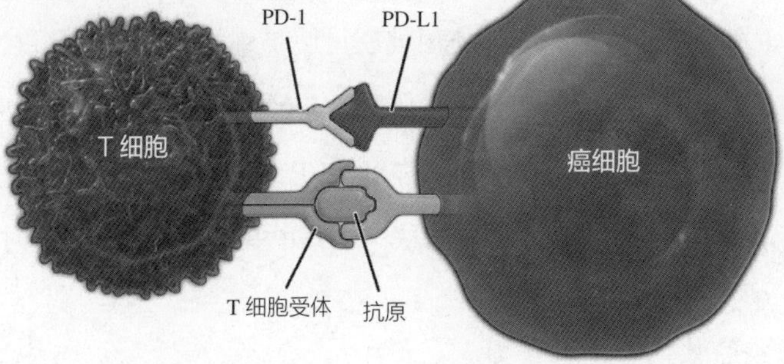

PD-L1 附着于 PD-1 上，抑制了能够杀死癌细胞的 T 细胞

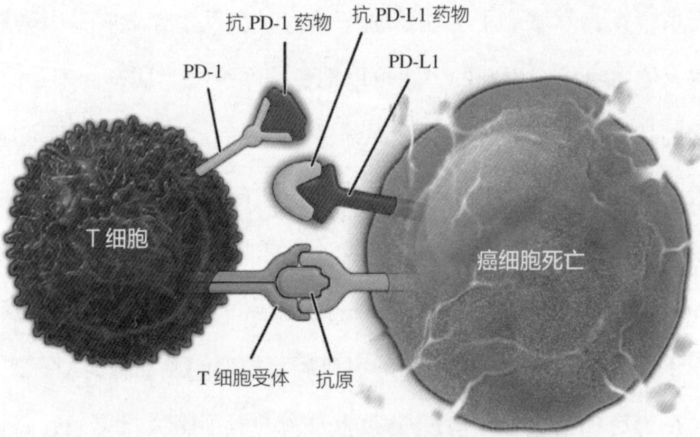

阻断 PD-1 或 PD-L1 能让 T 细胞杀死肿瘤细胞

图 5.9　T 细胞受体 PD-1

癌细胞使自身不被免疫系统发现的另一种方法（上图）是在癌细胞表面挥动一个标记 (PD-L1)，这个标记与 T 细胞上的一个互补受体相连，告诉 T 细胞它们是无害的。阻断 T 细胞或癌细胞上的 PD-1 受体的药物（下图）会剥下肿瘤细胞的隐形外衣，让 T 细胞杀死它。

免疫系统的攻击，而一些癌症（尤其是黑色素瘤）只依赖于 PD-1 和 PD-L1 这一组检查点，所以使用健痊得使 T 细胞“失明”导致肿瘤组织死亡，通常对健康细胞的损伤很小。在 PD-1/PD-L1 这组检查点的两边都有新的免疫疗法，有些能蒙住 T 细胞的眼睛，有些则能剥去癌细胞的保护层。无论哪种方式，当其中一种看不到另一种时，T 细胞就会对癌细胞发起攻击。

CAR-T 疗法

现在我们已经看到了两种释放免疫系统对抗癌细胞的方法。当免疫系统在自然状态下无法识别癌细胞时会发生什么呢？因为癌症是由人体自身组织引起的，它可以把免疫系统视为朋友而不是敌人。在这种情况下，即使去掉免疫系统中的刹车，免疫系统也不知道该攻击哪里。但在癌细胞的伪装中也有一些漏洞，微小的差异标志着癌细胞与健康细胞的不同。这些微小但重要的差异最早是在白血病（leukemia）中发现的。leukemia 一词源于古希腊，指血液和疾病，适用于所有的血癌。特定类型的白血病与病变的血细胞类型有关。

在患有白血病后，骨髓中功能失调的血细胞大量繁殖，将健康的血细胞挤出体外。与实体肿瘤不同，白血病是扩散的，没有办法通过手术切除它。当初次治疗（通常是化疗）失败时，医生可能会通过放射疗法（如第 4 章所述）或更激进的化疗彻底摧毁患者骨髓中的细胞，然后用从匹配的供体移植的干细胞来代替。如果找不到匹配的供体，或者在最后一搏之后又复发，患者就没有什么康复的希望了。

2010 年，新泽西州布里奇顿市（Bridgeton）的退休狱警比尔·路德维希 (Bill Ludwig) 就遇上了这种情况。65 岁的比尔已经与癌症抗争了 9 年，化疗使他的慢性淋巴细胞白血病得到控制。但是疾病最终冲破了化疗的控制，他能够选择的治疗方法非常有限。

和莎伦·贝文一样，比尔也没什么更多可期待的了。他参加了宾夕法尼亚大学艾布拉姆森癌症中心（Abramson Cancer Center at the University of Pennsylvania）的一期临床试验。虽然他不能确定自己是否能从这项试验中获益，但他希望自己能帮助医生得到经验，造福未来的患者。和莎伦一样，比尔也是第一位参与试验的患者，这种疗法从未在人类身上试验过。

在这项由卡尔·琼博士（Carl June, MD）（图 5.10）和大卫·波特博士（David Porter, MD）领导的试验中，研究人员将从比尔体内提取 T 细胞。琼博士和他的团队将在这些 T 细胞中添加一个受体，该受体将使 T 细胞具有寻找 CD19 蛋白的能力，CD19 蛋白是某些类型的白血病的特定表达。然后，这些经过改造的 T 细胞将被注射回比尔的体内，希望它们能够识别并攻击他体内的白血病细胞。这种治疗策略被称为嵌合抗原受体 T 细胞免疫疗法，或 CAR-T 疗法。

从在美国海军中作为医生研究艾滋病毒和艾滋病，到后来担任宾夕法尼亚大学艾布拉姆森癌症中心转化医学主任，琼博士默默对这项技术进行了超过 25 年的开拓性研究。“用抗癌药物治疗老鼠很容易，”琼博士承认，“但当用在人类身上时，试验药物往往不起作用。而癌症治疗的预后效果是最差的。我们不知道我们的 CAR-T 疗法会带来什么。”

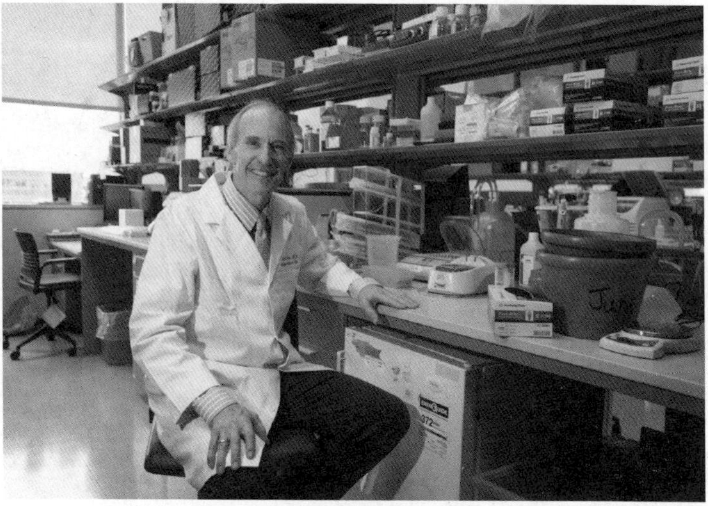

图 5.10 癌症免疫治疗研究员卡尔·琼博士

（由宾夕法尼亚大学医学院提供）

在宾夕法尼亚大学，研究小组从比尔的手臂上抽取血液，并通过一台精密仪器进行处理，提取了大约 10 亿个 T 细胞。在附近的一个实验室里，这些 T 细胞经过基因工程改造，能够表达 CD19 受体。然后研究院让这些细胞在一种特殊的混合培养基中生长，来鼓励细胞的复制和繁殖。经过这个复杂的过程，这种“活的药物”通过简单的静脉注射进入了比尔的体内。10 天后，比尔得了他一生中最严重的流感。他的体温飙升，浑身发抖打战，非常痛苦。

琼博士和团队中的其他医生不知道比尔身上发生了什么。毕竟，比尔是第一个尝试 CAR-T 疗法的患者。他是否产生了对这些基因工程细胞的不良反应？比尔病得很重，需要在医院的重症监护室接受治疗。

然而，正如医生在药物试验过程中所了解到的那样，比尔的症状证明他体内 CAR-T 细胞的作用几乎全部发挥出来了。在比尔的体内，这些 CAR-T 细胞在攻击他的白血病时继续快速繁殖。这些经过改造的 T 细胞杀死了非常多的癌细胞，以至于比尔的身体难以处理这些 T 细胞产生的巨大破坏。

后来，比尔的病情有所好转，之前他腋下的淋巴结几乎被癌细胞塞满了，现在肿胀已经减轻，他已经很难感觉到淋巴结了。比尔被注射 CAR-T 细胞 30 天后，当比尔的病理报告结果出来时，为了确定结果正确，琼博士又要了一份报告。

第二份报告证实了第一份：比尔·路德维希的身体里已经没有白血病细胞存在了。琼博士估计每个 CAR-T 细胞在注入他体内后至少杀死了 1 000 个肿瘤细胞。这项治疗从比尔的血液中清除了至少两磅（约 0.9 千克）的癌细胞。

10 年来，比尔第一次远离了癌症。2016 年，在接受这种开创性治疗 6 年后，比尔参加了宾夕法尼亚大学一个耗资 2 700 万美元的新治疗中心的剪彩仪式，该中心专门提供当时挽救了他生命的 CAR-T 细胞治疗（图 5.11）。

临床癌症疫苗

自比尔·路德维希接受治疗以来的 5 年中，癌症免疫治疗领域又增加了几项创造性的新策略，包括专门针对某些特定癌症研制的治疗性疫苗。

这些疫苗中的一些间接地阻止了癌症的发展，这意味着它们可以阻止可能导致癌症的病毒。这些癌症预防疫苗包括乙肝疫苗，它可以预防肝癌；以及九合一 HPV 疫苗（Gardasil 9），它可以预防导致宫颈癌和肛门生殖器癌的某些 HPV 毒株。

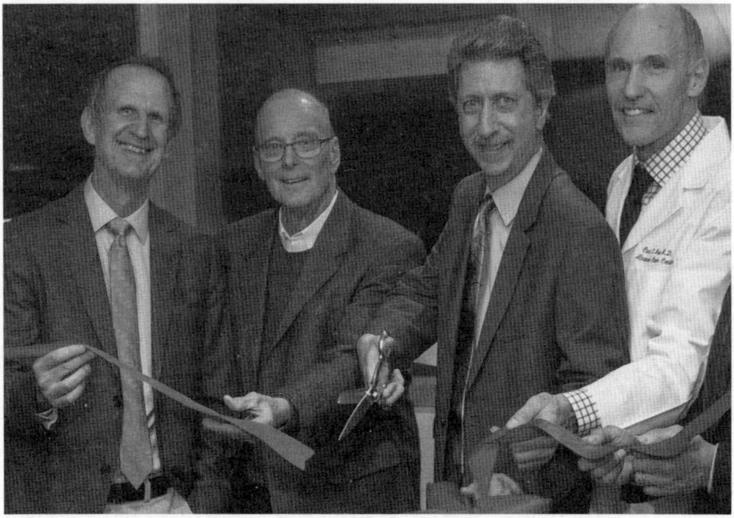

图 5.11 Novartis-Penn 先进细胞中心开幕

宾夕法尼亚大学医学院团队，从左到右：格伦·德拉诺夫博士（Glenn Dranoff，MD，PhD），诺华制药；比尔·路德维希；布鲁斯·莱文博士（Bruce Levine，PhD），宾夕法尼亚大学医学院；卡尔·琼博士，宾夕法尼亚大学医学院。（由宾夕法尼亚大学医学院提供）

然而，与这些预防性疫苗（及我们都熟悉的针对儿童疾病的疫苗）不同的是，大多数癌症疫苗并不是为预防健康人的癌症而设计的。相反，这些治疗性疫苗旨在唤醒免疫系统，使其意识到癌症部位的存在，从而寻找并摧毁癌症，或至少减缓癌症的发展。

它们的工作原理是，将足够多的癌症特异性抗原引入人体，推动免疫系统制造更多的T细胞，这些T细胞将被用来攻击带有特异性抗原的细胞。2010年，首个治疗性癌症疫苗Provenge被批准用于治疗前列腺癌，而另一种前列腺癌疫苗Prostvac的国际临床试验目前也已处于临床三期的后期。针对乳腺癌、黑色素瘤和脑癌的疫苗试验也正在进行中。

其他药物也在利用免疫系统有策略地直接攻击癌细胞。这些被称为单克隆抗体（MABs）的药物，是指使用经过设计的抗体来寻找癌症抗原。这些抗体要么单独作用于癌细胞，要么携带化疗分子或放射性粒子等有效载荷，破坏癌细胞来阻止癌症的生长。目前已经有几种单克隆抗体投入临床使用，包括贝伐单抗（bevacizumab，Avastin，阿瓦斯汀）、曲妥珠单抗（trastuzumab，Herceptin，赫赛汀）和利妥昔单抗（rituximab，Rituxan，美罗华），每一种都能用于治疗多种癌症。

对于单克隆抗体，挑战在于找到癌细胞上独特的标记蛋白质。例如，一些乳腺癌细胞将自己包裹在HER2蛋白中，而曲妥珠单抗被设计用于与HER2蛋白结合，抑制其促进肿瘤生长的能力。另一种单克隆抗体，本妥昔单抗（brentuximab）能够识别CD30蛋白，能够标记霍奇金淋巴瘤细胞。在这种情况下，化疗药物MMAE被连接在单克隆抗体上，单克隆抗体携带化疗药物传递至癌细胞。针对其他癌症类型的许多新单克隆抗体的临床试验正在进行中，数百项新研究正在招募患者。

现在不仅是偶然发生的轶事，广泛临床试验真实的积极数据都表明，癌症免疫疗法被普遍认为是治疗早期癌症的主流一线疗法。

免疫肿瘤学现在不仅被当作莎伦·贝文和比尔·路德维希这样的患者的最后防线，而且被当作医学界为吉米·卡特这样的患者提供的效果最好的治疗。

在 2014 年的《科学》(*Science*) 杂志上，癌症免疫疗法被评为“年度突破”。这篇文章描述了利用免疫系统对抗癌症是美国和全世界 3 400 多个人体临床试验的基础。威廉·B. 柯利博士 19 世纪的梦想现在已成为现实，我们现在已经生活在免疫治疗的时代。

第 6 章

治疗自身免疫性疾病

我们最大的敌人就在我们自己身体中。

英国著名牧师查尔斯·司布真（Charles Spurgeon）

1991 年的一个晚上，道格拉斯·A. 梅尔顿博士（Dr. Douglas A. Melton）6 个月大的儿子萨姆（Sam）开始呕吐。几天来，萨姆看起来无精打采的，但道格知道孩子们经常会有胃部感染的情况，他希望这次也能像以往一样好起来。那是在 11 月。

但是萨姆一直无法停止呕吐，很快情况变得越来越糟。萨姆十分虚弱地躺在道格怀里。就在那时，道格和盖尔（萨姆的母亲）把萨姆送到波士顿儿童医院的急诊室。医生们很快告诉他们，萨姆并不是得了胃流感，他的生命正处于危险之中。

这是全美国最好的儿科医院之一，经过一系列的检查，没有人能找出问题出在哪里。梅尔顿说："他的情况非常糟糕，没有人知道该怎么办。就在萨姆快要断气的时候，一位护士突然进来告诉我们，她检查了萨姆的尿液。"

原来萨姆的尿液中富含一种叫作酮的脂肪酸。这说明他的身体不再消耗糖，而是消耗有限的脂肪储备来获取能量，释放出作为副产物的酮。

随着这些酮的积累，他的血液酸性越来越强，直到萨姆开始酮酸中毒，他有陷入昏迷后死亡的危险。这一切都是因为可怜的萨姆的免疫系统错误地攻击并杀死了他胰腺中制造胰岛素的细胞。没有足够的胰岛素让细胞吸收葡萄糖，他就不能消耗糖来促进新陈代谢。

萨姆患有 1 型糖尿病。

道格和盖尔都惊呆了，医生们也惊呆了。这些儿科医学专家了解的，当时被称为青少年糖尿病的病症，一般会在孩子 7 岁左右发病，在 14 岁左右发病率达到最高。梅尔顿说："他们没有想到在 6 个月大的婴儿身上会发现糖尿病。"事实上，萨姆是儿童医院 122 年历史上最小的糖尿病患儿。

医疗小组立即行动起来，迅速把萨姆送到重症监护室，在他的小胳膊上静脉注射了胰岛素。一天后，萨姆奇迹般地康复了。他又恢复了快乐、健康和正常的生活。多亏了医生们的迅速行动，萨姆才被从死亡的悬崖上救了出来。

道格·梅尔顿博士也决定采取行动，他说："我不打算就这么看着。我必须为我的孩子想办法。"梅尔顿博士是哈佛大学干细胞和再生生物学系的终身教授。萨姆被诊断出患有糖尿病后，梅尔顿把他的全部学术注意力转向了糖尿病，并开始召集实验室助手，帮助他为儿子找到治疗方法。

让糖尿病患者免受注射之苦

1 型糖尿病的问题是缺乏胰岛素。具体来说，身体的免疫系统错误地将胰腺中产生胰岛素的 β 细胞识别为外来细胞并攻击它们。随着 β 细胞数量的减少，产生的胰岛素也会减少。随着时间的推移，越来越多的细胞被杀死，身体只剩下很少的胰岛素，因此也就没有能力使用葡萄糖作为细胞的能量来源。相反，这种糖在血液中毫无用处地循环，最终是对身体有害的。

目前还没有治愈这种疾病的方法，但如果需要，可以通过仔细监测血糖和注射由基因工程细菌制造的胰岛素来控制病情。虽然有效，但这种治疗费时、不舒服并且昂贵。

患有 1 型糖尿病的患者还要时刻保持警惕。仅仅错过一次检测或注射的后果可能是很严重的。即使是最谨慎的 1 型糖尿病患者，也无法像正常人的胰腺那样精确控制血糖。管理不善的长期后果包括肾功能衰竭、血液循环问题、心脏病、中风、神经损伤和截肢。

1 型糖尿病也是产生成年人失明病例的主要原因。

萨姆的妹妹艾玛 (Emma) 在 14 岁时也被诊断出患有这种疾病，道格·梅尔顿博士一直在寻找一种更好的治疗方法，能够让患者得到和他的两个孩子一样的治疗。

梅尔顿博士说："我的研究目标一直是用干细胞的自然解决方案代替胰岛素注射。一种更好、更精确的糖尿病治疗方法是，用健康的细胞替代受损的胰岛细胞，这些细胞可以在患者不加控制的情况下，全天候检测血糖和控制胰岛素释放。"

梅尔顿博士与哈佛大学合作的同事们的策略是，利用干细胞来培育新的产生胰岛素的细胞，然后将这些细胞包裹在第二个有能力支持身体运转的胰腺中。

研究进步给我们带来了希望。2014 年，梅尔顿博士在著名杂志《细胞》上发表了一篇论文，内容是在实验室里用 30 天，通过 6 步的程序制造出数亿功能正常的胰腺细胞（图 6.1）。

图 6.1　1 型糖尿病研究员道格拉斯 · A. 梅尔顿博士

（由道格拉斯 · A. 梅尔顿提供）

梅尔顿博士说："这些 β 细胞在体内的作用是如此的完美，我不相信人们注射或用注射泵注射胰岛素就能复制它们的功能。在一些糖尿病小鼠中，这些新型 β 细胞在不到 10 天的时间内就治愈了它们的糖尿病。"

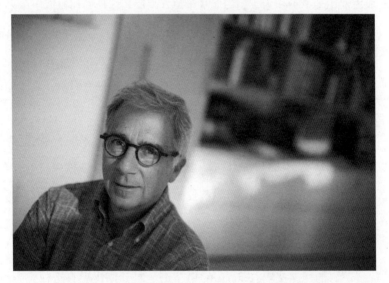

挑战仍然存在，其中最主要的一项就是一旦这些新细胞被放置在身体内，如何阻止免疫系统攻击和破坏它们。2016 年发表在《自然生物技术》（*Nature Biotechnology*）杂志上的一份文章描述了一种创造性的策略。

梅尔顿博士将产生胰岛素的新细胞包裹在水凝胶胶囊中，就像一个小小的“鲨鱼笼子”。这种半多孔的胶囊允许葡萄糖进入，这样细胞就能感知血糖的变化水平，然后让胶囊内细胞产生的胰岛素进入血液。更重要的是，这种胶囊能让免疫攻击者“鲨鱼”安全地待在外面。

梅尔顿博士用了另一个类比，他说：“我把我们的发明比作一个茶包。β 细胞就在包里，它们能感觉到包里的血糖。然后胰岛素被制造出来，并在需要时通过茶包分泌到血液中。任何东西都进不了那个袋子，否则就会出问题。我们试验的小鼠能够保持在 174 天内适当地控制血糖，这相对于人类寿命来说，就是几十年。”

不管你称呼它为“茶包”还是“鲨鱼笼”疗法，这种方法有潜力为 1 型糖尿病患者提供一个功能正常的人工胰腺，让他们不必一直监测血糖、服用胰岛素和药物。梅尔顿博士现在正准备进行第一个人体临床试验，在这个试验中，一个信用卡大小的半透性干细胞包将通过一个简单的外科手术被植入皮下。

梅尔顿说：“我期待着有一天，我的孩子们终于能够告诉我，‘我曾经患有 1 型糖尿病。’”

不幸的是，1 型糖尿病只是 80 多种公认的自身免疫性疾病之一。美国国立卫生研究院（National Institutes of Health，NIH）统计，约有 2 350 万美国人患有某种形式的自身免疫性疾病。问题就在于免疫系统错误解读了你身体细胞和外来细胞的蛋白质标记物。

因为你身体的所有细胞都是由相同的遗传物质构成的，所以它们的表面都会表达相同的蛋白组合，这些蛋白均被标记为属于你的身体。在大多数情况下，这种自我标记可以保护身体细胞免受免疫系统的攻击。免疫系统会不断地在身体内巡逻，以防外来入侵者。医学研究中最令人困惑的问题之一，就是为什么这个系统有时会失控。

为什么免疫系统会将细胞表面的蛋白质误认为是外来的，并攻击本来它所保护的组织？

例如，在 1 型糖尿病中，免疫系统攻击胰腺中产生胰岛素的细胞。如果你患有风湿性关节炎，免疫系统会错误地攻击关节保护层。在重症肌无力中，自身免疫性疾病会阻塞神经和肌肉之间的重要连接。在多发性硬化症中，免疫系统会攻击大脑和脊髓神经纤维周围的绝缘层。

重置免疫系统，治疗多发性硬化症和重症肌无力

2013 年，在梵蒂冈举行的第二次再生医学进展国际会议上，罗克珊·贝吉（Roxane Beygi）告诉观众："2007 年春天，我被诊断出患有多发性硬化症，当时我 14 岁半。那时，我几乎不能走路。我一次又一次地被告知我应该坐在轮椅上。"

罗克珊有很多症状，头晕、疲劳、吞咽困难、说话困难、写作困难、无法用玻璃杯喝水等。她说："我不是在开玩笑，我当时最担心的事

情是我会不会用勺子或叉子戳自己的眼睛。”

传统治疗只会加重她的症状，带来抑郁、头痛和丘疹。她说：“我看不出传统治疗对我有什么帮助。如果非要说它有给我带来什么的话，那就是它似乎增加了我的痛苦。那时，我没有抱希望，我真的看不到自己的未来。”

这些症状听起来好像罗克珊的身体被某种可怕的病毒感染了。事实上，这要归咎于她的身体本身。罗克珊被诊断为多发性硬化症，这意味着她的免疫系统开始对抗包裹在神经元表面的髓磷脂脂肪层（髓鞘）。如果你把你的脑细胞和神经想象成电线，那么髓鞘就是表面的塑料绝缘材料，它把电保存在电线里。

当髓鞘变薄或出现碎片时，电流会从破碎的髓磷脂层漏出，导致传输效率低下、短路，最终导致电信号丢失。由此导致从虚弱到产生幻觉的症状，引发认知能力的急剧下降。

多发性硬化症有两个主要阶段。在第一种被称为复发缓解型多发性硬化症（relapsing-remitting MS）的情况下，患者会突然发作，随后出现一段时间的功能相对正常。这就好像有什么东西触发了免疫系统对髓鞘的疯狂攻击吞噬，但攻击往往很快就结束了（图 6.2）。

在这些攻击中存活下来的神经元可能会恢复原来的功能，患者的症状可能会消退。然而，在临界点之后受损并被杀死的神经元无法再生。即使在攻击的早期阶段，神经元的功能也很可能无法恢复完全，这会导致永久性的症状。

通常在确诊后 10~15 年内，患者会进入继发进行性多发性硬化的阶段，在这个阶段患者的神经元会遭受缓慢而不可阻挡的破坏。

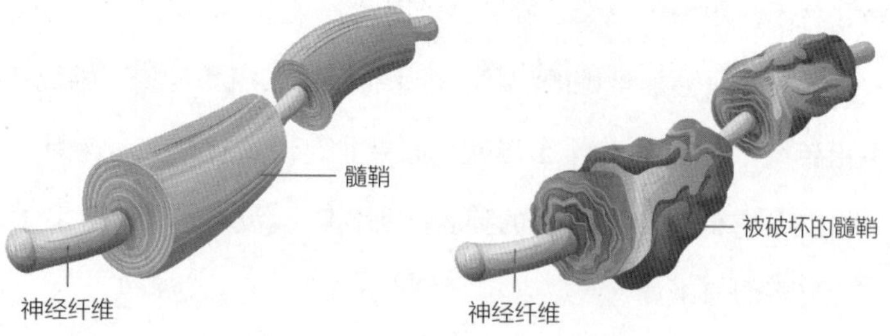

图 6.2　多发性硬化症——脱髓鞘

多发性硬化症是一种自身免疫性疾病，身体的免疫系统攻击自己的中枢神经系统（大脑和脊髓），破坏和摧毁髓鞘，髓鞘是包围和隔离神经的物质。髓鞘的破坏导致进出大脑神经冲动的扭曲或中断。

最终，当髓鞘被完全吞噬时，神经系统的衰退就会变得不可逆转，如查理德·普赖尔（Richard Pryor）（图 6.3）。

在美国大约有 40 万人，全世界大约有 250 万人患有多发性硬化症。在美国，每周大约会诊断出 200 个新病例。虽然由多发性硬化症引起的感染很常见，但自杀是多发性硬化症患者死亡的最常见原因（图 6.4）。

与大多数自身免疫性疾病一样，虽然治疗可能会缓解疾病的症状，但目前还没有针对多发性硬化症潜在病因的药物。目前的大多数治疗都在尝试帮助髓鞘修复或减少脑部炎症，这只是免疫系统活动的一个迹象。但多发性硬化症患者真正需要的是免疫系统的重新启动，一种迫使免疫系统将髓鞘视为朋友而不是敌人的方法。

理查德·伯特博士（Richard Burt，MD）正在为多发性硬化症研究一种有效的疗法。他的手术被称为自体非骨髓性造血干细胞移植。这个疗法首先会从患者自身的血液中提取免疫干细胞，然后让

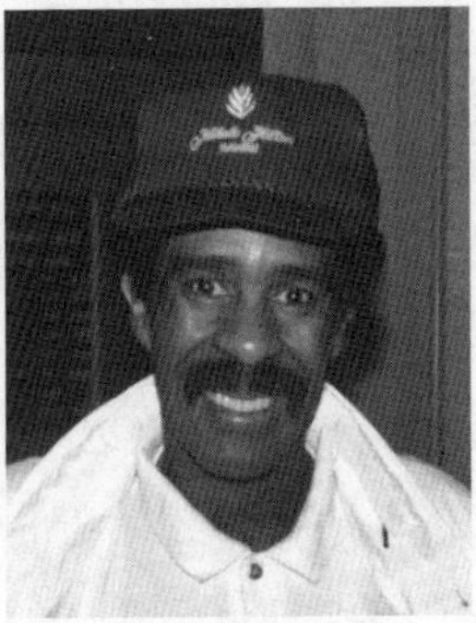

图 6.3　理查德 · 普赖尔

理查德 · 普赖尔被公认为是有史以来最有影响力的单口喜剧演员之一。他获得了五项格莱美奖，一项艾美奖，以及肯尼迪中心的第一个美国幽默马克吐温奖。这张照片是在 1986 年他被诊断出多发性硬化症前几个月拍摄的，虽然他继续表演了几年，但他很快就只能借助轮椅来活动。普莱尔 2005 年死于心脏病发作。(照片由 Alan Light 提供)

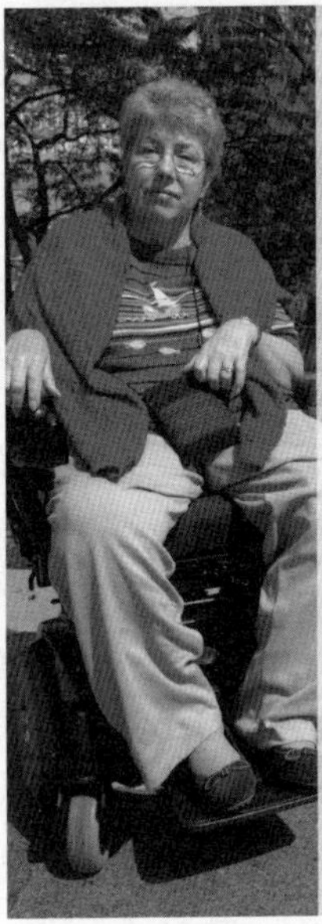

多发性硬化症 (MS) 是一种中枢神经系统无法预测的潜在致残疾病，它会中断大脑内部以及大脑和身体之间的信息流动。该疾病被认为是由一个或多个环境因素的组合，在一个遗传易感的人体中被触发。任何人都可能患上多发性硬化症，但也有一些模式。女性患多发性硬化症的概率至少是男性的 2 ~ 3 倍。美国大约有 25 万 ~ 35 万人患有多发性硬化症。大多数人在 20 ~ 50 岁被诊断出患有多发性硬化症。

据估计，有 8 000 ~ 10 000 名 18 岁以下的儿童也患有多发性硬化症，75 岁的老人也会患有这种疾病。研究表明，遗传因素可能使某些个体比其他个体更容易受到感染，但没有证据表明多发性硬化症是直接遗传的。多发性硬化症发生在大多数族群中，包括非洲裔美国人、亚洲人、西班牙裔 / 拉丁裔美国人，但在北欧血统的白种人中最为常见。据估计，全世界有 230 万人患有多发性硬化症。这些数字仅由估算得出，因为多发性硬化症的活动可能在没有人意识到的情况下发生，而且症状可能完全不被发现。

美国国家多发性硬化症协会

图 6.4　多发硬化症

患者接受低剂量化疗,以杀死大部分对髓鞘进行攻击的白细胞。最后,重新将先前提取的血液干细胞注入患者体内,让它们重建免疫系统,重建后的新免疫系统会对它们曾经攻击过的髓鞘产生耐受能力。

“这些细胞很容易从身体中提取出来,”伯特博士说,“我可以利用数亿个细胞为自身免疫性疾病患者制造一个新的免疫系统。最佳选择是干细胞,这种原始细胞可以产生身体里的所有其他细胞。”

2003年至2014年间,在美国西北大学范伯格医学院(Northwestern University's Feinberg School of Medicine),伯特博士作为药物免疫治疗和自身免疫性疾病的负责人,对151例复发缓解型多发性硬化症患者进行了治疗。

在接下来的几年里,接受治疗的志愿者接受了多项检查来评估他们的残疾程度。残疾状况评分量表用于评估患者的认知、协调和行走能力。患者还接受了MRI扫描,并填写了广泛的问卷调查表,以评估治疗前后的总体生活质量。2015年,伯特博士在《美国医学会杂志》上发表了研究成果(图6.5)。

伯特博士说:“在多发性硬化症中,免疫系统会攻击你的大脑,而手术之后,它就不会再这样做了。”

数据与伯特博士预测的结果一致。在化疗和将患者自身提取出的血液干细胞重新注入回患者体内后,超过80%的患者在试验的剩余时间里没有复发。超过一半的患者的残疾状况有所改善,这意味着手术不仅减缓或阻止了疾病的发展,甚至能够恢复许多患者失去的功能。

罗克珊·贝吉于2010年9月参加了这项试验。“我目睹了奇迹

图 6.5 理查德·伯特博士

理查德·伯特博士（右），伊丽莎白·库根塔基斯（中），格雷丝·迈豪斯（左）在第三届再生医学进展及其文化影响国际会议上发言。

的发生，”她的母亲埃维塔（Evita）说，“伯特博士给了罗克珊第二次生存的机会。”

罗克珊说：“以前，我会十分疲劳，甚至无法下床。现在，我 6 点就可以起床准备上学。白天我会忙于学业，而且会经常锻炼。我的生活的确比过去好太多了，我有了很多的愿望，也有了未来，伯特博士将永远是我的英雄。”

伯特博士说：“目前针对多发性硬化症的药物治疗并没有治愈残疾或改善生活质量，而是让患者终生依赖药物。然而，如果干细胞移植的结果在一项正在进行的随机试验中得到证实，它将从根本上改变患有多发性硬化症患者的生活。”

因为伯特博士的治疗技术从本质上讲是重置免疫系统，它可能

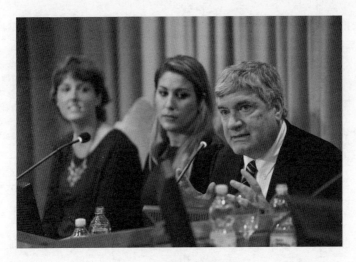

在治疗自身免疫性疾病方面非常有用，远远不仅仅是多发性硬化症。伯特博士确实推动了这项技术的发展。

自体干细胞移植现在在治疗全身硬皮病方面也有着明确的治疗前景。

在格雷丝·迈豪斯（Grace Meihaus）17 岁还是高中生时，她注意到自己的某块皮肤会突然变得紧绷。而且只要在冷的时候，她的手指和脚趾就会肿起来并且变成蓝色。

格雷丝说："第一次发生这种事的时候真的很可怕。我不知道发生了什么事。我感觉不一样了，我不知道为什么。"格雷丝本来是一名非常活泼的加州少年，但她很快发现自己一直很累，曾经对她来说很容易的锻炼现在都变得非常困难。

一年后她的病情恶化，风湿病专家很快诊断她患有系统性硬皮病（systemic scleroderma）。这种疾病的名字来自古希腊的 skleros，意思是"坚硬的"；derma 的意思是"皮肤"。皮肤硬化是最明显的症状，但如果是全身性的，这种硬化就不仅仅局限于皮肤了，还会影响到身体的其他主要器官，包括心脏和肺。

医生给格雷丝开了一种药物来减轻她的症状，但无济于事。患有严重硬皮病的人往往在确诊后 5 年内死亡。

格雷丝说："那真的让我很害怕，我不知道会发生什么。我的死期好像已经被确定了一样。"

到 2015 年，随着症状的恶化，格雷丝变得抑郁和焦虑，疾病迫使她离开了大学。通过一个硬皮病援助小组，她了解到西北大学的理查德·伯特博士和他正在指导的一项硬皮病试验研究。

当格雷丝和她的父母与伯特博士见面时，这种疾病已经开始使她的肺部变硬，导致她呼吸急促。格雷丝说："我迫切想要回到正常的生活中，所以我愿意加入他的研究。我非常乐观地认为一切都会好起来的。我的座右铭是：希望不灭。"几个月后，格雷丝接受了伯特博士的干细胞"小型移植"手术。

伯特博士将首先从她的血液中提取干细胞（图 6.6），然后给她进行 5 天的化疗以清除她的大部分白细胞和骨髓，最后将提取出的干细胞注入回她的体内（图 6.7）。

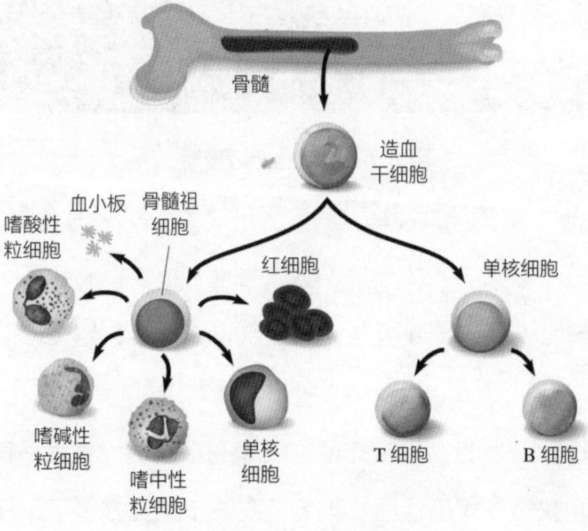

图 6.6 造血干细胞

造血干细胞可以产生多种血细胞，包括免疫系统中的红细胞和能够抵抗疾病的白细胞。

在仅仅几天后，格雷丝便发现她的皮肤松弛了，先是手部，后来是脸部。她说："有一天，我照镜子时发现自己的嘴角上有笑纹。就在那时，我知道干细胞真的对我起作用了。"在接下去的几个星

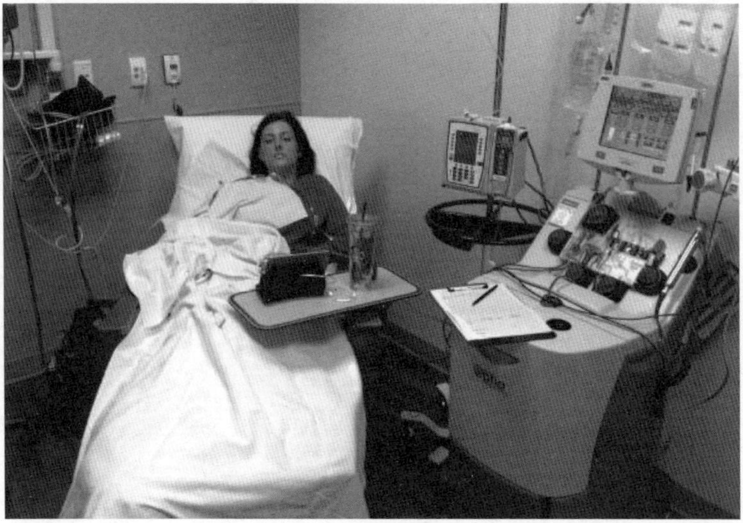

图 6.7　格雷丝·迈豪斯

格雷丝·迈豪斯在伊利诺伊州芝加哥市西北纪念医院接受治疗前，2015 年 7 月。

期里，她精力恢复了，呼吸急促的症状也消失了，她又可以锻炼了（图 6.8）。

格雷丝说："我很高兴治疗的进展顺利。手术一年后，我感觉一切正常。在我第一次确诊的 5 年后，我终于感觉好多了，硬皮病也得到了控制，我的生活恢复了正常，我现在有了一个更光明的未来。尽管干细胞移植的过程很艰难，但这一切都是值得的。当你想到这一点时，你就会觉得很不可思议，我的生活被自己的一小袋干细胞改变了，我很庆幸自己又一次恢复了健康。"

格雷丝·迈豪斯的干细胞治疗故事令人惊叹，但并非独一无二。

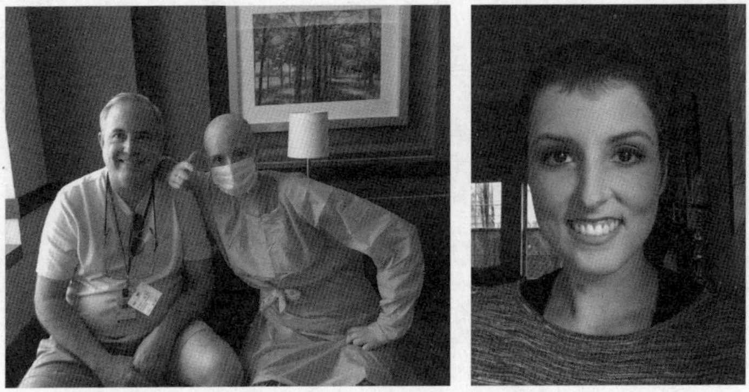

图 6.8　格雷丝·迈豪斯参加治疗

左图：格雷丝在治疗期间与父亲合影。右图：6 个月后的格雷丝，2016 年 1 月。（照片由格雷丝·迈豪斯提供）

伊丽莎白·库根塔基斯（Elizabeth Cougentakis）在 13 岁之前身体健康，擅长运动，是一名优秀的学生。2004 年，她被诊断出重症肌无力，这是一种严重的神经肌肉自身免疫性疾病，会导致肌肉无力和疲劳。

为了实现肌肉收缩，人体肌肉细胞需要神经递质化学物质乙酰胆碱的刺激。这些细胞的表面有受体，有点像海葵的触手，挥动着以捕捉乙酰胆碱分子。在重症肌无力患者身体中，免疫系统攻击并破坏细胞的这些受体，导致肌肉组织无法收缩。

伊丽莎白说："我注意到的第一件事是，当我微笑时，我的脸颊会下垂，不会上扬，我的表情看起来不是难过就是痛苦。后来，我的眼睛开始下垂，视线开始模糊。我看东西开始重影。不到一个月，我的胳膊和腿都开始疼痛，我失去了所有的力气。连吞咽食物都有困难……我经常被口水和其他液体呛着。"

对大多数患者来说，日常用药可以控制重症肌无力的症状。然而，伊丽莎白是少数不幸的人之一。她的病情持续恶化，很快就完全残疾了。她的呼吸变得困难和吃力，在确诊两年后，她需要呼吸机来维持呼吸，她的父母开始用管子喂她。尽管如此，她的病情还是在继续恶化。

在重症监护室住了3个月后，伊丽莎白终于被送回家了。她的医生们很困惑，他们告诉她的父母，他们从未见过如此严重的重症肌无力。他们觉得她24小时在家接受专业护理会更舒服。

在接下来的一两年里，伊丽莎白和她的父母尝试了好几种方法，包括摘除胸腺、前往委内瑞拉进行探索试验性治疗等，都收效甚微。2006年，伊丽莎白加入了伯特博士在西北大学的干细胞研究。

和治疗其他自身免疫性疾病一样，伯特从伊丽莎白的血液中提取干细胞，进行短期化疗，然后将她的干细胞重新注入体内。

伊丽莎白已经用饲管进食两年，但经过这次治疗，她的症状逐渐减轻，最终消失了（图6.9）。

在接受伯特博士的手术后不到一年，她就完全康复了。在过去的10年里，她一直非常健康，不需要任何药物治疗。

在伯特的试验中，并不是每个人都能完全康复。有时免疫系统能够自我重置，有时它也会重新开始细胞治疗之前的破坏性行为。这种不确定性是FDA对待细胞疗法非常谨慎的原因之一。

但是，对于罗克珊·贝吉、格雷丝·迈豪斯和伊丽莎白·库根塔基斯来说，自体干细胞移植就像奇迹一样。越来越多的自身免疫性疾病能够被治愈了。

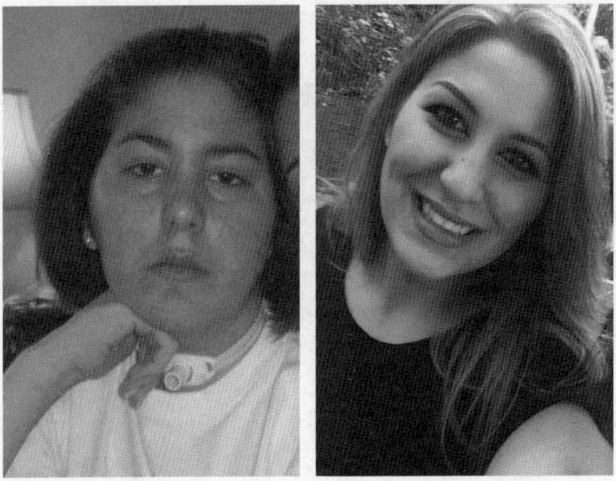

图 6.9 伊丽莎白接受治疗前后对比

这是伊丽莎白·库根塔基斯在西北大学纪念医院治疗前后的照片。伊丽莎白在治疗前无法控制面部肌肉，从治疗后的照片中可以看出，她恢复了面部表情。自从2006年接受干细胞治疗后，她一直很健康。（照片由伊丽莎白·库根塔基斯提供）

第 7 章
治疗过敏

最好和最有效的药物就在我们自己体内。

哈佛医学院罗伯特·C. 皮尔博士（Robert C. Peale, MD）

2016 年，慕尼黑大学的研究人员报告了一名 46 岁男子的病例，他接受了姐姐的骨髓移植来治疗白血病。移植手术后，他的病情得到了缓解，一切似乎都很顺利，直到他吃了一个猕猴桃。咬了几口之后，他的嘴和喉咙开始肿胀，呼吸变得急促，他不得不拼命呼吸。幸运的是，这些反应过了一会儿就消退了。

这是令人费解的。他以前吃过很多次猕猴桃，从来都没有出现过敏反应，更不用说是危及生命的情况了。

但是他的姐姐曾发生过。当研究人员使用荧光原位杂交技术检测患者的血液时，他们发现是他姐姐捐献的血细胞引发了他体内免疫系统的过敏反应。在《欧洲皮肤与性病学会杂志》(*Journal of the European Academy of Dermatology and Venereology*) 发表的论文中描述道，姐姐的骨髓干细胞拯救了弟弟的白血病。然而，因为姐姐的干细胞，猕猴桃过敏差点要了他的命。

当然，这亦展示了细胞除了作为药物被引入体内，又如何作为过敏源引发了过敏反应。但这是一把双刃剑，如果细胞疗法能引发过敏，或许也能阻止过敏。《血液》(*Blood*) 杂志上的一篇文章描述了 3 个类似的案例。

在其中一个案例中，一名患者接受了姐姐的骨髓移植，以治疗范可尼贫血。范可尼贫血会影响血细胞的生成。在手术前，他对乳胶过敏，手术中对乳胶的过敏反应差点夺去了他的生命。他的姐姐对乳胶不过敏，在骨髓移植 20 个月后，这位患者的过敏反应几乎为零,也就是说他不再对乳胶过敏了。第二位患者患有湿疹已有 20 年，这是一种令人烦恼的皮肤病（图 7.1）。在患有白血病并接受骨髓移植治疗后，他的湿疹消失了。第 3 位患者同时患有湿疹、哮喘和花生过敏，在接受骨髓移植治疗 T 细胞和 B 细胞疾病时，这 3 种过敏症状都消失了。患者现在可以毫无困难地吃花生和花生酱了。

这些治疗自身免疫性疾病的方法都是骨髓移植意外产生的不良反应。需要说明的是,骨髓移植是治疗花粉症的一种非常极端的方法。只有针对极度虚弱的过敏病例，使用这一疗法才有一定合理性。

但是，换免疫系统可以治愈过敏症状这一事实表明，其他一些不那么极端的免疫系统操作方法可能有助于保护人们免受哮喘、蜜蜂叮咬引起的急性过敏反应或严重坚果过敏等危险疾病的侵害。

更有针对性的方法甚至可以帮助眼睛发痒、鼻子流鼻涕的人更舒适地度过花粉季节。现在让我们来看看这些针对过敏和哮喘的细胞疗法。

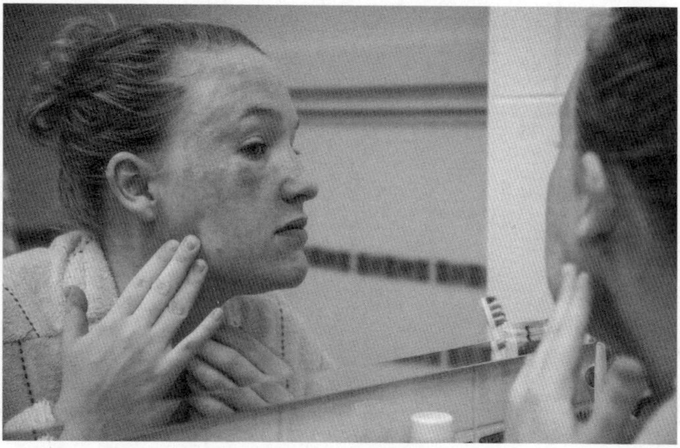

图 7.1 湿疹

湿疹的症状包括由炎症引起的皮肤发痒、发红和干燥，最常见于面部、手、脚、肘部内侧和膝盖后部。对花粉、食物和其他过敏的人患湿疹的风险更高。

利用免疫系统对抗过敏

过敏是免疫系统的“失误”，对本不应该会引发反应的物质反应过度。这就是为什么通过骨髓移植，将免疫系统从一个人转移到另一个人体内，会引起或治愈过敏性疾病。研究人员现在正沿着这条线索深入研究免疫系统，试图找到操纵它来调节过敏反应的方法。

如果你读过关于自身免疫性疾病的那一章，你就应该已经对人体的防御系统有了一定的了解。从根本上说，免疫系统错误地解读了将身体细胞标记为自身细胞的正常蛋白质，认为它们是外来的或危险的，并错误地发动了攻击。

过敏也是如此。免疫系统看到蛋白质，或者是花生、灰尘、花粉或任何其他环境刺激物上的抗原，并发起了不必要的攻击。当免疫系统以这种方式过度反应时，你可能会出现一系列的症状，从轻微的刺激到危及生命的炎症级联反应，这些炎症会使你的呼吸道膨胀，无法呼吸。

你的免疫系统试图保护你，但由此造成的过敏反应也许反而会杀死你。这就发生在了加州一个名叫亚历克斯的 1 岁男孩身上。几乎从出生起，亚历克斯就一直有腹痛的症状，而且经常出现湿疹。当他生病时，他会气喘吁吁。这些在儿科医生看来都是十分明显的过敏征兆，而直到亚历克斯第一次尝到炒鸡蛋，他的父母才把这些症状和过敏联系起来。

不到 30 秒，他全身都起了麻疹。他的母亲惊恐地发现他们没有苯海拉明或其他抗组胺药物可以阻止过敏反应。她给儿科医生打了电话，医生让她在接下来的一个小时里仔细观察亚历克斯，如果他的病情恶化，就拨打 911。

幸运的是，麻疹消退了，但这个插曲表明亚历克斯处于危险之中。亚历克斯的父母给他做了过敏测试。事实证明，他不仅对鸡蛋过敏，而且对各种坚果都严重过敏，这种情况可能会伴随他的一生。

亚历克斯的妈妈说："这种情况难以应对。我们怎么才能保证亚历克斯的安全？"亚历克斯的父母做了任何家庭都会做的事，多年来，他们一直在避免食用可能引起过敏反应的食物。他的母亲谈道："日常生活都十分可怕，需要巨大的精力和努力来照顾亚历克斯，还要教家人和朋友，避免发生危险的情况。我们在很多方面都受到了限制，每次都要阅读产品标签，还要担心它们是不是准确的。我们没有生日蛋糕，没有熟食，没有自助餐；没有万圣节、情人节或复活节糖果；餐厅选择有限，没有中餐、泰国菜或印度菜，也没有冰激凌甜筒。”

这家人也一直在关注新兴的研究。当亚历克斯和他的家人在学习如何与他的疾病共同生活时，斯坦福大学的医生也正在探索应对过敏的新策略，基于人体内部免疫细胞运作的药物，也许能够阻止亚历克斯的免疫系统对花生、鸡蛋或其他过敏源反应过度。

斯坦福大学的策略依赖于一种叫作免疫球蛋白的东西，一种攻击抗原的抗体蛋白。你可能听过这样一句话：“只有贼才知道怎么抓住贼。”（It takes a thief to catch a thief.）这就是策略。研究人员正在测试一种新的合成抗体药物——奥马珠单抗（omalizumab，XOLAIR）。它能附着在一种特殊的与过敏性哮喘有关的免疫球蛋白上，把这种蛋白的“手”捆住，防止它附着在其他抗原上，比如花生抗原。因为这种“被困住”的免疫球蛋白不会对抗原产生反应，所以它不会引发危险的过敏反应。至少研究人员是这样假设的。

亚历克斯的母亲还记得，当时 6 岁的儿子接受斯坦福大学临床试验中要求的双盲过敏测试是多么可怕。因为皮肤和血液过敏测试（图 7.2）有着非常大的不确定性，亚历克斯可能会被故意暴露在可能导致他死亡的食物中。

亚历克斯、他的父母和做此测试的护士都不知道那天的测试物是什么。当然，由于测试是在大学临床试验的受控环境中进行的，只要亚历克斯出现过敏反应的第一个迹象，医生就会对他进行迅速抢救。

经过测试，亚历克斯确实对鸡蛋、花生、腰果和开心果过敏。在试验初期，医生给了他少量高度过敏的食物，随后给予药物，这

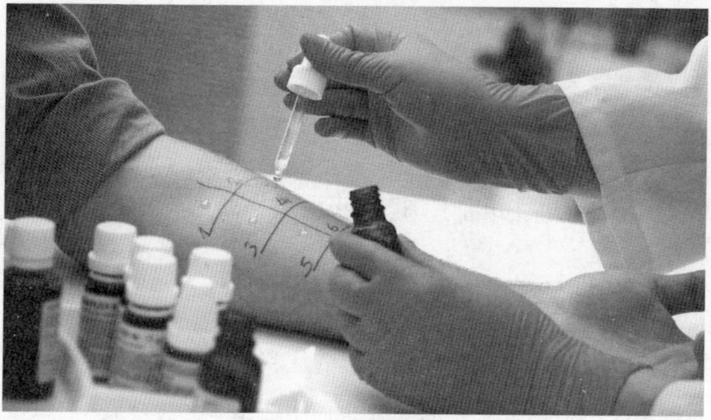

图 7.2 过敏反应测试

皮肤过敏反应测试通常在手臂或其背部的皮肤上进行。一些可疑的过敏源（如花粉和宠物皮屑）被放入或涂在皮肤上，以寻找表明对该化合物过敏的红色肿块。这类测试对亚历克斯来说是不确定的，这就是为什么他需要一个风险更大的食物测试。

种药物是针对引发他过敏反应的免疫球蛋白设计的。

治疗对亚历克斯起到了作用，而且对 25%~50% 服用了这种药物的患者都有治疗效果。《内科医学年鉴》（*Annals of Internal Medicine*）和《哮喘杂志》（*Journal of Asthma*）等多家杂志都曾针对这次试验进行了报道。它减轻甚至消除了亚历克斯的症状，最重要的是，它几乎完全消除了过敏免疫反应过度产生的风险。

2012 年 8 月，当他从这项研究中“毕业”时，8 岁的亚历克斯和他的家人已经不再担惊受怕。他妈妈说：“到目前为止，他非常享受他关于吃的‘第一次’，花生酱和果冻三明治、法式吐司、布朗尼、薄煎饼、餐馆里的甜点，还有奶奶做的南瓜派和圣诞节饼干。”

亚历克斯继续服用奥马珠单抗并维持剂量。他还每天吃鸡蛋和坚果，这有助于保持他的脱敏。对亚历克斯和越来越多像他一样的人来说，细胞药物是治疗过敏的良药。

用调节性T细胞抑制过敏反应

哮喘是另一种过敏反应，是人体对空气污染、花粉甚至冷空气等物质持续或急性的过度反应引起的症状。与过敏症一样，研究人员希望用于调节免疫系统的细胞药物能够用于治疗哮喘。一个有趣的策略是使用调节性T细胞（Tregs），人体会自然地用它来防止免疫系统对相对无害的物质做出过度反应。调节性T细胞提供平衡，它们是免疫系统中比较冷静的部分；免疫球蛋白是好战分子，它会帮助T细胞对入侵者发动大规模的全面攻击。

事实上，某些类型的哮喘是由调节性T细胞数量或功能的减少来定义的。医生们希望看到能产生CD25和FOXP3等蛋白的调节性T细胞数量激增，这些蛋白能抑制免疫反应，但许多哮喘患者缺乏足够的调节性T细胞来完成这项任务。

例如发表在《儿童过敏与免疫学》（*Pediatrics Allergy and Immunology*）杂志上的一项研究报告称，对食物过敏的婴儿的调节性T细胞水平明显较低，因此，起攻击作用的T细胞类型（效应T细胞）没有得到控制，就会引发哮喘事件。解决办法似乎很简单：提高哮喘患者调节性T细胞的功能。但事实证明这并不容易。没有药物可以促进调节性T细胞的生长，也没有简单的方法来增强它们的活性。

相反，一种创造性的、有点违反直觉的技术是故意刺激 T 细胞。要了解这样做的原因，我们需要往回想一想。首先，过敏率在逐渐上升，尤其是在发达国家。一些研究人员认为这主要是因为我们太干净了。

由于我们不断地清洗、沐浴和消毒，我们在生命的早期并没有接触到我们祖先接触过的各种过敏源，我们的免疫系统没有机会了解哪些抗原是它们不应该接触的。研究人员将此称为“卫生假说”，即环境中感染因子的数量与哮喘发病率呈反比关系。我们对生活环境进行的消毒越多，就有越多的人患上哮喘。因为我们不再有那么多的机会让免疫系统进行活动，我们未经训练的免疫系统有时就会表现得太过活跃。

同样，解决办法似乎很简单：让人们接触许多抗原，这样他们的身体就能学会容忍它们，或者让人们刺激足够的调节性 T 细胞来控制免疫系统的过度反应（图 7.3）。

但这是一个挑战。原因显而易见：我们不能让人们接触我们已经知道有害的东西。然而，研究人员已经将小鼠暴露在多种细菌和寄生虫中，从蛔虫到弓形虫（Toxoplasma gondii，一种在猫身上繁殖的原生动物，可能会影响其他哺乳动物宿主的大脑）。在暴露于这些抗原的小鼠体内，调节性 T 细胞的数量增加，功能也变强了。那么医生能给哮喘患者提供什么样的抗原，才能达到既足以诱导调节性 T 细胞形成，又不会对患者造成伤害的效果呢？

由于无法找到一种无害的抗原，科学家们创造性地尝试了高科技人工培育调节性 T 细胞。例如有研究表明，在实验中涂有特殊化

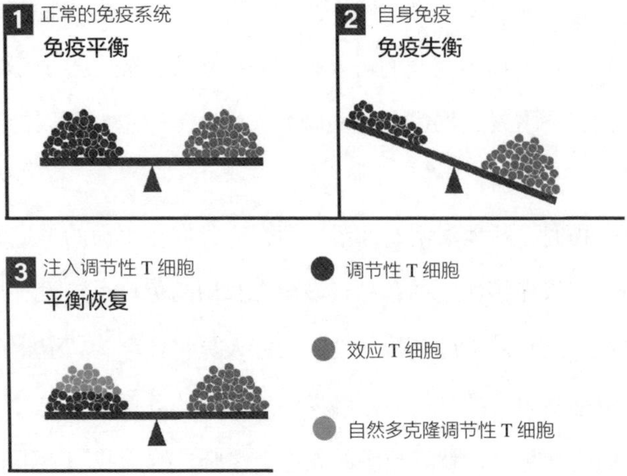

图 7.3 免疫调节

自身免疫性疾病的产生和持续是由于对自身组织免疫耐受的丧失。免疫耐受是通过多种机制传播的，包括 T 细胞抑制自身反应性 T 效应细胞，和自动或自抗原呈递细胞。

T 细胞作为治疗不同自身免疫性疾病的治疗平台的潜力正在开发中。(由 Caladrius Biosciences, Inc. 提供)

学物质的微小磁珠可以使调节性 T 细胞种群大量繁殖。理论上，这些细胞可以被重新注入提供样本的动物或人体内。接着第二个问题出现了：毕竟免疫系统是保护身体的，如何才能在不损害免疫系统基本功能的情况下增加调节性 T 细胞?

给过敏患者注射大剂量的调节性 T 细胞，会使患者更容易被感染吗？答案就是所谓的抗原特异性治疗。医生们并不是在促进所有调节性 T 细胞的生长，而是在尝试只促进抑制哮喘的调节性 T 细胞的增长。

目前，抗原特异性调节性 T 细胞治疗还处于实验室研究阶段，但我们仍能看到它的前景。例如，研究人员培育了一类特异性调节性 T 细胞，专门用来阻止免疫系统攻击产生胰岛素的细胞。他们在《实验医学杂志》（*Journal of Experimental Medicine*）上发表报告称，在患有 1 型糖尿病的小鼠身上，这些细胞比常规的非特异性调节性 T 细胞表现得更好。不过这种治疗哮喘和过敏的细胞疗法离临床还很远。幸运的是，高科技治疗方式之外，还存在一种低技术选项。

替换微生物群治疗肠道疾病

微生物群是生活在你体内的微生物的集合，这些微生物主要是肠道中的细菌。微生物群决定了一个人患哮喘和过敏的风险。美国微生物学会估计，人体内的非人类细胞数量可能是人类细胞数量的 10 倍之多。

我们从另一个角度来看：人类的 DNA 编码包含大约 2.3 万个基因。发表在《蛋白质与细胞》（*Protein & Cell*）杂志上的一项研究表明，细菌、病毒和其他微生物的基因组构成了包含大约 330 万个基因的微生物组编码。我们更倾向于把自己当成人类，如果我们用细胞类型来定义自己的构成，那么确切地说，人体是一个由 100 多万亿独立微生物组成的活体培养皿，顶部是一个相信自己在掌控一切的大脑。

幸运的是，我们与绝大多数把我们当作“家”的微生物能够和谐相处。事实上，它们对我们的生活是必不可少的，我们生活在一个与肠道细菌保持稳定平衡的环境中（图 7.4）。

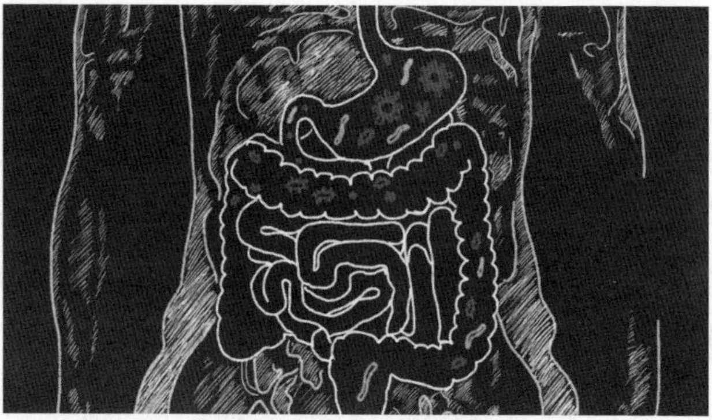

图 7.4　肠道菌群

人体微生物群通常指的是生活在我们肠道中的细菌。我们了解到这些细菌对免疫、内分泌、消化系统，甚至肥胖和心理健康都有深远影响。

健康多样的肠道菌群确保了没有一种细菌强大到足以伤害你。许多微生物都在一起工作，平行生存或相互对抗。这种混乱的平衡创造了一种有益的“白噪声”，人体依赖于这种“白噪声”来帮助自身获得健康。例如，肠道的微生物群可以帮助我们消化自身无法消化的东西。

呼吸系统和肺部的微生物群可以预防囊性纤维化、哮喘和慢性阻塞性肺病等疾病；女性生殖道的微生物群可以预防感染；母亲的微生物群甚至可以影响婴儿的免疫系统。我们体内的微生物群通过这些方式，帮助调节我们的新陈代谢和免疫系统，它们对营养、疾病甚至你的身体形态都有涓滴效应——这就是你的身体生长和改变的方式。

但当微生物群失衡时，就会出现问题。典型的例子是艰难梭菌(clostridium difficile，c-diff)。你很有可能经常遇到艰难梭菌。很多人携带这种细菌却没有症状，更多的人甚至在不知道得了什么病的情况下就自己克服了症状。这是因为一个健康的微生物群很快就能战胜艰难梭菌，但如果体内微生物群变得不平衡，情况就会发生变化。

这种情况有时发生在某段时间大量服用或反复服用抗生素的人身上。在这种情况下，你的肠道是一块空白地带，很适合微生物殖民。而一旦艰难梭菌站稳脚跟，就很难根除。另一种更强的抗生素有时会起作用，然而在某些情况下，对抗生素具有耐药性的小群艰难梭菌能够存活下来，这些顽强的种群可能会变得根深蒂固。在这种情况下，艰难梭菌可能成为一种慢性疾病，患者的症状会从轻度腹泻到危及生命的结肠炎症，甚至会出现由艰难梭菌攻击肠道壁而导致的出血情况。

《新英格兰医学杂志》（*The New England Journal of Medicine*）报道称，2015 年约有 50 万例艰难梭菌感染病例，2.9 万人死于这种疾病。艰难梭菌感染通常与其他条件一起作为一个引发疾病的复杂因素。

你在这本书中读到过一些病例，通过清除患者的血液系统，然后用匹配的供者的骨髓干细胞替换，使血液疾病得以治愈。这种疗法对血癌有效，且在治疗自身免疫性疾病上也有很好的前景。

在慢性、耐抗生素艰难梭菌感染的情况下，有一种类似但令人有些不快的治疗方法：替换微生物群。对于耐药性的艰难梭菌来说，一种粪便转移疗法在 90% 的情况下是有效的。不幸的是，这种治疗真的和它的叫法一模一样。捐赠者健康的粪便中含有健康的微生物群，通过一种灌肠剂被转移到患者的肠道中，这种疗法被礼貌地称为粪便移植。

这种重置使新转移的粪便中的健康细菌有机会控制艰难梭菌并稳定地回到其自然平衡状态。微生物移植是FDA已批准的治疗方法，可用于治疗所有原因引起的结肠炎症，包括艰难梭菌感染、克罗恩病、溃疡性结肠炎、念珠菌感染和肠易激综合征。

令人惊讶的是，越来越多的证据表明微生物群对人体的影响不仅在于肠道。一些研究人员甚至把这种微生物群称为我们的“第二个大脑”，以显示它对包括抑郁和焦虑在内的情绪障碍的影响。这似乎也与微生物对免疫系统的影响有关，让我们再回到哮喘和过敏的话题上。

例如，《自然医学》(*Nature Medicine*) 上的一项研究表明，婴儿出生时的肠道菌群会决定他是否会患上哮喘。肠道中健康多样的微生物群确保免疫系统能够分辨出哪些是重要的，哪些不是。另一方面，4种关键细菌缺乏的菌群模式会使儿童患哮喘的可能性增加4倍。

研究还指出，“母乳喂养、顺产，甚至在婴儿出生的第一年在家里养狗，都能够在一定程度上预防过敏和哮喘。”甚至有一些初步的证据表明，肠道微生物群的组成是导致一些人肥胖的原因。

预防方面的研究结果是明确的：健康的微生物群在很大程度上是通过与并非完全无菌的环境相互作用而产生的，这对保护儿童免受哮喘和过敏有很大帮助，这就是前面提到的“卫生假说”。但是对于那些已经有这些症状的人呢？这是一个悬而未决的问题，但答案看起来越来越与细胞有关。例如，芝加哥大学生物学家凯瑟琳·纳格勒博士（Cathryn Nagler）的研究表明，早期使用过抗生素的老鼠日后更容易发生花生过敏。当她把梭状芽孢杆菌属的某些物种引入它们的肠道时，花生过敏症状又消失了。发表在《美国国家科学院院刊》（*Proceedings of the National Academy of Sciences*）上的这些研究结果指出，特定种类的细菌消除了这种啮齿动物对花生的过敏。

纳格勒博士的研究提醒我们如何使用基于细胞的药物来治疗过敏。只要到当地的健康食品店走一趟，就能发现益生菌已经引起了大众的注意。这些产品承诺顾客会拥有更好的睡眠，更强的免疫系统，更多的能量，以及几乎所有你能想象到的好处。但是益生菌对抗过敏的研究，有很多一直都没有定论。到目前为止，还没有确凿的证据表明服用一般的益生菌补充剂能治疗过敏或哮喘。

纳格勒博士的研究表明，关键可能在于特定的细菌与特定的条件的匹配。因此，治疗过敏和哮喘的方法可能取决于合适的细菌，而不是会使你的身体机能上下波动的药物。今天最常见的病症之一，由乳糜泻引起的麸质不耐受，可能也是如此。

麸质不耐受和乳糜泻

乳糜泻是一种严重的遗传性自身免疫性疾病，摄入麸质（一种在小麦、黑麦和大麦中常见的蛋白质）便会导致一种攻击小肠的免疫反应。最终，小肠周围这些有助于促进营养物质吸收的微小手指状突起会被破坏。你可能会偶然碰到过携带乳糜泻基因的人，因为30%~40% 的人会携带编码 HLA-DQ 蛋白的微小变异基因。这些有轻微缺陷的蛋白质会对面筋产生免疫反应，刺激免疫系统攻击小肠，导致腹泻和疲劳等症状。是的，麸质不耐受是一种自身免疫性疾病。

三分之一或更多的人携带乳糜泻基因，却只有 1% 的人出现乳糜泻症状。除了遗传易感性，还必须有其他的东西来产生这种疾病的实际症状。会是微生物群吗？《营养与代谢年报》(*Annals of Nutrition and Metabolism*) 上的一篇论文报道称，患有乳糜泻的人更容易出现微生物群失衡，而患有微生物群失衡及那些有缺陷的 HLA-DQ 基因的人更有可能出现乳糜泻的症状。但是，正如我们所看到的，修复整体的不平衡可能不足以扭转错误的免疫反应。

治愈乳糜泻症状需要找到作为罪魁祸首的特定微生物。加拿大安大略省汉密尔顿市麦克马斯特大学（McMaster University）法恩科姆家族消化健康研究所（Farncombe Family Digestive Health Research Institute）的研究人员提出了一种非常符合要求的细菌：乳糜泻患者肠道中大量出现的铜绿假单胞菌。麦克马斯特大学的研究人员发现，肠道中有这种细菌的老鼠对麸质的代谢与健康老鼠不同。

这项研究的资深作者、麦克马斯特大学 Michael G. DeGroote 医学院副教授埃琳娜·瓦度博士（Elena Verdú，MD, PhD）说："我们肠道中的细菌类型有助于消化蛋白，这种消化的方式影响了携带乳糜泻遗传基因的人真正患病的风险。"

"乳糜泻是由麸质引起的，但我们肠道中的细菌可能会让一些人在发病或保持健康之间取得平衡。"如果铜绿假单胞菌是乳糜泻的罪魁祸首，那么《临床微生物学评论》(*Clinical Microbiology Reviews*) 发表的一篇论文中提到的就是"英雄"。将患有乳糜泻的儿童与对照组进行比较发现，患病组的儿童格外缺乏乳酸菌和双歧杆菌。在远离研究实验室的地方，乳酸菌帮助分解和代谢麸质，一些面包制造商正在试验将这些细菌添加到面团中，使这些有黏性的产品中不再含麸质。

目前，改变人体中的乳糜泻易感基因几乎是不可能的（尽管在第 9 章中我们将了解基因编辑技术 CRISPR 带来的希望）。但是添加那些缺失微生物的疗法能缓解乳糜泻患者的症状吗？几十年来，医学界一直致力于消除病原细胞和微生物。但是现在我们发现其中一些细菌是有益的。

我们的身体并不是在无菌的环境中进化的，虽然卫生设施确实有助于保护我们免受许多威胁生命的感染，但这也意味着我们越来越无法从我们周围清洁过的干净环境中找到重要的微生物合作者。最近，医生和科学家在将这些必需的细菌、细胞重新引入人体的方面取得了进展。这一研究结果促成了基于细胞的治疗过敏和哮喘的新方法。

第 8 章

免疫疗法的新方向

治愈是时间问题，但有时也是机会的问题。

古希腊医师希波克拉底（Hippocrates）

“我们现在的研究成果只覆盖了癌症免疫疗法的 2%。”约翰霍普金斯大学彭博基梅尔癌症免疫治疗研究所所长德鲁·帕多尔博士（Drew Pardoll，MD）说，“我们真的只是触及了皮毛。”

实现对剩余 98% 的开发，第一步是更好地使用现有药物，将免疫疗法扩展到癌症以外还为时过早。经过半个多世纪的实验，我们现在才开始使用化疗和放疗，我们仍在学习新的方法，将较老的治疗方法结合并排序使用，才能有效延长患者的寿命，让患者获得更高的生活质量。

免疫治疗领域正处于类似道路的开端。我们知道，只有少数几种的免疫疗法是有效的，问题是如何完全发掘出它们的潜力。一种方法是将免疫疗法与现有的化疗相结合。

斯蒂芬·埃斯特拉达（Stephen Estrada）对此有非常全面的了解。

在全家去牙买加旅行的最后一天，斯蒂芬感到很不舒服，只能躺在旅馆的床上。在回科罗拉多州的航班上，他疼得坐不住了，不得不在过道上踱步。在去了急诊室之后，斯蒂芬被诊断为胃痛或其他胃肠疾病，可能是由于旅行引起的。但他依然很痛苦。最后，他去看了他的主要保健医师，医生发现他背部的淋巴结有桃子那么大，于是给他拍了片子。

他说："在我的第一次 CT 扫描显示出癌症样肿块的 4 天后，我被紧急进行了结肠切除手术。28 岁时我被诊断出结肠癌四期。癌症瞬间改变了我生活的一切，我感觉自己完全变了样。"

斯蒂芬的病情在接受传统疗法后继续恶化，科罗拉多大学癌症中心的医生帮助他参加了免疫疗法阿特朱单抗（atezolizumab，TECENTRIQ）的一期临床试验，该试验将与化疗药物贝伐单抗联合使用。事实证明，这是一个强有力的组合式打击，贝伐单抗把他的癌细胞推到了边缘；阿特朱单抗招募他的免疫系统，对癌细胞进行了精准打击。

在科罗拉多大学的试验中使用的免疫疗法是一种 PD-L1 阻断剂。正如你在第 5 章中读到的，这种检查点抑制剂位于癌细胞和免疫系统之间的连接处，所以这两者就不能达成"休战"。没有这样的"休战"，免疫系统就将仍然对癌细胞保持激活状态，就像杀死细菌、流感或任何其他常见入侵者一样杀死它们。通常结肠癌四期的 5 年生存率并不高，只有 11%，但这种尖端的联合治疗技术帮助斯蒂芬战胜了癌症。

经过 3 年多的治疗过程，他说："我目前就好像是得了一种稳定可控的疾病。至于未来，我只想过充实的生活，我想和我爱的人在一起，我想对自己和他人更诚实。我享受着我从事的工作，并感激我能做的一切事情。但最重要的是，我希望人人都有机会接受免疫疗法。”

斯蒂芬的愿望正在变成现实。在未来，免疫疗法将与更多的传统疗法相结合，将免疫系统的力量加入到过去效果不够理想的治疗中；不同的免疫疗法也将相互结合（图 8.1）。

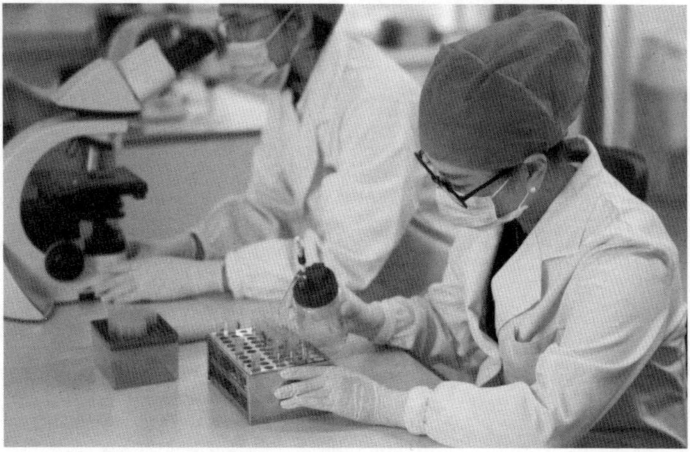

图 8.1　免疫疗法临床试验

目前有超过 2 000 个免疫疗法临床试验正在进行中，还有更多的临床前研究，研究人员正在利用人体的免疫系统摧毁癌细胞，寻找治疗癌症的方法。

联合疗法

住在纽约的玛丽·伊丽莎白·威廉姆斯（Mary Elizabeth Williams）是一位作家，也是两个孩子的母亲。

威廉姆斯说："2010 年夏天，我发现头顶上有个小痂，很长一段时间我都没有多想，只以为是刮伤了，或者是皮肤对我的洗发水有反应。我去找我的皮肤科医生，她说，'这看起来像皮肤癌'。"比皮肤癌还要严重，这是黑色素瘤，是最危险的一种疾病，而且已经扩散到她的全身，她背上长了一个大肿瘤，大部分器官里都有癌细胞。威廉姆斯确信自己的病情已经到了晚期。

"当我的医生告诉我处于癌症四期时，我的治疗选择已经非常少了，我们要尝试传统的药物治疗并抱有最大的希望。幸运的是我被确诊后不久，当我正在为我在剩下的日子应该做什么感到不安时，医生打电话告诉我：'这里有一个临床试验，我认为你应该尝试一下。'"威廉姆斯说。

这项由纪念斯隆凯特琳癌症中心进行的试验将 anti-PD-1 免疫疗法的纳武单抗（nivolumab，OPDIVO）与另一种名为易普利姆玛的药物联合使用，这种药物的设计类似于用 CTLA-4 蛋白阻止癌细胞隐藏自己的能力。

"我列出了一长串可能产生的不良反应，屏住呼吸等待着它们出现。幸运的是，药物只产生了一部分的不良反应，但确实发生了令人兴奋的事情。一周后我回到医院，医生检查了我的肿瘤，发现它开始变小。几周后，我和一个朋友去酒吧，他问我：'我能看看你的肿瘤吗？'我撩起衬衫想给他看，但他却找不到肿瘤。这真的很令人兴奋！"威廉姆斯说。

现在，威廉姆斯仍然维持着这两种药的用量，使她的免疫系统保持警惕，防止任何可能的复发。她说："我所期待的是有一天，我和我的孙子孙女们一起玩耍，他们问我，当人们得了癌症，而你对此无能为力时是什么感觉。我要告诉他们，我是帮助改变这一现状的一部分，我作为参与者见证了消除癌症的开端。”

2015 年 5 月出版的《新英格兰医学杂志》报道了威廉姆斯的临床试验结果。总的来说，22% 的晚期黑色素瘤患者出现了医生所说的“完全缓解”，这意味着他们体内的癌细胞已经检测不到了。让我们换一种更好理解的说法：这些患者本来几乎在很短的时间内就会死亡，但是他们现在没有患癌的迹象。

这种联合疗法成功的秘密，隐藏在威廉姆斯黑色素瘤的基因组深处。黑色素瘤的基因组存在所谓的 BRAF 突变，这使得一些癌细胞生长和分裂更快，但也使癌细胞对免疫系统的攻击更加敏感。黑色素瘤并不是唯一携带 BRAF 突变产生的癌症，现在让我们来说说第 3 种使用免疫疗法的方法。

我们将上面组合疗法的使用范围扩大到原本治疗的疾病之外。例如，一些肺癌和一些儿童胶质母细胞瘤中也有 BRAF 突变。同样的免疫疗法是否也适用于基因发生类似变化的环境？

答案来自唐娜·费尔南德斯（Donna Fernandez），她在 2012 年被诊断出肺癌四期后，于是便参加了纳武单抗与化疗联合的临床试验。还记得吗，纳武单抗是一种治疗黑色素瘤的药物。它对肺癌有什么用呢？

“当我参与临床试验时，我真的没有期待它对我个人有多大帮助。我之所以这么做，是因为我觉得我在地球上的时间可能非常有限，但参与试验可能能够帮助未来的几代人。”唐娜·费尔南德斯说。但就像玛丽·伊丽莎白·威廉姆斯的黑色素瘤一样，唐娜·费尔南德斯的肺癌也是由 BRAF 突变引起的。当纳武单抗停止了她的免疫系统时，她的免疫细胞便开始攻击癌细胞，扩散到全身的肿瘤开始萎缩。

她的经历讲述了一个定义现代肿瘤学的故事。医生们正在学习如何定义癌症，不是看它们生长在身体的哪个部位，而是看它们的基因。在未来，随着这种方法变得越来越普遍，免疫疗法和基因靶向疗法将打破癌症以被发现部位定义的范例。

如果某些癌症的基因相似，即使它们生长在不同的器官或组织中，患者也会有治疗的希望。到目前为止，我们只看到了最广泛使用的免疫疗法的未来，检测点抑制剂针对的是使用诸如 PD-L1 和 CTLA-4 等蛋白质来躲避免疫系统的癌症。但紧随检查点抑制剂之后，还有一些更有前途的免疫疗法。

例如，双特异性 T 细胞增强剂（BiTEs）是一种新的免疫治疗分子，它通过物理连接 T 细胞和肿瘤细胞来增强患者对肿瘤的免疫反应。BiTEs 分子的一端被设计用来抓住 T 细胞，而另一端则被设计用来抓住肿瘤细胞上的蛋白质标记。让 T 细胞靠近癌细胞并杀死癌细胞。

另一种开创性的方法是一种新型癌症疫苗，它的工作原理与我们通常认为的疫苗有所不同。根据美国癌症协会的说法，这些疫苗不是用来预防疾病，而是用来教会免疫系统攻击一种已经存在的疾病。第一个获得批准的癌症疫苗是 sipuleucel-T（PROVENGE）。在这种治疗中，患者的免疫细胞被提取出来，然后培养在一种叫作前列腺酸磷酸酶（PAP）的蛋白质中。这“教会”细胞以 PAP 为目标，这样当它们被重新注入患者体内时，就会找到标记前列腺癌细胞的PAP。一种名为CAR-T疗法的疫苗疗法已经在临床试验中挽救了患者的生命。

CAR-T免疫疗法

艾米丽·怀特黑德（Emily Whitehead）在她的网站上写道："2010年5月28日，星期五，就在我5岁生日的几周后，我在赫希医疗中心被诊断出符合前B细胞急性淋巴细胞白血病（acute lymphoblastic leukemia，ALL）的标准危险指数。"在那个时候，艾米丽用化疗战胜这种疾病的概率高达85%。不幸的是，虽然化疗缓解了艾米丽的病情，但她很快又复发了。在她最初被诊断出患有癌症近两年之后，艾米丽的父母卡里和汤姆，决定把她的治疗从当地医院转移到费城儿童医院（Children's Hospital of Philadelphia，CHOP）。

"艾米丽的父母来费城儿童医院找我是为了征求第二诊疗意见，因为他们担心女儿下一步的治疗，"肿瘤门诊医学主任、医院的主治医生苏珊·莱茵戈尔德（Susan R. Rheingold）说，"在给艾米丽做了检查后，我告诉他们，尽管她病得很重，但艾米丽仍应接受新一轮的化疗，正如当地肿瘤医生的建议。"

令人感到恐惧的是，4个月后艾米丽的病情又复发了，怀特黑德夫妇立即去找莱茵戈尔德（图8.2）医生。24小时后，这家人从他们的家乡宾夕法尼亚州菲力普斯堡长途跋涉350千米来到费城，莱茵戈尔德医生提出了一个可能帮助他们病重的女儿的计划（图8.2）。

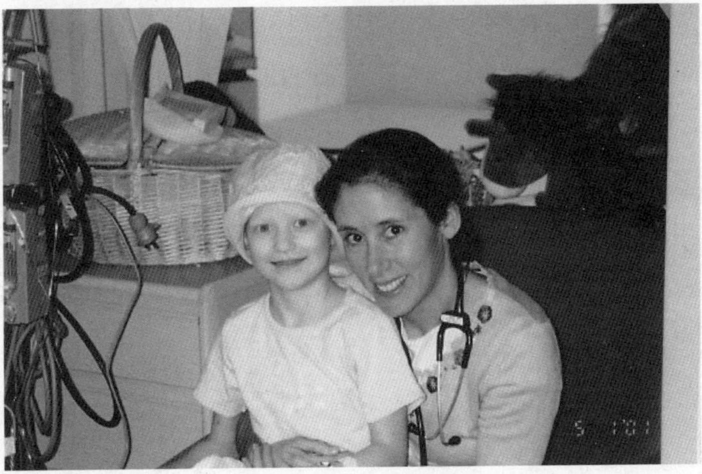

图 8.2 莱茵戈尔德医生

费城儿童医院的苏珊·R. 莱茵戈尔德博士（Dr. Susan R. Rheingold）是儿科白血病的主要研究人员。(Susan Rheingold 提供)

这种疗法被称为 CAR-T 疗法。收集艾米丽自身的免疫细胞，对它们进行改造，使它们能够发现癌症细胞，然后将这些经过改造的免疫细胞重新注入艾米丽的体内。

这项研究是与包括宾夕法尼亚大学卡尔·琼博士在内的研究人员合作的一部分，卡尔·琼博士率先将 CAR-T，即嵌合抗原受体 T 细胞，用于治疗 B 细胞白血病。琼博士的几名成年患者已经参与了这项研究并且反应良好。

在医生采集到艾米丽的 T 细胞后，他们在实验室里用一种灭活的 HIV 病毒对其进行了重组，将一种新的基因插入这些细胞的 DNA 中。她的“改进型”T 细胞现在可以制造一种叫作 CD19 的蛋白质，这种蛋白质只存在于 B 细胞表面，而正是这些 B 细胞在艾米丽体内发生了癌变。一旦重组的细胞被注入回艾米丽的血液中，他们就能够识别威胁艾米丽生命的白血病 B 细胞上的 CD19 标记。

2012 年 4 月 17 日，艾米丽成为世界上第一个接受 CAR-T 免疫疗法治疗的儿童患者，这种疗法被称为 CTL019。这种细胞疗法发挥作用时的一个迹象，被肿瘤学家称为“摇一摇，烧一烧”（shake and bake）。“患者的症状会非常严重，伴有无法控制的寒战和高烧，这表明这种疗法确实使重组过的 T 细胞和白血病 B 细胞之间进行了一场战争。但就像实验治疗有时会出现的情况一样，艾米丽的症状比医生预期的要严重得多。

艾米丽病得很重，住进了费城儿童医院的儿童重症监护室，后来必须用呼吸机辅助呼吸。她曾一度濒临死亡，只有千分之一的生还机会。

医生们不分日夜地工作，想找出导致了艾米丽症状如此严重的原因。他们很快了解到，艾米丽体内一种名为白细胞介素 -6（IL-6）的蛋白质含量大幅升高，她的免疫系统爆发性的攻击引起了炎症。

艾米丽的整个身体似乎都在发炎。有趣的是，这种蛋白也与类风湿关节炎有关。为了治疗类风湿关节炎，一些患者服用药物托西珠单抗（ACTEMRA）来阻断 IL-6 的炎症作用。正如医学研究中偶然会发生的情况，琼博士的女儿恰好患有类风湿关节炎，并将托西珠单抗作为治疗方案的一部分。

尽管这种药物以前从未在这种情况下使用过，但研究小组推断，它可能会抑制艾米丽体内肆虐的 IL-6“风暴”。他们立即给艾米丽使用了托西珠单抗并取得了显著的效果。她的病情好转的速度比大家期望的都要快。几乎在一夜之间，艾米丽的呼吸得到了改善，体温下降，血压恢复正常。莱茵戈尔德博士说："那天晚上值班的 ICU 医生告诉我们，他从来没有见过患者的病情好转得这么快。"

托西珠单抗对免疫反应强烈的患者可能是一种有效的治疗方法，这一突破性的发现使 CAR-Ts 能够充分发挥其抗癌潜力。费城儿童医院的医疗团队从艾米丽的濒死经历中吸取了教训，从而使数十人重获新生。

莱茵戈尔德医生说："当结果出来时，我们欣喜若狂。3 周后，艾米丽的病情有所缓解。T 细胞疗法在她身上反应良好。看着艾米丽从医院出院并开始康复，去上学，踢足球，看起来和其他小学生没什么两样，真是太棒了。我认为这是我从和孩子们一起工作中得到的最好的回报。"

现在，艾米丽是一名茁壮成长的小学生，4 年来一直处于缓解期，过着幸福、健康的生活。然而，现在说 CTL019 是所有患病孩子的灵丹妙药还为时过早。

莱茵戈尔德博士说："在以前，半数患病儿童本应住进临终关怀医院，但现在他们正在接受 CAR-T 治疗。我们的目标是治愈这些孩子,他们还有希望回到正常生活。我们需要继续研究并完善这项技术，这样我们才能把治愈率提高到 100%。然后我们必须扩大 CAR-Ts 的使用范围，这样我们就可以将这种疗法用于其他癌症的治疗。"

CAR-T 细胞在根除癌症方面的一个局限是，它们自身有时会受到免疫系统的攻击和清除。

为了克服 CAR-T 疗法的这一弱点，莱茵戈尔德医生和其他人正在探索使用“盔甲”保护细胞足够长的时间，让它们发挥作用。

研究人员正在借鉴癌细胞自身的经验。你应该还记得癌细胞使用蛋白质 PD-1 来躲避免疫系统。研究人员正在使用同样的策略，在 CAR-T 细胞中添加基因，让它们产生 PD-1 或其他蛋白质，这些蛋白质在帮助药用 CAR-T 细胞躲避免疫系统方面具有类似的效果。

2016 年，一项针对复发卵巢癌的 CAR-T 细胞的临床试验开始在纪念斯隆凯特琳癌症中心招募患者。

读者须知

Cells Are the New Cure

急性淋巴细胞白血病是一种血液和骨髓的癌症，是所有儿童癌症中最常见的。85% 的儿童在经过两年半的标准化疗后痊愈，然而剩余 15% 的人就没那么幸运了。17 岁的尼古拉斯・威尔金斯（图 8.3），在 2002 年，也就是他只有 4 岁时第一次被诊断出患有急性淋巴细胞白血病。7 岁时，在接受标准治疗后，他的病情有所缓解。他每天很开心，并且积极参加体育活动，在学校表现很好。

然而，当尼古拉斯 11 岁时，他的身体状况发生了变化。他开始胃痛，当他做运动时，他很快就会喘不过气来。他在踢足球时偶然扭伤了脚踝，因此被送进了急诊室。在医院检查期间，血检显示他的白血病复发了。不久，他完成了为期 19 周的强化化疗和放疗。这些治疗引发了一系列并发症和挑战，包括危及生命的葡萄球菌感染和阑尾破裂等。

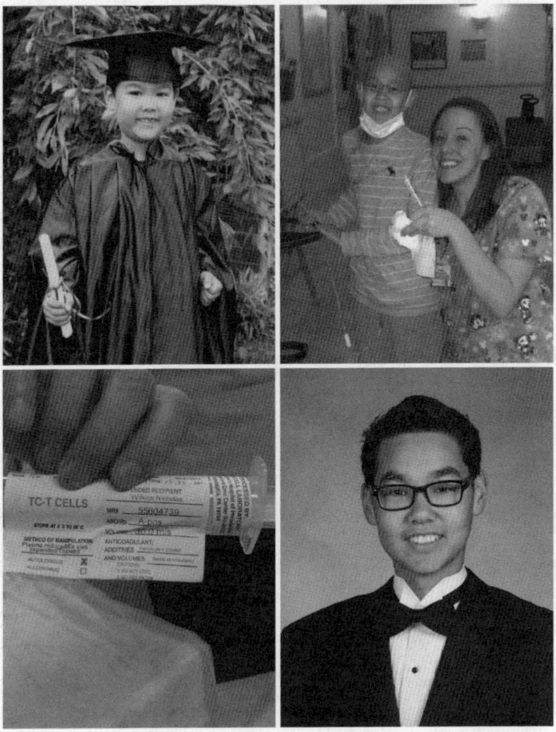

图 8.3 尼古拉斯 · 威尔金斯

左上图：尼古拉斯，2004 年幼儿园毕业时，他的白血病首次缓解一年之后。

右上图：2009 年秋天，尼古拉斯在弗吉尼亚州的伊诺瓦费尔法克斯医院（Inova Fairfax Hospital）接受治疗。

左下图：注射前，尼古拉斯的 T 细胞被修改过。

右下图：尼古拉斯 2016 年高中毕业时，接受 T 细胞治疗 3 年之后。

（照片由丽莎 · 威尔金斯提供）

最后，在 2010 年 1 月 26 日，他接受了姐姐布列塔尼（Brittany）的骨髓移植。尼古拉斯身上的症状消失了，他再次回到了学校，但这种缓解是短暂的，2013 年，白血病又来了。

更糟糕的是，使用传统化疗药物的尝试失败了。癌细胞产生了抗药性。在用尽了所有传统的治疗方法后，他的家人转向了临床试验。他们被转诊到费城儿童医院肿瘤科的苏珊·莱茵戈尔德医生那里。在费城儿童医院，莱茵戈尔德医生接手了他的医疗工作，并把他介绍给 CAR-T-19 临床试验小组，该试验使用的是嵌合抗原受体 T 细胞疗法。这种革命性的疗法仍处于试验阶段，尼古拉斯体内数以百万计的 T 细胞从血液中被收集，然后在实验室中进行重组。

2013 年 5 月 21 日，尼古拉斯被重新注入 T 细胞，它们在体内分散开来，找到并杀死所有癌细胞。当第一次检查结果显示，他的病情有所缓解，说明他对 T 细胞疗法有完全反应。3 年后，他体内已经没有癌细胞了。抗癌的 T 细胞仍在他体内，他不再患有癌症了，希望永远都不会再有。

治疗“泡泡男孩”和 1 型糖尿病

当然，免疫疗法并不局限于癌症，毫无疑问，我们将在未来几年继续发现其更多的应用。一个有趣的用途是作为骨髓移植的补充用于联合免疫缺陷（SCID）——一种通常被称为“泡泡男孩”疾病。这种情况下患者自身的免疫系统几乎完全不正常，要求患者能够与任何可能的感染隔离（图 8.4）。

2011 年，6 个月大的凯斯·马丁甚至连最轻微的感冒都扛不过去。在得克萨斯州儿童医院，医生们用干细胞移植来治疗他的病情，

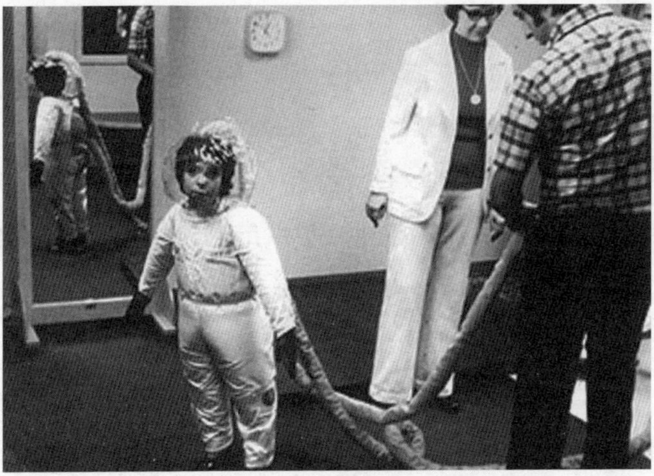

图 8.4　联合免疫缺陷患者大卫·维特尔

大卫·维特尔出生于1971年9月21日，患有严重的联合免疫缺陷(SCID)，和凯斯·马丁一样，他的一生都生活在一个无菌的“气泡”中，以保护自己免受细菌的侵害。这里，大卫穿着一件由美国宇航局工程师为他特制的“宇航服”，这使得他可以在泡泡外面进行短距离的探险。1984年，大卫死于伯基特淋巴瘤。(美国宇航局约翰逊航天中心公共图像)

希望用一个新的免疫系统来取代凯斯失灵的免疫系统。在这个标准治疗的基础上，他们又增加了一个特殊的操作，为了保护凯斯，在他的新免疫系统发挥作用的时候，医生们给他注射了大约300万个T细胞，这些T细胞是用来攻击危险病毒的。

治疗奏效了，5年后的今天，凯斯的妈妈形容他“快乐、健康、充满活力”。这种免疫疗法正迅速成为导致免疫系统严重受损的治疗方法的标准补充疗法，“过继T细胞”策略的另一个迭代可以针对人类免疫缺陷病毒——HIV，也就是导致艾滋病的病毒。北卡罗来纳大学的大卫·马戈利斯博士(David Margolis，MD)表示该技术是安全的。

在 2016 年开始试验将过继性 T 细胞和抗癌药物伏地诺他（vorinostat，ZOLINZA）结合，希望这个 HDAC 抑制剂能冲击潜在的 HIV 病毒，使其无法隐藏，这样过继性 T 细胞就可以杀死 HIV 病毒。

另一种免疫疗法有望对抗 1 型糖尿病。“我们目前的研究目标，是在寻找一种有效的糖尿病治疗方法，用自然的解决方案取代胰岛素注射。”桑福德健康集团 (Sanford research) 的总裁大卫·皮尔斯博士（David Pearce，PHD）说（图 8.5）。该公司由南达科他州商人丹尼·桑福德 (T. Denny Sanford) 资助成立。最近，80 岁的桑福德让他的研究人员致力于在他死前找到治愈 1 型糖尿病的方法。皮尔斯博士说：“通过利用一个人自身的免疫系统，更具体地说，通过使用他们的调节性 T 细胞，我们希望保护胰腺中的 β 细胞免受免疫系统难以控制的攻击。这些调节性 T 细胞还能保持免疫系统正常运作，使其仍能抵抗感染和癌症。”

我们在第 7 章中第一次提到了调节性 T 细胞，在很多方面都是“好警察”调节性 T 细胞与“坏警察”效应 T 细胞的平衡，后者会在自身免疫性疾病中攻击细胞和组织。当这些效应 T 细胞攻击时，调节性 T 细胞会告诉它们停止攻击。由于某种原因，在自身免疫性疾病中，调节性 T 细胞失去了控制失控的效应 T 细胞的能力。皮尔斯博士希望，将正常的调节性 T 细胞注入 1 型糖尿病患者体内，能够帮助对患者的免疫系统进行再教导和再平衡，从而保护胰腺中产生胰岛素的 β 细胞免受 T 细胞的攻击。

2015 年，加州大学旧金山分校和耶鲁大学完成了一项针对 14 名患者的一期临床试验，结果显示，即使给患者注射数量高达 26 亿来

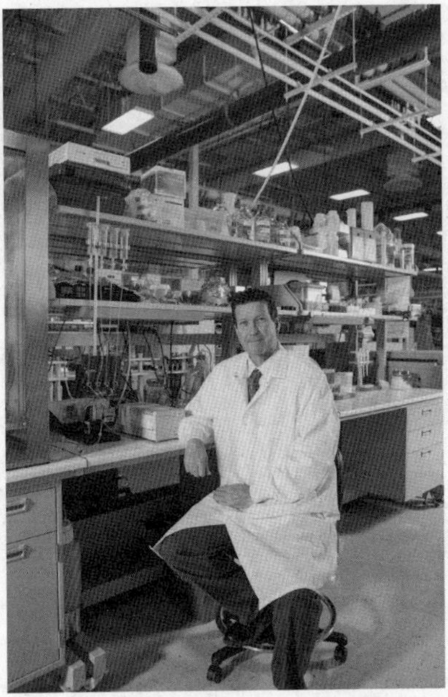

图 8.5 大卫 · 皮尔斯博士，桑福德研究公司总裁

（桑福德健康公司提供）

自患者自身的调节性 T 细胞，也没有产生严重的不良反应。即使是在这个仅仅是为了测试安全性的最初试验中，14 名患者里就有 2 名在接受这种新疗法后，能够停止胰岛素注射长达两年之久。

基于这些研究结果，桑福德项目最近将 18 名新诊断的 1 型糖尿病患者纳入一项名为 T-Rex 的研究。这是一个 111 名患者参与的二期试验，将测试调节性 T 细胞免疫疗法在长期缓解糖尿病方面的有效性（图 8.6）。

如果桑福德项目的调节性 T 细胞糖尿病治疗，被发现可以消除或显著减少每天需要的血液检测和胰岛素注射，那么很快就会有一

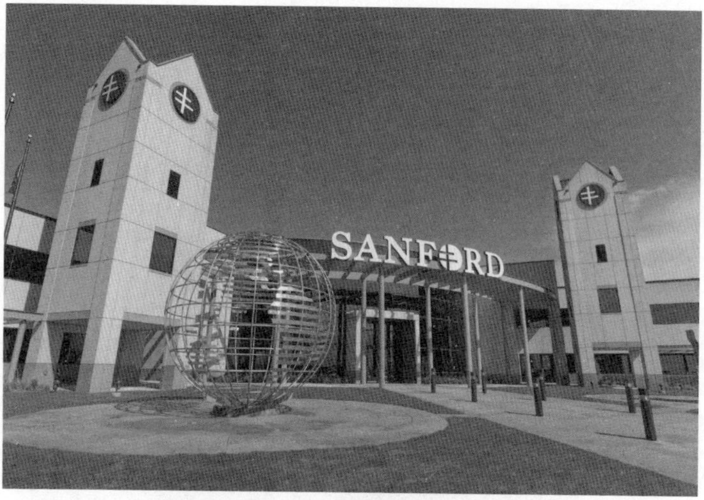

图 8.6　桑福德中心位于南达科他州苏福尔斯

个更大规模、更明确的三期临床研究。“如果使用患者自己的调节性T细胞在最后的T-Rex试验中被证明取得了成功，并改善了胰岛素水平，调节性T细胞疗法就可以在几年内应用于所有1型糖尿病患者。”皮尔斯博士说。

在这项研究中，研究人员抽取了年龄在12到17岁儿童的血液，收集他们的调节性T细胞。回到实验室，这些细胞将在一种特制的混合营养培养基中生长，直到它们的数量增加到原来的数百万倍。几天后，他们将被注射回原来的患者体内。早期数据显示，患者不仅恢复了很多的调节性T细胞，且调节性T细胞的大量增值似乎在一定程度上“唤醒了”原来体内有功能障碍的调节性T细胞。大量的重置调节性T细胞，能够控制自身的效应T细胞，使其不再破坏胰腺中产生胰岛素的β细胞。

对于某些癌症，细胞免疫疗法已经成为一种可以随时使用的治疗方法。但对于其他种类的癌症和许多其他疾病，我们只是处于免疫疗法时代的黎明。

开发创新的医疗策略，让免疫系统的细胞以其他方式工作，这种疗法注定会拯救更多的生命。问题的难度不在于这种情况是否会发生，而在于何时会发生。研究人员的创造性和我们能为他们的研究提供的测试资金，直接影响了发现和测试新疗法的速度。

第三部分

基因编辑：是否要改变我们的 DNA

Cells are the New Cure

科学进展是悲喜交集的福音，例外很少。

20 世纪最著名的英国科学哲学家

卡尔・波普尔（Karl Popper）

第 9 章

基因编辑工具箱

我们可能正开始接近基因疾病的终结。

2020 年诺贝尔化学奖获得者，生物学家

詹妮弗·杜德纳博士（Jennifer Doudna，PHD）

克拉拉是个“随和”的孩子，非常活泼且很快乐。但是，当克拉拉 6 个月大的时候，她的妈妈劳拉突然发现好像出了什么问题。劳拉在给克拉拉喂奶时，她低头看着宝宝美丽的大眼睛，发现她的瞳孔在颤抖。当这个情况发生的时候，克拉拉似乎从来没有迎合过母亲的目光。眼科医生也看到了颤抖,这种症状一般被叫作眼球震颤，除此之外，检查结果是正常的。克拉拉像预期的那样发育着，除了眼球颤抖，她的眼睛看起来很好。

但劳拉知道这有些不对劲。当克拉拉的父母带她去巴尔的摩市的约翰·霍普金斯医院接受第二次检查时，核磁共振成像显示她有轻微的基亚里畸形，脑组织延伸入脊髓管，限制了脑脊液在大脑和脊髓中流动。

这是不是克拉拉眼睛发抖的原因呢？看起来似乎是有道理的，

但在手术切除了头骨底部一小块骨头以改善液体流动后，颤抖的症状仍然存在。

克拉拉现在1岁了，当劳拉打开房间的灯时，她似乎没有任何反应。克拉拉失明了，但没有人知道为什么。她的父母向华盛顿特区儿童国家医疗中心的一位全国公认的眼科专家求助。

在对克拉拉的视网膜功能进行了电视网膜检查后，医生非常确定这个孩子患有一种叫作莱伯先天性黑蒙症（Leber congenital amaurosis，LCA）的疾病。LCA是一种退行性疾病，有缺陷的基因无法制造视网膜感光细胞所需的一种特殊维生素。

每10万名婴儿中就有一名患有LCA，它是儿童先天性失明的最常见原因。这是一种隐性常染色体遗传病，这意味着你需要父母双方各提供一个有缺陷基因的副本，才能发展出这种疾病。若体内只有一个缺陷基因，正常的RPE65基因产生修复蛋白足以预防该疾病，但那个人仍然携带着可能遗传给后代的突变基因（图9.1）。

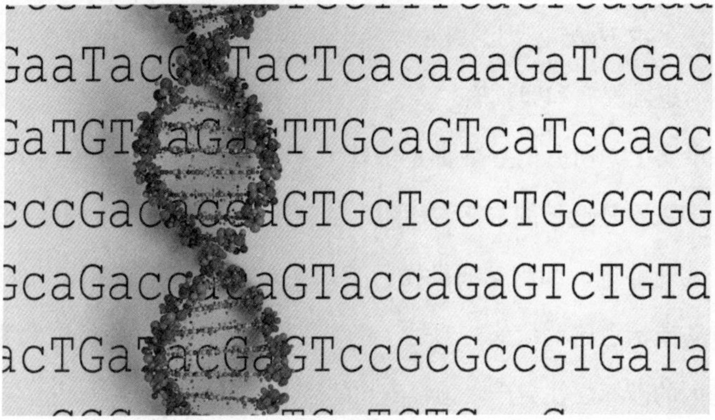

图9.1　基因组

如果父母双方都是缺陷基因携带者，他们的每个孩子将都有四分之一的概率继承两份有缺陷的基因，并且在一定程度上失明。一些患有 LCA 的儿童天生失明，而另一些儿童则在数月或数年内逐渐失明。克拉拉似乎会在 5 岁时完全失明。

但是，如果一个有缺陷的基因导致了克拉拉的病情，为什么不修复或替换受损的基因呢？如果基因在制造有害物质，为什么不干脆关掉它呢？如果这个基因不能制造身体需要的东西，那最理想的办法就是替换一个新的基因。

这在概念上理解起来似乎很简单。事实上，至少半个世纪以来，找到打开、关闭或替换故障基因的方法一直是生物医学的主要目标。失灵的基因已被确认会导致超过 1 000 种的疾病，且每年科学家都会发掘出更多的疾病和疾病亚型。编辑基因和操纵基因功能的技术，能够延长甚至挽救数百万人的生命。

例如，囊性纤维化是由于遗传了有缺陷的 *CFTR* 基因而引起的。亨廷顿氏舞蹈症是由一种叫作亨廷顿蛋白的基因变异引起的。镰状细胞病是由 *HgbS* 基因的微小改变引起的。*BRCA* 基因的改变使女性更容易患乳腺癌和卵巢癌。

事实上，所有的癌症都是由基因变化引起的，尽管这些突变中的大多数不是遗传的。艾滋病病毒依赖于 *CC5* 基因产生的一种蛋白质，才能够进入细胞。如果我们能修复人类基因组的碎片，我们就能预防或治愈这些疾病。但是，正如我们将在本章后面讨论的那样，对基因的破坏往往会产生预料不到的后果。

CRISPR：基因编辑技术的革命

鉴于基因编辑的巨大前景，科学家们已经尝试通过多种方式来翻转或修复基因开关。一种方法是使用病毒来做这项工作。从定义上讲，病毒就像是一种微小的机器，用来将基因插入宿主的基因组。

一般来说，病毒把自己的基因插入人类DNA，欺骗细胞机制以制造更多的病毒。但是科学家们正在使用病毒作为工具，让它们携带经过人工设计的基因，将新的基因代码粘贴到患病或受损的细胞中。

2009年，一篇《新英格兰医学杂志》的快报中阐述了一种针对LCA的病毒基因疗法取得了一些成功。总的来说，基于病毒的基因治疗仍然需要大量的调整和改进。病毒究竟会将新基因插入何处？这种病毒何时会成功？

因此，与基于病毒的基因疗法并行，科学家一直在开发直接编辑基因组的方法。一种方法是采用基因剪刀——“锌指核酸酶”。这些分子基因剪刀使用经过处理的DNA片段来寻找和剪切特定的基因目标，但它们的制造极其困难，而且非常昂贵。其他几种基因编辑策略也存在类似的问题。但是，一种基于细菌免疫系统的新技术有可能使所有其他技术都变得过时。

CRISPR（clustered regularly interspaced short palindromic repeats）是规律成簇的间隔短回文重复序列，它彻底改变了科学家在实验室中处理基因的方式，现在医生们正在对克拉拉这样患有遗传疾病的患者进行测试。

CRISPR是使用一种细菌用来识别和消灭入侵病毒的工具。也就是细菌将病毒 DNA 剪切到自己的基因组中，就像收集了一堆“通缉犯”海报一样，把它们打包起来。这有点像疫苗，遗传这段病毒 DNA 片段可以增强后代细菌对病毒的免疫力。然而，基因编辑的基础是这种策略的“攻击性”而不是“防御性”。

它是这样工作的，正如你所知，DNA 是蛋白质的蓝图，但 DNA 不能直接与细胞的蛋白质制造机制沟通。相反，DNA 模板被另一种叫作 RNA 的物质占据，RNA 会穿过细胞到达制造蛋白质的地方。在细菌中也是一样的，病毒 DNA 的一个片段可以产生匹配的 RNA。但是细菌在 RNA 中添加了一些特殊的东西，一种可以剪切的 Cas9 酶。这种酶就像一个链锯，能够完全切断双链 DNA（图 9.2）。

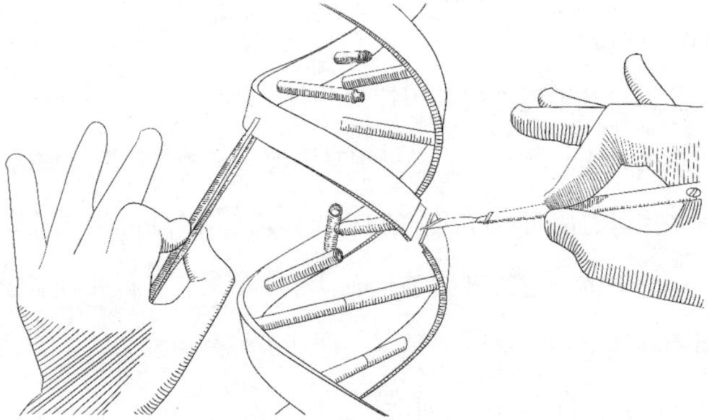

图 9.2　基因编辑图示

科学家已经开发出越来越精确的方法来编辑基因。当然，DNA 的切割和拼接不是手工完成的，而是通过分子技术完成的。

细菌利用这种 RNA-Cas9 的串联，在病毒下次出现时对病毒进行攻击。由于 RNA 是建立在病毒 DNA 的基础上的，当 RNA 遇到新病毒的DNA时，RNA会把自己定位在DNA旁边，而它携带的Cas9会恰好在预设位置把病毒DNA锯成两半。CRISPR-Cas9结合物不仅可以用来切割DNA，还可以用来将新的DNA放入它的位置。这意味着什么呢?

这意味着科学家现在可以从任何基因组中删除任何基因，并在其位置插入一个新的基因。我们将在后面的章节中讨论这方面的伦理困难，但现在我们将把重点放在发展上。在实验室里，CRISPR正引领人们对疾病产生新的认识。

以慢性粒细胞白血病（chronic myeloid leukemia，CML）为例。直到20世纪60年代，CML还被等同于死刑。CML是由9号染色体和22号染色体之间不幸的遗传物质交换引起的，这种交换导致了一种被称为费城染色体的“融合”突变。它的发现者彼得·诺埃尔博士（Peter C. Nowell，MD）于1960年在宾夕法尼亚大学医学院工作时发现了这种异常。

医学研究，特别是遗传学研究的第一步，往往是建立一个疾病或突变的动物模型，以便研究人员可以尝试不能在人体上进行的试验。从20世纪60年代开始，这便是诺埃尔博士和他的同事们在全美国范围内所做的努力。但将费城染色体植入老鼠体内并非易事。首先，他们将含有费城染色体的DNA注入小鼠胚胎，希望这种改变能被整合到小鼠基因组中，然而这种情况很少发生。当它发生的时候，许多老鼠会成长为嵌合体，其中一些细胞含有费城染色体，而另一些细胞含有正常的DNA。

只有一部分嵌合体小鼠将费城染色体遗传给了后代。需要经过几代的繁殖，才能培育出拥有两份费城染色体拷贝的小鼠，而费城染色体正是制造这种疾病所必需的。这一艰苦的过程花费了数年时间，但最终在 20 世纪 90 年代，研究人员得到了 CML 的动物模型，使他们能够寻找关键问题的答案。首先是如何去除或中和导致 CML 的费城染色体。

答案是第一个广泛成功的针对癌症的靶向疗法，2001 年在美国被批准用于治疗 CML 的药物伊马替尼甲磺酸（GLEEVEC）。自那以后，它被批准用于治疗其他癌症，包括急性淋巴细胞白血病，先是用于成人，并于 2013 年被批准用于儿童。这种药物可以切断癌细胞分裂所需的能量。

2006 年，《新英格兰医学杂志》发表了 GLEEVEC 对费城阳性 CML5 年的随访结果，在 98% 的患者中已完全检查不到这种疾病。GLEEVEC 是基因导向疗法发挥作用的一个很好的例子。研究人员发现了一种或多种导致某种疾病的基因，其他科学家利用这种基因变化创建了这种疾病的模型，然后我们发现并测试修复、关闭或摧毁这种基因的治疗方法。

不幸的是，就像 CML 和费城染色体的情况一样，这些模型非常难以制作。或者说，它们曾经很难制作。利用 CRISPR，一种与目标基因匹配的引导 RNA 被注射到小鼠胚胎中，在胚胎中它传递 Cas9 来切割 DNA，用一个新的序列替换一个有缺陷的基因，或者至少让这个麻烦的基因失效。

使用 CRISPR，过去需要花费数年时间和大量金钱才能完成的工作，现在只需要半小时和几美元。

基因疾病的建模只是 CRISPR 前景的开始。例如，全世界约 2% 的儿童对鸡蛋过敏，更确切地说，对蛋清中含有的一种蛋白质过敏。他们的免疫系统错误地将这种蛋白质视为外来入侵，并释放大量组胺来对抗这种威胁，导致瘙痒、炎症、肿胀和其他过敏反应的症状。对孩子来说，不吃鸡蛋听起来可能只是有点不方便，但鸡蛋过敏最大的问题是无法接种疫苗，因为许多疫苗都是用蛋清生产的。此外，鸡蛋制品在很多现成的食物和食谱中都有使用，所以很难完全避免它们。但是如果蛋清中没有致敏蛋白呢?

2016 年 3 月发表在《自然》杂志上的一篇文章，阐述了澳大利亚吉朗联邦科学与工业研究组织（Commonwealth Scientific and Industrial Research Organisation）分子生物学家蒂莫西 · 多兰博士（Timothy Doran，PHD）使用 CRISPR 解决这个问题的工作。他参与研究的部分原因是他 11 岁的女儿对鸡蛋严重过敏。就像某种疾病的研究人员能使用 CRISPR 来删除或替换与某种疾病相关的基因一样，多兰博士使用 CRISPR 来抑制这种基因，这样鸡就不会产生引起过敏的鸡蛋蛋白。如果多兰博士的研究成功，我们可能很快就会看到世界上第一颗不会导致过敏反应的鸡蛋。

2001 年 4 月发表在《自然》杂志上的另一项研究描述了一群基因独特的蜜蜂，它们“以蜂巢为傲”。“这些自豪的蜜蜂受自身基因的驱使，使它们的蜂箱免受螨虫、感染和真菌的侵害，因此这些蜂箱比使用昂贵杀虫剂处理过的普通蜂箱保存得更好。”因为在 2001 年的研究中，明尼苏达大学的昆虫学家马拉 · 斯皮瓦克（Marla Spivak）博士和加里 · 罗伊特（Gary Reuter）使用了人工授精的方法，并精心地育种，以此来对蜜蜂基因进行筛选。

现在，十多年过去了，旧金山的生物技术专家布莱恩·吉利斯（Brian Gillis）正在使用 CRISPR 来剪切和粘贴那些以蜂巢为傲的蜜蜂基因。每年冬天，蜂群崩溃综合征（honeybee colony–collapse disorder）都会导致 30% 的蜂巢灭亡，并造成数十亿美元的损失。CRISPR 能解决这种流行病吗？一些研究人员认为是可以的。

正如我们想象的那样，粮食作物遗传学家正在使用 CRISPR 来设计更耐寒、更健康、更抗旱和抗病的水果及蔬菜品种（图 9.3）。这就出现了一个显而易见的问题，如果我们可以改变基因使玉米的穗长得更好，为什么不用 CRISPR 来“制造”一个更健康的婴儿呢？除此之外，如果 CRISPR 能被用于修复导致囊性纤维化或镰状细胞病的基因，它还能被用于制造具有特定颜色眼睛、更高智商或更擅长在大学打橄榄球的婴儿吗？

实际上，即使这些特征的基因能够被识别出来，编码也不太可能只存在于一个或几个基因中。瞄准所有必要的基因可能是一项艰巨的任务。这种可能只会出现在科学家能够扮演上帝的角色，并能删除所有的不良遗传性状的情况中。

CRISPR 编辑并非没有风险。最显而易见的一个问题是，如果产生过敏蛋白的基因对于一只鸡来说是必不可少的话，该怎么办？

如果这个基因可能与其他重要功能有关。正常生长、发育和功能的许多方面都是许多基因之间复杂并难以理解的相互作用的结果。敲除问题基因可能会产生意想不到的深远后果，可能会对生物体有害。

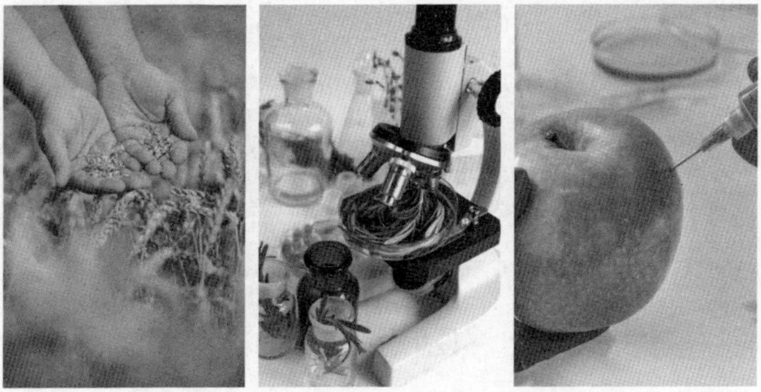

图 9.3 CRISPR 用于转基因食品

CRISPR 还可以用于转基因食品（包括植物和动物），比目前的方法更有效。转基因生物 (Genetically modified organisms，GMOs) 可以提高作物产量，并具有抗病或抗虫的特性，以及其他具有商业价值的特性，这对小麦等粮食作物尤其重要。美国食品药品监督管理局认为，大多数转基因作物对人类食用是安全的，不需要贴上转基因标签，尽管其他 60 多个国家都要求这样的标签。

此外，还有科学家们所说的“脱靶效应”风险。CRISPR 会在任何与目标序列匹配的地方切割 DNA。假设我们设计了一个 CRISPR-Cas9 系统来剪切包含编码 ACAAGATGCCA 的 DNA。它不仅会在目标基因中剪切这段编码，还会在出现该序列的任何其他基因中剪切这段编码。人类基因组中有近 30 亿个碱基对，我们有可能会破坏我们本不想瞄准的基因。

首例 CRISPR 人体临床试验

下面是第一个已知的 CRISPR 被用来编辑人类 DNA 的例子。2015 年 5 月，《蛋白质与细胞》杂志发表了一个由中国科学家组成的团队的研究结果，他们利用CRISPR编辑了从不孕不育门诊获得的无法存活的人类胚胎基因组。他们的目的是展示CRISPR-Cas9系统如何能够重新编辑HBB基因的错误拷贝并治疗一种称为地中海贫血的血液疾病。中国研究人员选择了一个看起来很有吸引力的目标：这种疾病是由单个基因的突变引起的，所以修复这个基因应该可以治愈它——至少他们是这样设想的。

不幸的是，CRISPR-Cas9系统只在54个测试胚胎的28个中起了作用。在这28个胚胎中，CRISPR-Cas9系统将修复后的HBB基因剪切到了胚胎基因组中其他几个匹配的序列中。

目前，这些不受控制的脱靶效应是CRISPR在人类临床试验中广泛应用的主要障碍。但CRISPR的首次人体临床试验采用了一种创造性的方法来解决目标外的问题——在体外进行基因编辑。

这项超前的试验由慈善家兼企业家肖恩·帕克（Sean Parker）资助，将CRISPR与免疫疗法结合起来，以对抗癌症。试验关键是仅使用CRISPR技术设计免疫系统的T细胞，而不改变患者其他细胞的DNA。这与CRISPR的许多方面一样，都有点复杂，因此我们有必要回顾一些免疫系统的基础知识。

免疫系统其中一个特点是T细胞能够“学习”攻击什么。入侵细胞的物质是抗原。如果T细胞表面有一个与抗原匹配的受体，T细胞就会攻击外来入侵者。一个很重要的问题是癌细胞并不一定带有T细胞自然识别的抗原。

由于癌细胞是由人体自身组织发育而来，它们携带着许多与正常细胞相同的标记物，因此T细胞往往无法识别它们是“坏人”。但是如果我们能设计出T细胞来识别只有癌细胞才有的抗原呢?

宾夕法尼亚大学的研究人员目前正在使用CRISPR培育具有这种特性的T细胞。在这项计划好的试验中，医生将移除癌症患者的T细胞，用CRISPR技术进行编辑，然后重新向患者体内注入这些细胞，希望它们能够识别并攻击患者的癌细胞。

这项试验规模较小，只有18位患者参与，代表不同类型的肿瘤。作为一项早期临床试验，除了测试其疗效外，首要目标是确定这种基于CRISPR的治疗的安全性。这项试验是将CRISPR用于治疗人类疾病的一个里程碑。

Editas Medicine公司是一家位于马萨诸塞州剑桥市的生物技术公司，由麻省理工学院生物工程师、CRISPR共同发明人张峰博士共同创办。该公司于2017年开始人体试验，治疗LCA。

就像中国胚胎研究中的HBB基因一样，LCA也是一个有吸引力的目标，一个基因，一种疾病。首先，眼部只需要一个简单的注射，很容易就能做到基因治疗；然后，眼部是一个比较保守的区域，眼睛里发生的事情通常只留在眼睛里，试验性治疗引发全系统损害的可能性较小；最后，大约有600名美国人患有由这一缺陷基因引起的LCA，该群体基数足够大，可以招募参与者。

在Editas公司的试验中，CRISPR-Cas9系统将针对负责LCA的基因，剪切有缺陷的基因副本，并将其替换为一个正常的基因副本。如果成功的话，Editas公司的研究将是第一个使用CRISPR来改造人类体内DNA的研究，它也可以给像克拉拉这样生活在黑暗中看不到光的孩子带来一线希望。

克拉拉和其他 LCA 患者只是个开始。凭借毅力、创造力、激情，或许再加上一点点运气，CRISPR 可以增强甚至取代传统药物，治疗你能想象到的几乎所有基因疾病。

第 10 章

治疗罕见疾病

生命之书中的一位天使写下了我孩子的出生，

当她合上书时，她低声说道："太美了，凡间难得一见。"

美国每年有 400 万婴儿出生。其中约 3% 的婴儿，即 12 万人，将被诊断出患有一种仅由一个基因突变引起的疾病。对于其中一些病症，有治疗方法或药物。例如，FDA 于 2015 年批准的药物 ORKAMBI，旨在治疗美国约 8 500 名有特定基因突变的囊性纤维化患者。KANUMA 被批准用于治疗一种名为溶酶体酸性脂肪酶缺乏症的代谢紊乱，今年将被用于新诊断的 20 名患者。但这只是 1 000 多种已知遗传疾病中的两种。

这些疾病被叫作"孤儿"疾病，每一种疾病的患者非常少，以至于常常被忽视。研究者倾向于做有利于大多数人的事，比如每年导致数百万人死亡的心脏病和癌症。这是一个残酷的事实，制药公司不愿投资研发所需的数百万美元，给市场带来一种只有少数患者需要的药物。

然而，医学正在改写孤儿疾病的历史。这在一定程度上是由于这些由热心的倡导者创建的小型患者群体的知名度提高。但另一个重要因素是新的法规环境，使得开发针对这类疾病的治疗方法变得更容易、更有利可图。

“孤儿”疾病治疗的黄金时代

“罕见疾病是我们这个时代科学上最复杂的健康挑战之一。”美国国立卫生研究院（National Institutes of Health）国家促进转化科学发展中心（National Center for Advancement Translational Sciences）的高级顾问史蒂芬·格罗夫特（Stephen C. Groft）说：“20 世纪 90 年代，大多数制药公司从未考虑过开发一种每年仅可治疗 20 名患者的药物。但现在情况大不一样了，因为人们有巨大的动力去发现治疗罕见疾病的药物。批准治疗常见心血管疾病的新药可能需要 25 000 名患者参与 4 年的研究，但 FDA 批准新药治疗孤儿疾病需要参与的患者数量则小得多，只要 200 名或者更少，且所需时间更短。”此外，针对孤儿疾病开发新药的市场分析也发生了变化。

美国罕见病组织（National Organization for Rare Disorders，NORD）数据库向患者及其家属简要介绍了 1 200 多种罕见病。这不是一个全面的数据库，因为在美国有近 7 000 种疾病被认为是罕见病。以下是其中 10 种疾病的简要描述。

1. **阿斯科格综合征**（Aarskog syndrome）是一种极其罕见的遗传病，其特征是生长发育迟缓，直到小孩 3 岁左右时才会变得明显，症状主要为面部异常，肌肉骨骼和生殖器异常，以及轻度智力残疾。

2. 巴洛病（Balo disease）是一种罕见的多发性硬化症的进行性变异。它通常首先出现在成年期，但也有儿童病例报告。多发性硬化症通常是一种时好时坏的疾病，而巴洛病的不同之处在于，它往往进展迅速。巴洛病的症状因受影响的脑区而异。症状可能在几周内迅速发展，也可能在2到3年内进展缓慢。

3. 海绵状脑白质营养不良症（Canavan disease）是一种罕见的遗传性神经系统疾病，其特征是脑白质海绵状变性。受影响的婴儿可能在出生时表现正常，但通常在3~6个月大时出现症状。症状可能包括头部异常大(大头畸形)，缺乏头部控制，肌肉张力严重减弱，导致“浮肿”，以及延迟达到发育标准，如独立坐立和走路。大多数受影响的儿童在10岁时会出现危及生命的并发症。

4. 丹迪·沃克畸形（DWM）是一种发生在小脑和第四脑室胚胎发育过程中的脑畸形。小脑是大脑中帮助协调运动的区域，也与认知和行为有关。第四脑室是脑干中一个充满液体的空间，将液体从大脑内部输送到脊髓。DWM表现为小脑中部(小脑蚓)发育不全(体积小，位置异常)，第四脑室囊性增大，颅底（后颅窝）增大。

5. 视网膜静脉周围炎（Eales disease）是一种罕见的视力障碍，表现为视网膜静脉外膜周围的炎症和白色薄雾。这种疾病在年轻男性中最常见，通常影响双眼。患者的视力会突然变得模糊，因为充满眼球晶状体后的透明胶状物会渗出（玻璃体出血）。

6. 凡科尼贫血（Fanconi anemia，FA）是一种罕见的遗传性疾病，属于遗传性骨髓衰竭综合征。50%的患者在10岁之前被诊断，而大约10%的患者是成年人。出生缺陷的早期诊断是容易的，如体型矮小，异常的拇指或桡骨，皮肤色素沉着，小脑袋，小眼睛，异常的肾脏结构，心脏或骨骼异常。这种疾病通常与所有骨髓造血细胞、红细胞、白细胞和血小板的缺乏有关。

7. **半乳糖血症**（Galactosemia）是一种罕见的遗传性碳水化合物代谢紊乱，它会影响身体将半乳糖(牛奶中含有的一种糖，包括人类母乳)转化为葡萄糖(另一种糖)的能力。经典的半乳糖血症和临床变异型半乳糖血症都会导致危及生命的健康问题，除非在出生后不久就开始治疗。一种叫作Duarte的半乳糖血症生化变异形式被认为不会引起临床疾病。

8. **家族性良性慢性天疱疮**（Hailey-Hailey disease）是一种罕见的遗传性疾病，其特征是水泡和糜烂，最常影响颈部、腋窝、皮肤皱褶和生殖器。病变可能会反复发作，通常愈合后不会留下疤痕。阳光、热量、汗水和摩擦常常加剧这种紊乱。家族性良性慢性天疱疮的症状是由于皮肤细胞无法粘在一起，导致受影响的皮肤层破裂。

9. **爱夫马克症候群**（Ivemark syndrome）是一种罕见的疾病，影响身体的多个器官系统。其特征是脾脏缺乏(脾功能不全)或发育不全、心脏畸形，以及胸腹脏器排列不正常。爱夫马克症候群的症状会因具体的异常表现而有很大的不同。许多婴儿的症状与影响心脏的异常有关，包括由于血液缺氧导致皮肤发蓝（发绀）、心脏杂音和充血性心力衰竭的迹象。爱夫马克症候群通常会在婴儿时期引起危及生命的并发症，确切病因尚不清楚。

10. **Jarcho-Levin综合征**是一种罕见的遗传性疾病，其特征是脊柱（脊椎）和肋骨骨骼的特殊畸形、呼吸功能不全或其他异常。患有 Jarcho-Levin 综合征的婴儿颈部较短，颈椎畸形导致其颈部活动受限，身材矮小。

格罗夫特表示："尽管罕见病研究和开发的患者数量较少，但一些新的经济因素正在推动相关药物研究的发展。政府提供了税收抵免和拨款，免除了 FDA 的费用，缩短了临床开发的时间，而且有更高的可能性获得监管部门的批准；商业驱动因素有溢价定价、更快的吸收、更低的营销成本和更长的市场排他性等优势。"

美国国立卫生研究院（National Institutes of Health）每年提供约 8.09 亿美元的研究资金，用于支持约 1 650 个孤儿疾病研究，以及研发治疗孤儿疾病药物的项目。2015 年，FDA 批准了 21 种新的"孤儿"药物，创下了治疗罕见疾病的新药批准数量的新纪录，这在当年批准的所有新药中占到了令人惊讶的 47%。这是 FDA 连续第二年创下这样的记录。

格罗夫特说："这些因素结合在一起，让现在成了孤儿疾病治疗的黄金时代。"然而，尽管意识和经济状况已经改变了孤儿药物开发的情况，但研究人员对这些病症分类方式的范式转变，有可能以更颠覆的方式改变这一局面。虽然单一的孤儿疾病只影响一小部分人，但这 1 000 种疾病加在一起，仅在北美就对数百万人的生活产生了重大影响。

今天，全世界有超过 3.5 亿人有某种罕见的疾病，从相对知名的疾病，如囊性纤维化和多发性骨髓瘤，到鲜为人知的罕见疾病如眼阵挛–肌阵挛–共济失调综合征（dancing-eyes-dancing-feet syndrome）、进行性肌肉骨化症（fibrodysplasia ossificans progressiva）、溶酶体酸性脂肪酶缺乏症（lysosomal acid lipase deficiency）、椎弓型致死性骨骼发育不良（platyspondylic lethal skeletal dysplasia Torrance type），以及 Swyer-James 综合征等。如果我们不是把这些罕见的遗传疾病看成是一个个独特的、孤立的挑战，而是把所有罕见的遗传疾病看成是有着共同原因的同一个问题呢？尽管在这些情况下被破坏的单个或多个基因各不相同，但有 1 000 多个这样的情况是由单个基因的故障造成的。

如果我们不是专注于哪个基因需要修复，而是尝试开发修复单个基因的能力呢？这 1 000 种孤儿疾病将成为一种疾病，一种伞状的"单基因故障"疾病。如果我们这样去理解，每一种病可能就会有一种"灵丹妙药"，就像帕特·福隆（Pat Furlong）这样的母亲一直在苦苦寻求的治疗方法。

为杜氏肌营养不良症患儿创造"奇迹"

20 世纪 80 年代初，这位曾是护士的母亲帕特·福隆很关心她的两个年幼的儿子，克里斯托弗（Christopher）和帕特里克（Patrick）。克里斯托弗比帕特里克大两岁，哥哥很晚才学会走路，弟弟站不稳。当福隆把帕特里克扶起来的时候，他会很快坐回地板上。

她的两个大女儿却没有这样的问题。她说："男孩上楼梯有困难，而同龄的女孩却没有问题。"虽然两个男孩都很聪明外向，但福隆心里隐隐觉得有些不对劲。然而，所有的医生都告诉她两个男孩没有什么问题，包括她身为家庭医生的丈夫汤姆。但当克里斯托弗 6 岁时，他骑完三轮车后就开始瘸着走，并抱怨小腿肌肉有不知名的疼痛。他们家乡俄亥俄州米德尔顿的一位骨科医生很快证实，克里斯托弗没有肌肉撕裂，而是得了一种更糟糕的疾病：杜氏肌营养不良症，一种发生在男性身上罕见的肌肉萎缩症。随着肌肉组织的死亡，取而代之的是疤痕组织，这让克里斯托弗的小腿肌肉在他这个年龄显得特别巨大。

辛辛那提儿童医院（Cincinnati Children's Hospital）对两个男孩进行了 3 天的检查，证实了他们都患有杜氏肌营养不良症。福隆被告知，这种疾病通常在儿童时期开始缓慢发展，肌肉力量会逐渐丧失。她的儿子们十几岁时都会坐在轮椅上，很可能在 20 岁之前死于呼吸衰竭。

杜氏肌营养不良症的确是一种罕见的疾病。1861 年，法国神经病学家纪尧姆·杜亨博士（Dr. Guillaume Duchenne）首次描述了这种疾病，每 3 600 名男婴中就有一人患有这种疾病。在美国大约有 15 000 个男孩与这种疾病一起生活。这种疾病是因为一种产生肌营养不良蛋白（一种参与维持肌肉完整性的蛋白质）的基因发生故障造成的。

这个基因只存在于 X 染色体上。患有杜氏肌营养不良症的男孩从他们的母亲那里遗传了一个 X 染色体上的错误基因副本。因为女性有两条 X 染色体，在第二条 X 染色体上正常功能的基因抵消了有缺陷的那条，所以女性可以在不知情的情况下携带有缺陷的基因而不会生病。但由于男性只有一条 X 染色体（另一条从父亲那里遗传而来，是 Y 染色体），他们没有第二个正常功能的基因拷贝，在科学术语中，这种缺陷基因是X连锁隐性遗传。

患者通常在3~5岁出现症状。大多数男孩在12岁时就无法走路了，之后不久就需要一个呼吸器来维持呼吸。因为患者数量太少，很少有针对这种疾病的研究，也没有相应的治疗方法。

1984年，当帕特·福隆的儿子们被诊断出患有这种疾病时，她的医生建议她把孩子们带回家并给予他们足够的关爱，因为他们的时间已经不多了。她说："医生说我们的生活将会被耗竭，我会把太多的注意力放在我的儿子们身上，我的两个女儿将不再那么喜欢我。"

"确诊当天及之后的许多时候，我都在想，'让我们一起跳下桥去天堂吧。'"但是福隆并没有这样做，她决定战斗。

福隆从当地一家银行借了10万美元，用来拜访美国和欧洲的主要医疗中心，她见了正在研究杜氏肌营养不良症治疗方法的医生和研究人员。她帮助提供资金，启动了一项针对腺苷酸琥珀酸化合物的小型临床试验，并让她的儿子们参与了这项研究。两年后，他们的病情依然在恶化，福隆带他们离开了研究。不久之后，他们参与了另一项涉及未成熟的肌肉细胞（成肌细胞）的试验，但这种疗法也没有奏效。

到1994年，已经没有更多的药物试验可以加入了。不出所料，克里斯托弗和帕特里克很快就失去了肌肉和腿的功能。他们在吃饭、上厕所、洗澡、上下电动轮椅及上床睡觉时都需要别人的帮助。1995年，17岁的克里斯托弗患了感冒，后来变成了肺炎。

这是福隆非常艰难的时期，她每天都在哭。"有一次，我的儿子克里斯托弗看到我眼里含着泪水，对我说：'你为什么要哭？'我对他说：‘我只是想为你和你弟弟创造一个奇迹。’”

“你想要的奇迹只属于一两个男孩，而不是所有的男孩，这可能吗？”克里斯托弗回答道。几周后，克里斯托弗去世了。7 个月后，帕特里克也出现了类似的呼吸问题，并在 15 岁时去世。

帕特永远不会忘记克里斯托弗的话，因此在儿子去世后她依然在继续战斗。她发起了一个名为“肌营养不良症家长计划”（Project Muscle Dystrophy）的小组，一直在寻找能帮助所有患有杜氏肌营养不良症男孩的“奇迹”（图 10.1）。福隆越来越多地看到了基因编辑的潜力，特别是我们在本书第 9 章中讨论过的革命性的 CRISPR-Cas9 基因编辑系统。福隆说：“基因编辑利用了在其他生物体中发现的系统，以纠正遗传密码中的‘拼写错误’。”

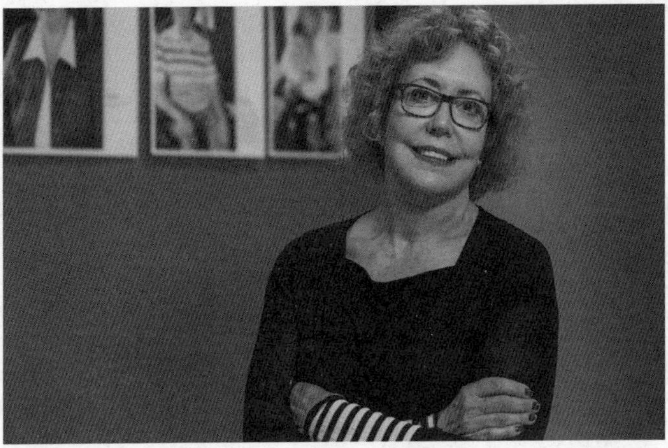

图 10.1 帕特·福隆

帕特·福隆是“肌营养不良症家长计划”的创始人，这是一个帮助患杜氏肌营养不良症儿童家庭的非营利组织。（帕特·福隆和肌营养不良症家长计划提供，EndDuchenne.org）

在杜氏肌营养不良症的病例中，这个错误是一个 Xp21 基因的复制失误，Xp21 编码肌营养不良蛋白，即前面提到的肌肉修复蛋白。从理论上讲，CRISPR 是解决这一问题的理想方法。

福隆列举了 CRISPR 在杜氏肌营养不良症中应用的 3 种方法："第一种是编辑生殖细胞（精子和卵子）或胚胎中的营养不良蛋白基因；第二种是在体外编辑肌肉干细胞或卫星细胞中的肌营养不良蛋白基因，然后将这些细胞转移回患者体内，用这些能够产生肌营养不良蛋白的'改造'细胞来构成肌肉；最后一种，将 CRISPR-Cas9 试剂直接引入杜氏肌营养不良症患者的肌肉中，编辑体内的肌营养不良蛋白突变。"

这 3 种策略都很有前景，也都伴随着挑战，让我们分别看看她的建议。首先，编辑胚胎中的基因（甚至是携带者的母亲的基因）将永远改变孩子的基因组，以及这个孩子的后代的基因组。从表面上看，这非常有希望。谁不想从人群中消除杜氏肌营养不良症基因呢？但是，要想对 CRISPR 进行这种有益的、可控的使用，就需要像其他任何一种人类基因工程一样打开一扇门，并处理必然连带的棘手的伦理问题。

如果我们被允许使用 CRISPR 来修改受杜氏肌营养不良症影响的婴儿的细胞系，那么我们该在哪里划定使用界限呢？（我们将在第 12 章深入讨论这个问题。）

福隆的第三个建议是，将 CRISPR 技术引入杜氏肌营养不良症患者的肌肉中，这在伦理上不那么具有挑战性，但也给患者带来了很大的风险。因为 CRISPR 会读取基因代码，然后在它识别目标代码的每个地方剪切基因组，它可能会在整个基因组的其他地方意外地剪切 DNA。

人类基因组或称遗传密码，就像一本用 A、T、G 和 C（分别代表核苷酸腺嘌呤、胸腺嘧啶、鸟嘌呤和胞嘧啶）4 个“字母”写成的书。然而，这是一本很长的书，总共包含了 30 亿对这 4 个“字母”的组合，它们构成了大约 20 000 个基因。因此，偶然性决定了许多小序列的代码在不同基因的组成中会重复。如果 CRISPR 不小心切掉了一个与杜氏肌营养不良症无关但对其他身体部位很重要的基因，会怎么样？这个问题是使用 CRISPR 治疗许多疾病的一个障碍，但许多杜氏肌营养不良症男孩和他们的父母可能会认为，当没有其他选择时，值得冒这样的风险（图 10.2）。

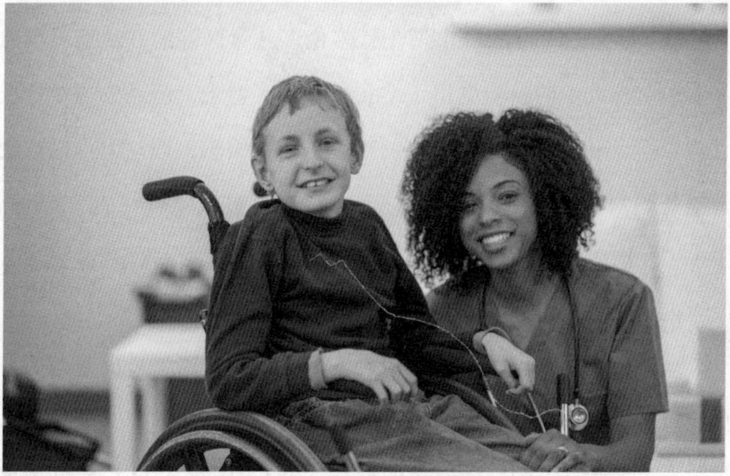

图 10.2 杜氏肌营养不良症患儿

肌肉营养不良导致骨骼肌逐渐退化，最终患病儿童只能使用轮椅活动。

福隆的第二个建议是，获取肌肉细胞或肌肉干细胞，用体外的CRISPR对它们进行改造，然后将这些细胞重新注入患者体内。这看起来相对安全，不影响基因组在遗传上存在的问题——但其有效性取决于，这些基因工程细胞是否能够把自己连接回患者的肌肉纤维中，且存活足够长的时间，以提供足够数量的肌营养不良蛋白来缓解患者的症状。

在福隆的组织和其他人的支持下，研究人员正在推进这三种策略。例如，在得克萨斯大学西南分校埃里克·奥尔森（Eric N. Olson）博士的实验室里，他的团队已经在小鼠生殖细胞中使用CRISPR来纠正杜氏肌营养不良症基因突变，结果显示如果有40%的基因被纠正，动物就能够继续正常发育。

世界各地大学的研究者共同合作，包括杜克大学的查尔斯·格斯巴赫（Charles Gersbach）博士、多伦多儿童医院的罗纳德·科恩博士和京都大学的秋津堀田（Akitsu Hotta）博士，已经成功对杜氏肌营养不良症患者在体外分离的细胞进行了编辑，理论上可以被用于提高肌营养不良蛋白的数量。在俄亥俄州立大学韩仁志（Renzhi Han）博士的实验室，利用电流帮助CRISPR试剂深入小鼠的组织，以纠正小鼠肌肉细胞中的杜氏肌营养不良症基因。

当然，老鼠不是人类，所以在CRISPR可以用于杜氏肌营养不良症患者之前，仍然存在技术、伦理和安全方面的障碍。研究人员目前正在探索RNA引导药物的设计，使CRISPR能够特异性地聚焦于靶向的DNA，以及将CRISPR成分输送到肌肉组织的最佳系统等问题。

免疫系统也可能是一个挑战，它可能会攻击 CRISPR 试剂并使之失去功能，或攻击体外编辑过的细胞。也有可能会对新产生的肌营养不良蛋白本身产生反应。尽管基于 CRISPR 的杜氏肌营养不良症药物治疗仍局限于实验室，但其他条件已经为人体试验开了绿灯。

基因编辑在人体试验中的应用

张峰博士，是我们在 9 章中提到的发明 CRISPR 的生物工程师之一，在 2017 年开始使用 CRISPR 进行人体试验，治疗一种被称为莱伯先天性黑蒙症（LCA）的罕见眼部疾病。也就是第 9 章中提到的患儿克拉拉的疾病。每 8 万名婴儿中就有 1 名患有这种疾病，通常在生命早期就被诊断出来，患者很快就会完全失明。

这是一个在患者体内试验 CRISPR 的近乎理想的条件。眼睛是一个很有吸引力的测试场所，因为经 CRISPR 编辑的细胞不会移动到身体的其他区域，任何潜在的危险都只存在于眼睛内部。若不进行这个试验，患者的眼睛会很快失明。此外，LCA 会成为本次试验对象，是因为这种疾病是由一个功能失常的基因引起的，修正这个基因，我们就解决了这种疾病。此外，眼睛很适合进行治疗所需的操作（图 10.3）。

最后，LCA 成为第一个使用 CRISPR 以外的策略进行基因治疗实验的疾病。2008 年，医生们使用病毒传递系统将 RPE65 基因的健康副本剪切到患有与该基因相关的多种 LCA 患者眼睛细胞的 DNA 中。《人类基因疗法》（*Human Gene Therapy*）和《分子疗法》

（*Molecular Therapy*）杂志都报道过，一年半之后，许多参与试验的患者恢复了视力，而且不良反应很少。由于针对 LCA 的基因治疗已经取得了成功，通过一项新技术实现相同的基因插入已经不再是一项巨大的挑战。

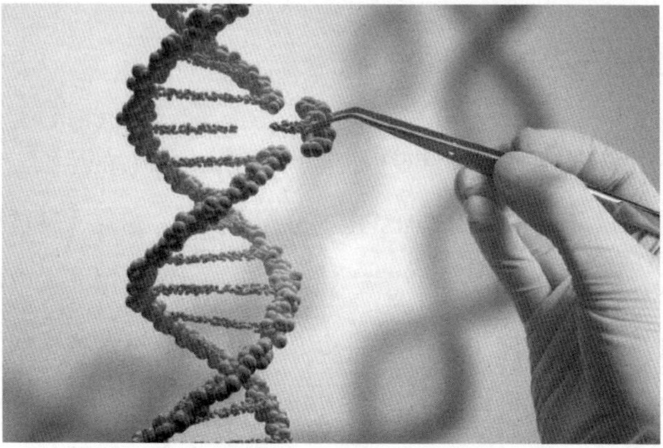

图 10.3　基因编辑

事实上，在张博士马萨诸塞州剑桥市的 Editas 公司进行的试验也将使用病毒，但这些病毒将制造出 CRISPR 系统的组成部分，而不是直接将健康基因植入功能失调的眼细胞。

一旦在眼睛内部组装好，CRISPR-Cas9 系统将从患者感光细胞中的 CEP290 基因中删除大约 1000 个 DNA 字母，并用 1 000 个新字母替换它们。实验表明，经过 CRISPR 编辑后，该基因能够再次正常工作。

用不了多久，宾夕法尼亚大学即将监督一项利用体外 CRISPR 改造患者 T 细胞以抗击癌症的试验。这项试验并不针对特定的罕见病，但对该领域有一定的意义。在第5章中介绍的CAR-T细胞疗法和癌症免疫疗法中都使用了CRISPR技术。在这项技术中，从患者血液中提取的T细胞经过体外编辑后，能够识别癌细胞表面的特定蛋白质，然后被重新注入回患者体内，发现并对抗相应的疾病。在这项试验中，CRISPR将作为细胞体外编辑的方法。

由免疫疗法的先驱卡尔·朱恩（Carl June）博士领导的研究小组将使用经过检验的可靠技术（如第5章所述针对PD-1基因的技术）为T细胞添加一个蛋白质，帮助它们找到癌症；然后将使用CRISPR敲除使癌细胞无法被T细胞识别的基因。这项为期两年的试验将用于治疗18名对现有治疗方法不再有效的骨髓瘤、肉瘤或黑色素瘤患者。

到目前为止，这些特定的方法是少数几种正在或接近人类临床试验的CRISPR疗法。但紧随其后的是许多生物技术公司正在开发的几十个（如果不是数百个的话）基于CRISPR的系统，它们利用CRISPR出色的能力来剪切和粘贴基因组片段。例如，美国剑桥市的Editas公司旁边还有CRISPR Therapeutics公司，由CRISPR技术的另一位共同发现者伊曼纽尔·沙彭蒂耶（Emmanuelle Charpentier）博士创办。该公司正在开发一种基于CRISPR的药物，用于治疗地中海贫血、镰状细胞病、贺勒氏症、严重联合免疫缺陷（SCID）、糖原储存疾病、血友病、囊性纤维化，以及帕特·福隆家族的杜氏肌营养不良症。

随着金融市场对现有罕见病药物发展的支持，且新时代FDA对孤儿疾病的监管标准放宽，再加上发现了CRISPR编辑特定基因的能力，这些公司已准备开始一个一个地攻克罕见疾病。

帕特·福隆的儿子克里斯托弗曾问她，为什么母亲为他寻找的奇迹应该仅限于他和他的哥哥，这促使了福隆代表整个受杜氏肌营养不良症影响的社群为治愈疾病而奋斗。同样的主题贯穿整个孤儿疾病领域——CRISPR-Cas9 基因编辑的奇迹，可能不仅能够治疗杜氏肌营养不良症或罕见的眼疾病 LCA，也可以修复上千种单一基因突变引起的疾病。

尽管存在技术和伦理障碍，CRISPR 的应用前景依然广阔。现在，随着人体试验的进展，我们开始看到通过基因编辑来治愈罕见疾病的前景。帕特·福隆所期待的奇迹正在逐渐变成现实。

第 11 章

找到患病细胞的“靶心”

像蝴蝶一样飞舞，像蜜蜂一样蜇刺。

美国著名拳击运动员穆罕默德·阿里（Muhammad Ali）

当你阅读这一具有挑战性的章节时，请记住一个重要的事实：几乎每种疾病的细胞与我们身体中的健康细胞在基因上都是不同的，即使这些差异有时非常微小。正如你看到的，基因编辑工具 CRISPR 正在被用来修复这些畸变。在单基因突变引发的疾病或情况下，CRISPR 可以将坏的基因剪掉，并以好的基因取而代之。然而，对于许多疾病来说，问题要复杂得多。例如，在某些癌症、镰状细胞贫血、寨卡病毒和西尼罗病毒等传染病或葡萄球菌感染中，这些疾病的细胞与健康细胞之间有许多不同之处。没有一个简单的基因交换可以解决所有的问题。

因此，医生们仍然局限于用传统的方法来处理这些细胞，试图杀死它们。不幸的是，传统的方法往往非常不精确。我们只是在最近才开始了解如何利用细胞形态的差异来选择性地瞄准它们，希望以此来取代医生们所依赖的化疗。例如，他们可能利用癌细胞分裂速度比正常细胞快，或者它们很难修复 DNA 的损伤等特点。

这就像用刺网捕捞大鳞大马哈鱼。虽然制造捕网的渔夫可以根据鱼的大小来设计网眼的形状，但是在海洋中，还有更多大小相似的生物会被网眼捕捉到。许多药物也是如此，尽管化学疗法在使用上做出了改进，还是会杀死数以百万计的健康细胞，而抗生素会在杀死入侵细菌的同时杀死肠道微生物群中的有益菌群。

我们使用的许多药物不分皂白的性质会导致对身体的副作用，这些副作用往往会限制它们的使用范围。由于突变的累积、免疫系统的削弱或常年暴露于环境毒素（及其他因素）中等原因，我们许多最危险的疾病主要发生在老年患者或身体系统已经被其他疾病困扰的患者身上。共发病、年龄，甚至是原发病的进展，会让许多药物无法使用，因为其中一些疗法会比疾病本身更明确、更快地杀死脆弱的患者。

虽然我们目前对疾病细胞与健康细胞区别的理解不明确，不过对于健康状况良好的患者来说，使用一种毒死细胞的危险药物，通常也要比不治疗要好得多。遗憾的是，对许多最危险的疾病来说，“不治疗”才是现实。阿尔茨海默病没有真正的治疗方法；寨卡病毒目前还没有治疗方法；很多癌症都没有好的治疗方案；尽管投入了数十亿美元的研究经费，但目前还没有治愈艾滋病的方法。

甚至像细菌感染这种似乎在 20 世纪随着抗生素的发展而被消灭的疾病，也在以使它们对抗生素产生耐药性的方式进化，继续困扰着现代医学。如果我们知道健康细胞和遗传疾病（如癌症）或感染疾病（如寨卡病毒）细胞之间的区别，我们就能治愈这些疾病。

今天，这不仅仅只是人类一厢情愿的想法。事实上，这种发现和利用基因差异的策略，构成了向个性化医疗转变的现代化疗法的支柱。1960年，宾夕法尼亚大学的彼得·C. 诺威尔（Peter C. Nowell, MD）博士和费城大通福克斯癌症中心（Fox Chase Cancer Center）的大卫·A. 亨格福德（David A. Hungerford）博士报告说，他们在慢性髓性白血病患者细胞中发现了染色体缩短。

几十年来，这条被称为“费城染色体”的染色体，只不过是该疾病的一个有趣的脚注。慢性髓性白血病患者的22号染色体复制缩短的事实，似乎并不像他们几乎都在确诊后5年内死亡这一事实那么重要。

1973年，芝加哥大学的科学家们终于发现了这条染色体缩短的原因。在这些患者中，9号染色体和22号染色体都断裂了，当身体的DNA修复机制试图修复损伤时，它将两个片段错误地缝合在一起，将9号染色体的一部分与22号染色体的一部分互换了（图11.1）。

22号染色体在互换中得到了较短的那一段，现在它与9号染色体的一个片段连接在一起，形成了融合基因BCR-ABL。这种新的融合基因不仅是白血病产生的神奇的产物，它实际上还在驱动癌症。具体地说，BCR-ABL正在制造一种叫作酪氨酸激酶的酶，这种酶能使白细胞不受控制地进行癌变复制。

俄勒冈健康与科学大学的布莱恩·德鲁克尔博士（Brian Druker, MD）专门研究酪氨酸激酶，这是一种为细胞内部机制提供能量的酶。他开始从慢性髓性白血病的样本中筛选酪氨酸激酶抑制剂（tyrosine kinase inhibitors，TKI）。一种当时被称为 STI571 的化合物在测试中杀死了所有培养皿中的慢性髓性白血病细胞。

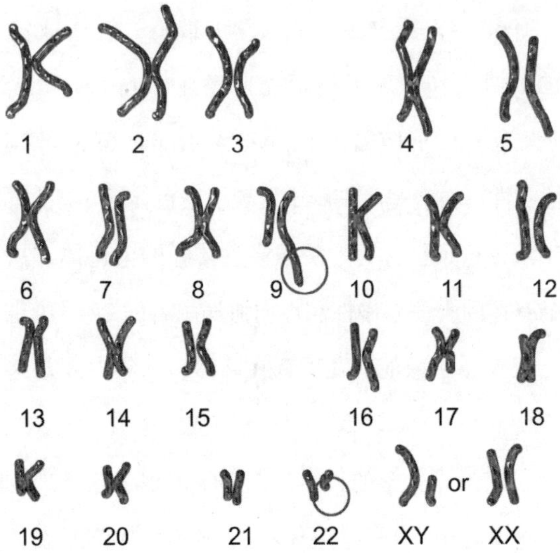

图 11.1　费城染色体

图示的这 23 对人类染色体中，第 9 号染色体和第 22 号染色体部分交换（技术上称为染色体易位），并融合成费城染色体突变的部分。

关闭患病细胞的“开关”

1998 年，德鲁克尔博士开始在患者身上测试这种新药（现在叫作伊马替尼），结果令人震惊。所有 31 名最初尝试该药的慢性粒细胞白血病（CML）患者的血细胞计数都恢复了正常。

像开关一样，BCR-ABL 打开了 CML；同样像开关一样，伊马替尼关闭了CML。自2001年FDA批准该药物以来，该药物一直以格列卫（GLEEVEC）的名称销售，并一直是使CML治愈率超过95%的主要因素。格列卫的成功改变了癌症研究的基础。

如果费城染色体引发CML，并且可以被酪氨酸激酶抑制剂格列卫间接抑制，那么治疗癌症可能就像将致癌基因与抑制基因生成的抑制剂配对一样简单。有时候这种案例很容易复制。

例如，2007年，一组日本研究人员报告说，另一种融合蛋白导致了一部分肺癌。在大多数不吸烟的患者中，他们的ALK基因与EML4基因不幸地融合在了一起。

现在，不是一个基因产生ALK蛋白，另一个基因产生EML4蛋白，而是这两个基因的融合产生了一种全新的蛋白，正是这种新的融合蛋白导致了癌症。

幸运的是，已经有一种小分子抑制剂在临床试验中用于抑制ALK。PF-02341066药物是为了让另一种被认为会导致癌症的基因沉默而研制的，但它对ALK的抑制效果更好。在ALK-EML4融合基因首次被描述为癌基因后仅4个月，第一个患者接受了ALK抑制剂治疗。这种药物，现在被称为克唑替尼（XALKORI），几乎立即为患者病情带来了神奇的改善。

其他成功案例也遵循了这种模式。西妥昔单抗（ERBITUX）靶向EGFR基因，主要用于治疗结直肠癌；易普利姆玛靶向CTLA-4，主要用于治疗黑色素瘤；以VEG-F为靶点的贝伐单抗主要用于治疗结肠癌；尼沃单抗（OPDIVO）靶向PD-1，主要用于治疗黑色素瘤；奥拉帕尼（LYNPARZA）以PARP为靶点，PARP可导致一些卵巢癌和乳腺癌；维莫拉尼（ZELBORAF）靶向 BRAF，用于治疗黑色素瘤……这样的例子不胜枚举。

当然，并不是每一次发现都能像格列卫治疗 CML 那样引人注目。CML 是特殊的，因为它只有一个致病途径，当这个途径被阻断时，疾病就结束了。但很多癌症就是不同的，比如说，肺癌会由许多突变、易位和其他基因改变引发。因此，当医生使用克唑替尼 (XALKORI) 来阻止癌症对 ALK-EML4 的依赖时，肺癌很快就会去依赖另一种基因，使它们能够绕过药物的封锁。

克唑替尼和其他许多酪氨酸激酶抑制剂一样，仍然是一种强大的药物。尽管效果各不相同，但发展的主线仍然是相同的：找到患病细胞和健康细胞之间的基因差异，然后找到或设计一种药物来利用这种差异。

你可能会认为现代基因测序会使这第一步变得容易，只要将一个癌细胞的 30 亿对碱基对与一个健康细胞的 30 亿对碱基对进行比对，然后找出字母排列不齐的地方就可以了。但就像医学领域的许多事情一样，这个步骤绝非你想象的那么简单。当你将癌细胞与健康细胞进行比对时，你会发现成千上万的不同之处，其中大多数都是毫无意义的。

那么如何辨别哪些变化是有意义的，哪些是无害的呢？最后，我们回到 CRISPR 和本章的标题。只是这个标题产生了一些误导——这并不一定是科学家们用 CRISPR 在患病细胞上画靶心，而是他们正在学习如何使用 CRISPR 来看到一直隐藏在那里的靶心。

它是这样工作的。CRISPR 可以用于从单个患病细胞中剪切单个基因。但它也可以用来从20 000个患病细胞中剪切单个基因。科学家们现在正在使用CRISPR依次从这些细胞中截取不同的基因。当进行这样的操作时，一些剪切会导致这些疾病细胞的死亡。通过这种方法，科学家可以知道哪种基因是这种疾病生存所必需的。当他们发现疾病必需的基因是健康细胞所不需要的时候，他们就找到了药物靶点。

这就是来自英国维康信托桑格研究所的一个团队对急性髓系白血病(AML)细胞所做的研究。他们使用CRISPR在20 000个分离的细胞群中敲除不同的单个基因,其中500个基因敲除会导致细胞死亡。在这些基因中，有200种可以用来研发药物产品。这200个基因包括一些以前已知的致癌基因，如DOT1L、BCL2和MEN1，但其他大多数是新发现的。

使用CRISPR消除AML细胞中的KAT2A基因时，细胞死亡了；而当研究人员在健康细胞中去除基因KAT2A时，健康细胞并没有明显的变化。当研究人员关闭这个基因时，AML疾病模型小鼠的生存期也延长了。

“KAT2A基因抑制现在需要作为急性髓系白血病的治疗策略进行研究”，乔治·瓦西利乌博士（George Vassiliou）说，他是桑格研究所的联合项目负责人和剑桥大学医院NHS基金会的血液学家顾问。“我们希望这项工作将推进对AML治疗方法的研究，从而提高患者的生存和生活质量。”

2015年5月发表在《自然生物技术》杂志上的一项研究描述了另一种让危险基因不再活跃的方法。防止狗咬人的一种方法是把一根棍子放进狗嘴里，类似的策略对基因也有效。这是因为许多蛋白质都有一个“结合囊”，需要捕获另一个分子（通常是 ATP 形式的能量，细胞的基本能量单位）才能被激活。堵塞这个结合囊，或者破坏它，蛋白质就会保持失活状态。

美国长岛冷泉港实验室的研究人员利用 CRISPR 技术将这些结合囊完全编辑掉。他们按顺序反复进行编辑操作，使成千上万的结合囊失去活性，直到他们发现那些使特定疾病生存所需的蛋白质沉默的结合囊。

基因编辑现在可以在蛋白质分子结构的水平上向我们展示如何用新药到达患病细胞。这种方法的适用范围已远远超出了癌症。

狙击寨卡病毒：CRISPR 全球紧急情况应对实例

寨卡病毒于 1947 年首次在恒河猴身上发现，并在 5 年后被证实已传播给人类。无论出于何种原因，这种病毒的传播在 20 世纪下半叶一直很少见，直到 2007 年密克罗尼西亚联邦雅浦岛爆发了疫情，在《新英格兰医学杂志》的一篇文章中曾有过报道。柯林斯堡科罗拉多州疾病预防控制中心（Centers for Disease Control Facility）的血样检测显示，岛上 7 391 人中约有 14% 的人感染了这种病毒。

到 2016 年，除加拿大、智利和乌拉圭外，人类感染寨卡病毒（通过蚊子传播）的病例已在所有美洲国家得到证实。截至 2016 年 3 月，巴西的确诊病例超过 9.1 万例（图 11.2）。

这种疾病以一种非常阴险的方式造成危害。在成年人中，最严

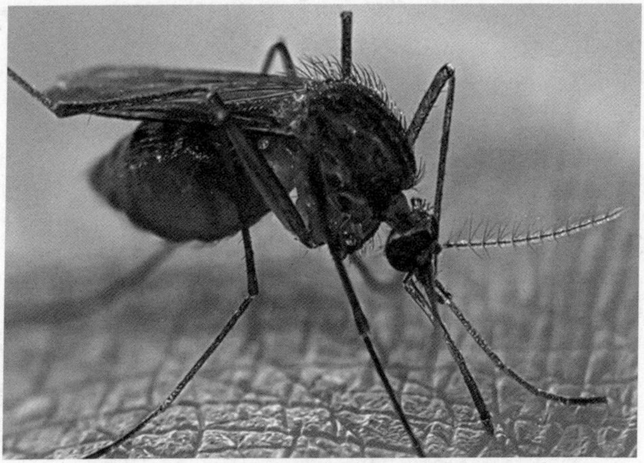

图 11.2 寨卡病毒通过被感染的蚊子叮咬传播

重的症状通常是轻度皮疹，而许多感染寨卡病毒的人根本没有表现出任何症状。寨卡病毒会对婴儿造成严重的伤害，而这些婴儿的母亲通常并不知道自己感染了寨卡病毒。

研究人员仍在试图确定患病人数，但很明显，感染寨卡病毒的母亲所生的婴儿，其出生缺陷的概率明显增加，尤其是小头畸形，即大脑和颅骨无法正常生长和发育。

虽然可能很快就会有预防寨卡病毒传播的疫苗，但目前还没有治疗感染的方法。在寻找治疗方法的过程中，来自圣路易斯华盛顿大学医学院的研究人员使用了 CRISPR-screen 程序来对抗这种传染病。

他们的研究结果发表在 2015 年 11 月出版的《自然》杂志上。因为他们不太可能追踪并治疗每一只携带病毒的蚊子，他们没有寻找寨卡病毒存活必需的基因，而是寻找病毒必须在人类哪些基因存在的情况下才能成功感染。和筛查癌细胞一样，他们使用 CRISPR

关闭人类细胞中的基因，依次关闭每个基因，然后用寨卡病毒尝试感染细胞。

研究人员发现，当关闭了 SPCS 基因家族中的一种基因时，细胞就不会受到感染了。寨卡病毒“颗粒”还在这些细胞中，但他们无法分裂或进入宿主 DNA，劫持细胞制造机制来产生更多的病毒。这些 SPCS 基因现在被作为研发寨卡病毒疫苗的策略之一。

2015 年 7 月发表在《细胞报告》（*Cell Reports*）上的一项研究描述了针对西尼罗病毒的类似策略。与研究寨卡病毒时一样，我们的目标不是直接攻击西尼罗病毒，而是防止它杀死脑细胞。为了做到这一点，研究人员使用了一个包含 77 406 个 CRISPR 系统的文库，顺序删除了 20 121 个基因。当 CRISPR 删除 EMC2、EMC3、SEL1L、DERL2、UBE2G2、UBE2J1 或 HRD1 这 7 个基因中的任何一个时，西尼罗病毒就失去了杀死人类脑细胞的能力。

这项研究有一个非常有趣甚至更重要的结论：上文提到的这 7 个基因都参与决定蛋白质自然衰变的速度。西尼罗病毒似乎依赖于利用这些基因来加快蛋白质衰变的速度来杀死脑细胞。也许在这种情况下，CRISPR 并没有向我们展示特定的基因靶点，而是向我们展示了药物介入生物系统的必要性。保护蛋白质自然衰变速度的药物可能和针对基因的药物一样成功。

靶点治疗：提前消灭致病基因

如果寨卡病毒和西尼罗病毒看起来像是外来的潜伏风险，那么葡萄球菌就是它们更直接的近亲。葡萄球菌是致命的。随着体内葡萄球菌的大量繁殖，它们释放的毒素会导致中毒性休克综合征。大多数葡萄球菌感染用抗生素便可以治疗。根据美国疾病控制中心的数据，美国每年约有 94 400 人感染一种特别危险的菌株，这种菌株被称为耐甲氧西林金黄色葡萄球菌（MRSA），每年导致大约 1.9 万人死亡。

这些感染通常是在医院发生的。患者是去医院治病的，但却感染了致命的疾病。医院试图通过严格的消毒程序来减少 MRSA 感染。

研究人员希望用 CRISPR 来对抗 MRSA。德国马克斯 - 普朗克研究所的科学家们在《科学报告》（*Scientific Reports*）杂志上撰文，描述了他们对全基因组 CRISPR 筛选的结果，该筛选旨在寻找葡萄球菌致死的人体因素。首先，他们将研究范围缩小到最具破坏性的金黄色葡萄球菌毒素——有毒性的 α - 溶血素，以及在葡萄球菌感染中大量死亡的特定类型的人类细胞——骨髓细胞。敲除一些基因会让骨髓细胞在葡萄球菌的 α - 溶血素中存活吗？

当然，其中一个靶点是骨髓细胞上的细胞受体，α - 溶血素专门附着于此。ADAM10 受体已经成为针对葡萄球菌药物开发的焦点，这项研究再次证实，当该基因被关闭时，葡萄球菌毒素杀死骨髓细胞的效果较差。但研究发现，毒素还需要一些其他基因，所有这些基因都参与了在细胞表面呈现 ADAM10 的过程。换句话说，毒素需要落在 ADAM10 上，但它还需要其他基因来帮助定位它的着陆器。

我们一直在谈论靶点（目标基因），但如果你还记得，这个靶点治疗的故事线还有下一步。一旦我们知道了靶点的位置，第二步就是弄清楚如何让目标不再作祟。有了 CRISPR，或许有一天可以简单地关闭或替换人体中的这些目标基因，正如你所读到的，这种策略仍然面临着许多技术、监管和安全障碍。在此之前，医生们只能从侧面来解决这个问题，使用各种创造性的策略来影响这些基因或它们的表达。其中一种非常有前途的策略是，药物设计师希望不是直接针对基因，而是针对影响体内决定基因如何制造蛋白质的化学物质进行调整表达。

我们基因中的信息通过信使 RNA（mRNA）从细胞核传递到细胞中的其他地方，在那里 DNA 模板实际上被制造成了一种蛋白质。当 mRNA 被一种叫作 microRNA 的东西堵塞时，这个过程就会被破坏。你可以把 microRNA 想象成一层覆盖在盲文单词之上的白纸，mRNA 的信息被掩盖了，无法读取。

这个复杂的过程是如何治疗疾病的呢？通过合成一种专门用来与特定基因 mRNA 配对的 microRNA，医生们或许能够用这种方法抑制来自缺陷基因致病蛋白的制造（图 11.3）。相反，将体内的 microRNA 数量降低，研究人员能够更清楚地了解基因的活性，这用现有的方法很难做到。例如，p53 是一种已知的癌症抑制因子，如果能放大 p53 基因的活性，对它的研究就会方便很多。一种策略是使用分子“海绵”，在 microRNA 找到它的 mRNA 目标之前将其吸收，另一种方法则是使用 CRISPR。

2016 年 2 月出版的《科学报告》描述了 microRNA 是如何工作的。就像身体里的任何其他东西一样，microRNA 是必须被制造出来的。而且 microRNA 的模板存在于我们的基因中。这篇报道展示了

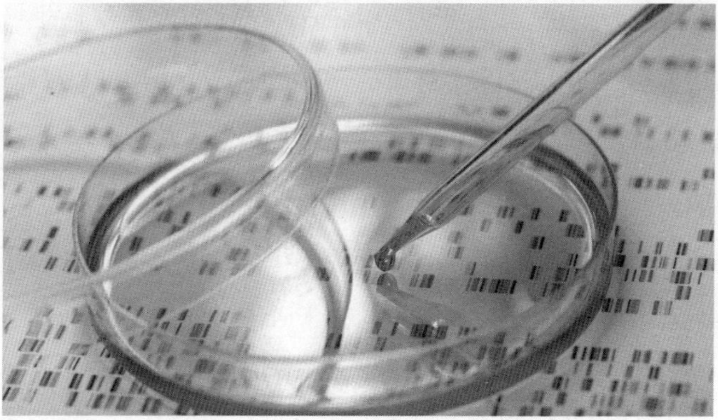

图 11.3　使用 CRISPR 寻找目标基因

中国科学家如何利用 CRISPR 敲除了制造 microRNA 的基因。他们首先在体外做了这个实验，然后他们在小鼠身上也试验成功了。当他们将 CRISPR-Cas9 系统引入小鼠体内时，该系统在小鼠体内很长一段时间内都阻止了靶向 microRNA 的产生。

当 microRNA 受损时，它的蛋白靶点产物增加。将 microRNA 作为药物靶点已经成为医学研究的一个完整领域。这项研究显示了一种方法，它意味着 CRISPR 在未来不仅可以被用来有效地关闭目标人类基因，而且，它也可以用来关闭那些关闭目标基因的基因。

然而，即使一只手拿着一个目标基因，另一只手拿着一种可能的治疗药物，也不能保证这种药物能在人体复杂的环境中发挥作用。例如，上述中国团队进行的研究中，将 microRNA 的总量降低了 96%。但是 96% 的减少量是否足以对疾病产生影响呢？在研发出一种候选药物之前，要花费数千小时和大量资金，在如此庞大的成本面前，我们需要以最谨慎的态度来进行评估。

2015年发表在《癌症研究》(*Cancer Research*) 杂志上的一篇论文描述了一种利用CRISPR解决这一问题的方法。CRISPR可以被用来剪切和替换基因，但使用这篇论文中的方法，甚至根本不需要移除任何一个基因。

这个方法简单来说就是直接切割基因组，插入一个新的序列，然后把所有东西重新缝合在一起。瑞士诺华制药公司（Novartis）的研究人员利用CRISPR技术，在基因中添加了少量额外的DNA，使由基因构成的蛋白质携带微小的标签，这些被称为降解决定子（degrons）的标签控制着蛋白质的衰变速度。有了这个系统，制造致病化合物的基因还会继续制造这些蛋白质化合物，但这些蛋白质会很快自毁。

如果研究人员还添加了一种解毒剂，一种保护这些蛋白质的所谓屏蔽化合物，这样他们就可以精确地控制体内潜在危险蛋白质的含量。这就像把普通的电灯开关换成调光开关一样。在对癌细胞的实验中，该系统成功地匹配了PI3Ka和EZH2抑制剂等现有治疗方法的已知效果，这意味着这项新技术可能具有与现有药物相同的治疗效果。

如果你已经读到了这里，恭喜你了解了这一章中讲述的足够让计算生物学家震惊的新技术。但结论很简单，除了被用作药物，CRISPR等基因编辑技术也被用来帮助我们发现新药。通过敲除数千个基因，CRISPR可以告诉我们疾病需要哪些基因才能存活或造成损害。然后，通过调整疾病细胞或人类细胞的基因，CRISPR可以向我们展示如何设计药物，并提高或降低这些基因的制造能力。

重要的是，使用 CRISPR 进行药物设计实际上并不依赖于使用 CRISPR 来编辑人体中基因的方式，它现在可以在实验室的培养皿中完成。这种基因编辑方法现在就在这里，并将带领我们找到更多挽救生命方法。

第 12 章

我们应该改变 DNA 吗？

影响进化的想法是有深远意义的。

2020 年诺贝尔化学奖获得者、生物学家詹妮弗·杜德纳博士

2014 年底，中国广州中山大学基因功能研究员黄俊久博士带领一个团队将 CRISPR-Cas9 系统注入人类胚胎。这个基因编辑程序的目的是纠正导致 β - 地中海贫血的基因。

这种改变如果成功了，而且胚胎能够发育成可存活的婴儿，将导致婴儿基因组的可遗传变化。这意味着研究人员将人工基因，引入了人类基因组的循环。我们的基因组是数百万年进化的产物。黄博士和他的同事们的工作有可能在一夜之间将我们从进化中解放出来。

很难说是幸运还是不幸，实验失败了。这项试验是有意在无法存活的胚胎上进行的，在接受测试的 86 个胚胎中，只有 28 个成功地进行了修改，其中只有少数含有了正确的替代基因。

研究人员在《蛋白质与细胞》（*Protein & Cell*）（包括《自然》和《科学》在内的几家国际领先期刊基于伦理理由，拒绝发表这项

研究）杂志上撰文称，修正后的基因只在 86 个胚胎中的 4 个里起了作用。如果要对能够存活的胚胎进行同样的尝试，则需要近 100% 的成功率。

该小组还发现了许多脱靶效应，这意味着 CRISPR 在基因组的其他地方发现了它的目标序列，在与地中海贫血无关的基因中进行了相同的基因替换。这项旨在为 CRISPR 在人类患者中的未来应用铺平道路的研究，反而成为一个警示：这项技术还远没有成熟，人类也没有为应用这项技术做好准备。

“设计婴儿”：违背自然与伦理

正如你所读到的，CRISPR 或其他基因编辑技术有三种可能用于人类细胞的方法。第一种方法是编辑从体内取出的成体细胞，使它们成为一种药物，然后再注入患者体内。第二种方法是编辑体内的细胞，纠正或消除人体组织中的问题。第三种是修改胚胎或生殖系细胞，即精子和卵细胞，它们将基因模板传递给发育中的身体中的其他细胞。

第三种用途非常有前景，它可以让医生在婴儿出生之前就纠正可怕的基因疾病，并确保婴儿不会将这些导致疾病的基因遗传给后代。囊性纤维化、镰状细胞性贫血、亨廷顿氏舞蹈症、杜氏肌营养不良症、某些癌症的易感体质及数千种其他遗传性缺陷将不复存在。全世界数百万人可以活得更长久、更健康。

尽管基因编辑系统有潜在的好处，但在伦理上，使用它来改变可遗传细胞中的 DNA 是最具挑战性的。正如 CRISPR 可以纠正色盲一样，它也可以用于制造蓝眼睛的婴儿。沿着这条路走下去，就是许多人所说的“设计婴儿”。“从预防疾病和缺陷，到编辑身高、智商或运动能力等特征的基因，如何在基因图谱上划定界限的问题只是冰山一角。”

加州伯克利的遗传学和社会中心是一个非盈利教育组织，致力于鼓励对人类遗传和生殖技术进行负责任的使用和有效的社会管理。该组织提出了美国应禁止用 CRISPR 修改人类生殖系的 7 个理由，具体如下：

> 1. **未来儿童的严重健康风险。**在生殖系细胞中使用 CRISPR 会导致可遗传的变化，这意味着所有被改变基因的生物体的后代都会继承这些变化。要预测这些变化在整个生命周期中的影响是不可能的。
>
> 2. **医学理由不足。**某些被认为需要通过编辑基因来实现的目标完全可以由其他方式实现，如通过胚胎筛选技术。CRISPR 和其他基因编辑方法可能不是对抗这些疾病的唯一方法，甚至不是最好的方法。
>
> 3. **人类喜欢工程产品。**父母试图通过鼓励孩子上音乐课或参加体育运动来塑造孩子的生活，这并不罕见，但他们是否也有能力或权利通过基因工程来塑造他们的孩子呢？
>
> 4. **侵犯了人类的共同遗产。**尽管我们每个人之间都有很多不同之处，但我们都受到人类 DNA 的约束。遗传学和社会中

心认为："人的一些特质可能并不受社会的欢迎，但这也只是社会系统中要解决的问题，如果基因技术让消除这种特质在生物技术上成为可能，会造成难以预料的问题。"

5. **破坏了数十个民主国家之间广泛存在的政策协议。**包括美国在内的40多个国家禁止对生殖细胞进行基因改造。然而，我们私人资助的生物医学部门不在这项协议被界定的范围内。美国生物医药公司应该破坏各国的政策吗？

6. **侵蚀公众对科学的信任。**科学家和人道主义工作者在进行疫苗接种等重大项目时，已经遭受过怀疑和抵制。改变人类基因遗传的实验有可能进一步削弱人们对科学和医学的信任。

7. **加剧世界上的不平等、歧视和冲突。**用该组织自己的话来说，"替换'坏'基因和引入'好'基因的行为，将反映出经济和社会特权阶层设定的标准。""这一现实可能使基因操纵成为另一种形式的歧视。"

这些观点在很大程度上得到了研究界的赞同。例如，在2015年3月出版的《自然》杂志上，5位领先的基因组科学家发表了一篇题为《不要编辑人类基因组》（*Don't Edit the Human Genome Line*）的评论文章。"在我们看来，利用现有技术对人类胚胎进行基因组编辑，可能会对后代产生不可预测的影响。这使得它很危险，而且在伦理上是不可接受的。若这类研究可用于非治疗性修改，我们担心，公众对这种违反伦理的行为的强烈抗议，可能会阻碍一个前景光明的治疗领域的发展。"

此外，对植物和动物进行可遗传改变，也可能导致环境问题。例如，虽然这些基因改变可以消灭携带疾病的蚊子，但对环境的长期影响尚不清楚，而且可能需要数年后才能知道。

这种操纵生态系统的“试一试”方法已经失败了很长一段时间。例如，一些亚洲鲤鱼被引入美国用于清理水产养殖池塘，它们逃进河流系统及邻近的湖泊，在那里它们已经吞噬掉了大量的生态能源，并且还在毁灭当地物种，更不用说这些鲤鱼伤及船夫和滑水者，以及在 2010 年密苏里河比赛中撞倒皮划艇的问题。

或者以 1859 年英国地主托马斯·奥斯汀（Thomas Austin）将欧洲兔子引入澳大利亚为例，这是该大陆物种灭绝的最重要因素之一。还有将猫鼬引入夏威夷的举措，本意是为了控制甘蔗种植园的老鼠数量，但猫鼬反而破坏了夏威夷的鸟类数量。

我们将把经过编辑的基因引入生态系统，其目的与引进非本地物种相同，都是为了引入有益的特性，如抗病性、消除病媒和提高粮食产量。但是，正如雷·布拉德伯里（Ray Bradbury）著名的小说《雷霆万钧》（*A Sound of Thunder*）中所描述的那样，我们很难预测看似有益的生态系统变化会产生什么样的连锁反应。在《雷霆万钧》中，一名时间旅行者只是意外杀死了一只白垩纪的蝴蝶，却给当下带来了意想不到的戏剧性后果。

同样地，如果基因工程能促进人类健康，它也会危害人类健康。以史为鉴，任何新技术被用作武器只是时间问题。阿尔伯特·爱因斯坦博士曾经说过：“我不知道第三次世界大战将使用什么武器，但是第四次世界大战使用的将是棍棒和石头。”基于基因编辑的武器能让社会回到石器时代吗，比如饥荒或瘟疫？

爱因斯坦的担忧得到了现代科学家的回应。生命伦理学家、纽约西奈山伊坎医学院哈里斯精准健康中心创始主任格雷戈里·斯多克（Gregory Stock）博士说，我们对人类增强的关注忽视了人类基因编辑可能带来的更大的邪恶："新技术可能已经落入不法之徒手中。"

"创造一个超级人种？不，这是一件极具挑战性和非常困难的事情，"斯托克博士说，"然而，我担心的是，有些人试图利用我们的新生物技术做一些可行的、真正具有破坏性的事情，比如制造能够杀死许多人的新瘟疫。世界上有些人一心要制造混乱，而这些人正是我们必须警惕的。"随着人们对CRISPR的伦理和社会影响越来越感到焦虑，科学界在2015年末举行了一次国际峰会，探讨人类基因编辑的各种影响。

来自20个国家的400多名科学家、生物伦理学家和监督团体的成员齐聚华盛顿，参加首届人类基因编辑国际峰会，包括三位CRISPR的先驱：哈佛大学和麻省理工学院布罗德研究所的张峰博士、马克斯普朗克感染生物学研究所的埃曼纽埃尔·夏彭蒂尔博士和加州大学伯克利分校的詹妮弗·杜德纳博士。

与会的专家们都被要求去决定是否暂停可遗传基因改造。是时候决定CRISPR在人类身上应用的近期前景了，用还是不用？

以下是会议发言的要点：

> "如果在研究过程中，早期人类胚胎或生殖系细胞经历了基因编辑，修改后的细胞不能用于受孕。"

"基因编辑的许多有前途和价值的临床应用，都是针对仅在体细胞中改变基因序列——即基因组不传递给下一代（本质上是精子和卵子）的细胞……因为建议的临床应用只针对接受它们的个人，所以可以在现有和不断发展的基因治疗监管框架内，对其进行适当和严格的评估。"

"除非和直到相关的安全及有效性问题已经得到解决，而且关于提议申请使用的适当性，已经达成广泛的社会共识，否则继续进行任何基因组编辑的临床应用都是不负责任的。目前，这些技术还没有达到任何临床应用建议的标准。"

峰会委员会没有建议禁止基因组研究，但在安全和功效问题得到解决之前，不鼓励使用它。事实上，许多人认为这次峰会是一次迟来的努力，把一个精灵放回了瓶子里。在2003年，随着人类基因组计划的完成，这个瓶子曾被打开了。

当使用CRISPR从DNA中剪切基因时，必须要知道这些基因的碱基对序列，这就是人类基因组计划所提供的。人类基因组计划还引发了另一项旨在操纵人类DNA的具有伦理挑战性的举措。

人类基因组编写计划：福音还是灾难?

现在，在人类基因组首次测序后的第20年，也就是说，在完全读懂之后，数十名美国科学家正联合起来，从零开始编写一个新的人类基因组。

2016 年 5 月，著名期刊《科学》发表了一封公开信，宣布了这一名为人类基因组编写计划（Human Genome Project-Write, HGP-Write）的项目。这篇论文的联合作者是 25 位科学家和商界人士，他们提议筹集 1 亿美元，用于在未来 10 年内合成最多 10 亿个碱基对的人类基因组（人类基因组有 30 亿个碱基对），这些碱基对可以在活细胞内发挥作用（图 12.1）。

图 12.1　人类基因组编写计划

该项目由哈佛医学院遗传学教授乔治·M. 丘奇（George M. Church）博士牵头，计划将这一人工基因组插入一个活的人类细胞中，以取代其天然 DNA，希望该细胞能够按照人工 DNA 提供的指令开始运作。

外表将是一个人类细胞，但它的活动和发育将是人造的。在未来，HGP-Write 还将创造动物和植物的基因组。正如文章中指出的，这可能带来的好处很多，包括使细胞具有抵抗病毒的能力，增加肿瘤抑

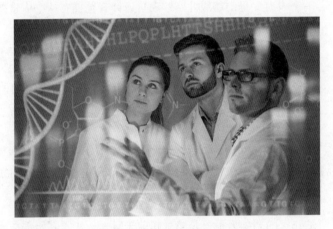

制基因来创造用于治疗的干细胞、提供新的药物开发平台，修改像猪一样的物种的基因，用来培养用于移植到人类身上的捐献器官。

然而，伦理方面的问题可能和潜在的好处一样引人注目。实际上，这篇论文建议建造人工生命。用化学方法制造人类基因组是个好主意吗？如果事实证明合成一个包含 10 亿个碱基对的基因组是可能的，为什么止步于此呢？为什么不设计完整的 30 亿个碱基对，用来培养一个没有父母的超级儿童？项目设计者会拥有这个人造基因组，以及由此产生的任何活细胞甚至人类吗？

大多数法院已经裁定，自然产生的基因不能申请专利，但这将是一个完全合成的基因创造。如果这仅仅是原始人类基因组计划已经确定和测序的副本，那么这些基因是自然产生的还是合成的？我们能设计出人造人来适应环境严酷的太空旅行吗？如果我们能合成基因组，理论上我们就能根据任何现有的 DNA 样本，比如阿尔伯特·爱因斯坦、甘地或去世的亲人，来再造婴儿。

科幻作家的想象力也只是略微超前于科学，从零开始创造人类的能力，会不会让那些恐怖电影和科幻电影中的情节真实出现？会像斯蒂芬·金 (Stephen King) 的《宠物坟场》(*Pet Sematary*) 中那样，可爱的动物从另一个世界回来，只是相貌略有改变？还是伍迪·艾伦（Woody Allen）的电影《沉睡者》(*Sleeper*)，一个未来主义社会试图从已故领导人仅存的身体部位克隆他？或者会有像彼得·奥图尔 (Peter O 'Toole) 扮演的科学家一样的人试图克隆他已故的妻子？顶尖科学家正在进行的研究正在把这些幻想变成现实，但它们带来的也许就不只是恐惧和欢笑了。

纵观人类历史，人类的自我意识和狂妄自大让我们将自己与自然区分开来，认为自己是唯一具有自我意识和天赋的物种。与其他动物不同，我们没有超强的力量、超常的奔跑速度、爪子、犄角或其他适应性的身体特征，我们靠智力生存。

我们是独一无二的。现在，由于生物技术、神经科学、纳米技术、机器人技术、人工智能和其他科学领域的发展，人类的智慧使我们有机会真正意义上将自己从大自然的结构中分离出来。到目前为止，我们倾向于认为自己已经超越了所有其他物种。“理性是多么高贵，能力是多么无穷无尽”，简而言之，与其他生命形式的区别比我们是什么更重要。

现在我们有可能在很多方面感受到明显的区别。如果认为我们有能够预测未来的能力，那就太自大了，未来是不可预测的。CRISPR 的先驱詹妮弗·杜德纳博士说，我们“可能正在接近基因疾病的终结”。

这一点不能被夸大，CRISPR 和其他基因编辑技术可以治愈自人类出现以来折磨人类的许多疾病。但它也有可能终结严格意义上的人类物种。我们不是由我们基因组的完整性来定义的吗？如果没有这种完整性，新的人工基因在人类中代代相传，我们还会继续是“人类”吗？现在的问题不是我们是否能从我们祖先的基因组中解脱出来，而是我们是否应该这样做。

第四部分

人类 2.0：我们即将步入的未来

Cells are the New Cure

没有什么不治之症，只有人类尚未找到疗法的疾病。

美国金融家伯纳德·巴鲁克（Bernard Baruch）

第 13 章

我们可以告别疾病和衰老吗?

老了让人感到累赘。

滚石乐队成员米克·贾格尔（ Mick Jagger）和
基思·理查兹（Keith Richards）

人类能永远活着吗？这是不可能的，但由于生存环境、疫苗、抗生素、卫生条件的改善、安全，以及充足的食物和水的供应，人类的寿命在人类历史上显著延长。克鲁马努人时代的平均预期寿命是18岁；在19世纪50年代，欧洲人的平均预期寿命是43岁。

现在，根据联合国最近的一份报告，美国女性的预期寿命为81岁，男性为76岁。这些数字比50年前的73岁和66岁有所上升。这形成了鲜明的对比，我们在短短几代人的时间里就增加了近十年的寿命。

我们现在正准备在延长寿命方面迈出下一大步。尽管衰老是生物学中最神秘的过程之一，但科学家们正开始揭开它的秘密。这些秘密和人体的许多秘密一样，都存在于细胞中，变异的细胞和受损的分子定义了衰老。基于细胞的疗法正在研发中，以对抗这种损伤，将人体重新制造成一台我们的祖先几乎认不出来的机器，并称之为人类 2.0。

作为一种自然现象，异常长寿、健康的人生我们并非闻所未闻。“超级老人”的说法已经存在多年。

1875 年，珍妮·路易斯·卡尔芒（Jeanne Louise Calment）出生在法国阿尔勒，就在列夫·托尔斯泰出版《安娜·卡列尼娜》的同一年，也就是亚历山大·格雷厄姆·贝尔为电话申请专利的前一年。13 岁时，卡尔芒遇到了文森特·凡·高（Vincent van Gogh）。凡·高曾在阿尔勒住过一段时间，并在那里作画。卡尔芒从来没有想过自己会活得特别长，她也没有故意做任何事情来延长自己的寿命。她嫁给了一个富商，从来不用工作，但她很活跃，打网球、游泳、打猎、滑旱冰，还骑自行车。

多年来，卡尔芒埋葬了 1934 年 36 岁死于肺炎女儿；1942 年死于食物中毒的丈夫；在 36 岁时死于车祸的唯一的孙子。

卡尔芒比人类发明飞行技术早 25 年出生，但她目睹了人类在月球上行走和国际空间站的建设。她经历了第一次世界大战、二战期间纳粹占领法国、朝鲜战争和越南战争，以及全球艾滋病的流行。

1975 年，也就是她 100 岁那年，卡尔芒终于放弃了骑自行车。她亲自绕着阿尔勒走了一圈，挨家挨户地感谢那些为她的百岁寿庆送上生日祝福的人。当卡尔芒 110 岁时，她的身体终于慢了下来，她搬进了当地的一家养老院。她 117 岁时戒烟，但直到 1997 年去世，她仍然每周吃两磅巧克力，喝波特酒，享年 122 岁。

珍妮·路易斯·卡尔芒并不是唯一的超长寿命者。一小部分人的寿命远远超过正常寿命，并且在他们 100 岁甚至更久的时间里仍然保持着活力。在纽约阿尔伯特·爱因斯坦医学院衰老研究所的长寿基因项目中，医学博士尼尔·巴兹莱（Nir Barzilai, MD）正在研究一群杰出的百岁老人。这些超级老人对健康长寿了解多少？

事实证明，并不是很多。“我们得到了很多完全不同的发现，”巴兹莱博士说，“他们没有吃任何特别的东西，也不经常锻炼。事实上，其中 50% 的人肥胖，50% 的人根本不锻炼，60% 的男性和 30% 的女性吸烟。其中一名研究对象已经去世，享年 110 岁，她已经吸烟 95 年了。”

事实上，它们可能受到了某种基因组成的保护。“我们已经发现了几种基因型，它们在我们的研究人群中具有功能相关性，”巴兹莱博士说，“这些基因实际上改变了人体中与寿命有关的一些东西。我们通过测序发现，这些人拥有胆固醇酯转运蛋白基因（cholesterol ester transfer protein gene, CETP），也就是所谓的长寿基因（longevity）或玛士萨拉 (Methuselah) 基因，这种基因能提高高密度脂蛋白胆固醇，也就是所谓的好胆固醇的含量。在 100 岁及以上的人群中，CETP 的比例会过高。”

即使是超龄老人，最终也会死亡。而当他们真的死亡时，往往与非百岁老人死于同样的疾病。“对我来说，这表明延缓衰老，而不是预防一种或多种特定疾病才是关键因素。”巴兹莱博士说。如果你没有足够的幸运拥有 CETP 基因，这里还有一个好消息，巴尔齐莱博士正在寻找和设计药物来模仿他们的效果。这些药物主要针对细胞退化、持续的轻微炎症，以及大多数与年龄有关的慢性疾病的

DNA 损伤。通过减少或逆转这些衰老的细胞标记，巴兹莱博士希望能够真正地减缓衰老过程，从而延缓与年龄有关的疾病发生。

其中一种神奇药物可能已经存在，那就是二甲双胍（Targeting Aging with Metformin，TAME）。二甲双胍可能是世界上使用最广泛的糖尿病药物，它最早是在 20 世纪 20 年代用从法国丁香中提取的化合物合成的。1972 年，该药物首次被批准用于治疗加拿大的 2 型糖尿病；22 年后，FDA 也采取了同样的措施。二甲双胍是一种著名的、经过充分研究的廉价药物，每片只需几美分。巴兹莱博士将很快测试它预防与年龄有关的疾病和延长健康寿命的能力。

具体来说，在接下来的几年里，这项针对二甲双胍抗老化的试验将在美国各地的 14 个老年中心展开。在美国老年研究联合会（American Federation for Aging Research）的协助下，巴兹莱博士预计将招募 3 000 名年龄在 70~80 岁的志愿者，并对他们进行为期 7 年的跟踪调查。

一半受试者每天服用二甲双胍，另一半服用安慰剂。当然，我们的目标是看看二甲双胍是否会延缓糖尿病以外疾病的发展，是否与其在动物实验中产生的效果一样，FDA 批准了这项人体试验。二甲双胍的作用机理是降低肝脏中的葡萄糖产量，增加机体对胰岛素的敏感性，这与糖尿病有明显的相关性。因为这种药物已经被广泛使用，医生和科学家有机会做一些有趣的观察。

“服用二甲双胍的人患癌症的概率要低 30%，这几乎适用于所有类型的癌症，除了前列腺癌，”巴兹莱博士说，“也有迹象表明二甲双胍可以防止认知能力下降。”更值得注意的是，英国研究人员在 2014 年发表于《糖尿病、肥胖与代谢》(*Diabetes, Obesity and Metabolism*) 杂志上的一份报告。该报告对 7.8 万名 2 型糖尿病患者进行了回顾性分析，研究发现服用二甲双胍的患者比非糖尿病患者长寿 15%。

想一想：服用二甲双胍的糖尿病患者比非糖尿病患者活得更长，没有糖尿病的人也能从这种药物中受益吗？巴兹莱博士希望在近几年内找到答案。

端粒：衡量衰老的分子尺度

另一个抗衰老的目标是解决人类染色体末端端粒长度减少的问题。人类细胞每分裂一次，就必须精确地复制 30 亿个 DNA 碱基对。人的一生中，体内任何一个细胞都会分裂 50~70 次。

因为复制开始于长链 DNA 的末端，所有这些复制都很难发生在染色体的顶端和尾部，所以染色体的每一端都有保护性的“帽子”，称为端粒。它们由长而重复的核苷酸碱基组成，其唯一的功能是保护 DNA 链的其余部分不受损害，允许细胞分裂而不丢失染色体末端的基因。但是端粒有自己的限制。

当我们出生时，我们的端粒有 8 000~10 000 个核苷酸长，随着细胞的分裂，端粒会变短。随着端粒的缩短，细胞自我修复和维持正常功能的能力也会减弱。最终，端粒会被降解到细胞无法再分裂的程度，科学家称之为海弗利克极限。细胞通过延长端粒长度来进行复制，直到达到海弗利克极限，此时细胞要么衰老，要么死亡。

端粒缩短的过程，被认为是细胞衰老的生化基础（图 13.1）。

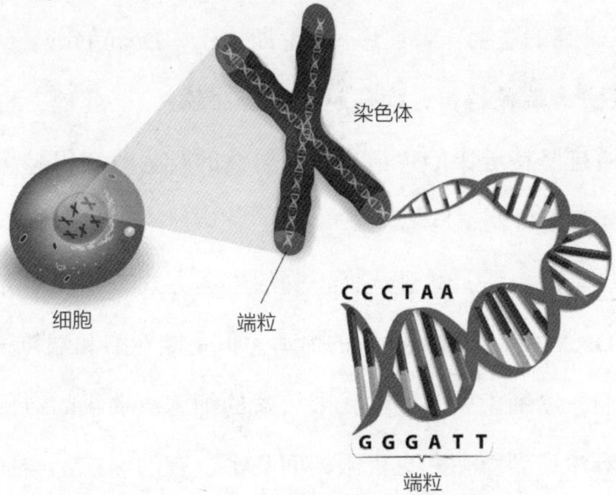

图 13.1 细胞核中的染色体

染色体的每一端都覆盖着一个 DNA 保护帽，上面有与 GGGATT 配对的 CCCTAA 核苷酸的长重复序列。端粒随着细胞分裂而缩短，最终导致细胞衰老与死亡。

现在，许多研究人员认为端粒长度是衡量衰老的分子尺度，而找到延长和保护端粒的方法可以逆转这些细胞的生物钟，从而延长人类寿命。事实上，较短的端粒在较老的细胞中更为常见，较短的端粒与一系列与衰老相关的疾病有关，包括中风、痴呆症、心血管疾病、肥胖、骨质疏松症和糖尿病。

好消息是，有一种叫作端粒酶的酶能够修复和帮助延长端粒，使细胞能够无限繁殖。更好的消息是，生活方式的改变可能会增加端粒酶的活性和帮助你延长端粒。一些小型的研究指出，一些人被认为患有前列腺癌的风险较低，是由于他们通过锻炼、改变饮食方式、压力管理和社会支持，刺激了体内的端粒酶活性。

“这些新发现表明，端粒可能会随着人们生活方式的改变而延长，”该研究的主要作者迪恩·欧尼斯博士（Dean Ornish，MD）说，“研究表明，端粒越长，疾病越少，寿命越长。”此外，科学家们还发现，通过坚持健康的生活方式，男性的行为改变得越多，他们的端粒长度改善得就越显著。

这些研究表明，通过选择正确的生活方式，我们实际上可以在基本的 DNA 水平上重塑我们的命运。但是端粒酶和端粒长度也有其负面影响，癌细胞就是能够无限繁殖的细胞。端粒的缓慢缩短会使细胞的寿命达到海弗利克极限，而几乎所有的癌症都会通过重新启动端粒酶的产生，破坏这个系统。

端粒酶越多，癌细胞重建端粒 TTAGGG 序列的速度就越快，超过了海弗利克极限并继续分裂。

因此，我们有一个类似于细胞衰老的问题。端粒的衰变过程是预防癌症的重要手段，也是细胞衰老的驱动因素。理论上有可能通过某种方式提高端粒酶活性来预防衰老的某些后果，而端粒酶活性反过来又会延长端粒，但有一个潜在的“第二十二条军规”：让正常细胞“不朽”的尝试,可能会赋予已经向癌症倾斜的细胞同样的能力。使用端粒酶疗法来延长寿命的代价可能是你的死亡。

那么，我们如何才能在不引发癌症的情况下，防止端粒缩短导致的衰老呢？研究人员最近在实验中报告了端粒延长的能力。端粒长度仅增加 10% 的细胞，在培养皿中分裂的次数比未经处理的细胞多出许多倍——皮肤细胞多分裂了 28 倍，肌肉细胞多分裂了大约 3 倍。

斯坦福大学率先采用了这种方法。2015 年，微生物学和免疫学教授，同时也是斯坦福大学巴克斯特干细胞生物学实验室 (Baxter Laboratory for Stem Cell Biology) 主任的海伦 · M. 布劳博士 (Helen M. Blau，PHD)，在有缩短端粒的细胞中“踩下了油门”。据该大学称，布劳博士的目标是提供一次性的端粒刺激，同时保证所有细胞正常逐渐停止分裂。

她的方法是以一种独特的方式作用于端粒酶。信使 RNA(mRNA) 携带一个细胞核中 DNA 的基因序列，其基因信息被用来在细胞的其他部分制造蛋白质。布劳博士的研究利用复杂的基因工程技术，按照端粒酶编码的 TERT 基因序列制造 mRNA。

随着人造 TERT mRNA 在布劳博士测试该技术的皮肤细胞制造机器中大量增加，细胞中的端粒酶大量繁殖，端粒酶开始用新的 TTAGGG 序列延长端粒。重要的是，被制造出来的 mRNA 被使用后会迅速降解，在 48 小时后完全消失。

布劳博士说：“现在我们已经找到了一种方法，可以把人类的端粒延长至多达 1 000 个核苷酸，使这些细胞的生物钟倒转，相当于人类寿命的许多年。”2015 年 1 月发表在 *FASEB* 杂志上的研究结果显示，端粒被延长的细胞，分裂能力是未经处理细胞的 40 倍 (人类体细胞的海弗利克极限在 50~70 个)。更重要的是，这种端粒延长的方法被认为不会导致细胞的分裂，也就是癌症。

布劳博士说：“这种新方法为预防或治疗老年疾病铺平了道路。还有一些与端粒缩短相关的遗传疾病，可能会受益于这种潜在的治疗方法，研究人员现在正在其他类型的细胞中测试他们的新技术。”

因此，虽然端粒短可能使我们容易患上某些退化性疾病，但允许细胞持续分裂可能并不总是一件好事，很长的端粒会增加癌症风险。端粒看起来应该像是姑娘的金发，不用太长也不用太短，刚刚好才是最美的。问题是，我们不知道端粒“刚刚好”的长度是多少，它可能对我们每个人来说都不一样。

用替代器官恢复健康并延长生命

这些针对纤溶酶原激活物抑制物-1(PAI-1)、端粒和衰老的方法，均在使用药物治疗或清除细胞。延长健康寿命的另一种方法则是简单地用一个新的器官替换一个老化的或其他衰竭的器官。当然，这种策略并不新鲜，连中学生可能都设想过，心脏是身体的主泵，当它发生故障时，身体就会死亡。第一次尝试用新的心脏来延长生命是从移植开始的。

1967年初，弗吉尼亚医学院的理查德·洛尔博士（Richard Lower，MD）将一名死于车祸的年轻人的心脏移植到一只狒狒的胸部，以观察人类的心脏能否在被取出后在异体内重新启动。洛尔博士的激进实验成功了，尽管后来狒狒因其体内免疫系统排斥人体组织而死亡。

在那一年晚些时候，南非内科医生克里斯蒂安·巴纳德（Christiaan Barnard，MBChB），进行了该国首批肾脏移植手术。他曾在明尼苏达大学 (University of Minnesota) 学过心脏手术，此后又做了一件以前没有人做过的事。

他从心脏病患者路易斯·沃什坎斯基（Louis Washkansky）身上摘除了有病的心脏，换上了一颗从车祸受害者身上摘取的心脏。尽管沃什坎斯基只多活了 18 天，最终死于肺炎，但他戏剧性地向世界展示了心脏移植是可能的，这为许多外科手术和药理在心脏移植领域的进展铺平了道路，最终使心脏移植成为终末期心脏病患者的一种常见疗法。

全世界进行了 10 多万例心脏移植手术，其中近 90% 的心脏受者存活了一年，近 80% 至少存活了 5 年（图 13.2）。我们现在的问题是没有足够的捐献心脏可用。据估计，目前美国大约有 4 000 名心脏病患者在等待捐赠心脏。

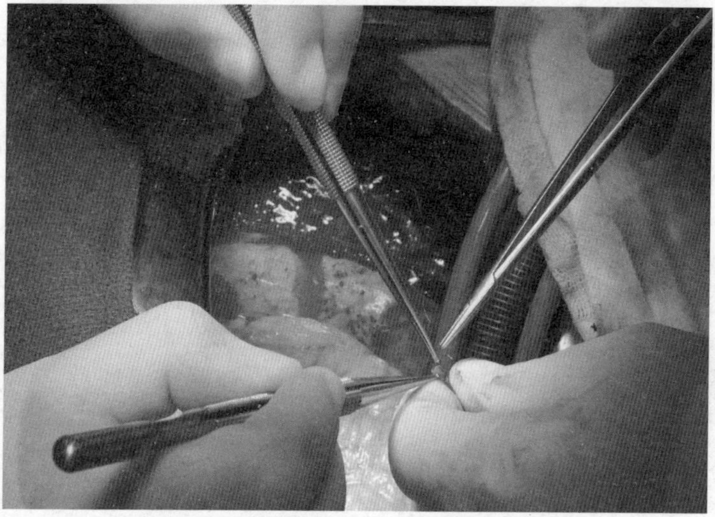

图 13.2　医生正在进行人类心脏移植手术

这些人濒临死亡，一些人患有长期心力衰竭，另一些人患有心肌疾病、冠状动脉疾病造成的不可逆转的心脏损伤，先天性心脏病和多发性心脏病，这些疾病无法通过任何其他药物或手术手段治疗。不幸的是，根据美国心脏协会（American Heart Association）的数据，每年只有大约 2 500 颗捐献心脏可供使用，这意味着成千上万的患者到死也等不到能够移植的心脏。

得克萨斯心脏研究所再生医学研究主任多丽丝·泰勒博士（Doris Taylor，PhD）认为，通过干细胞，最终将有可能构建一个新的功能齐全的心脏，并将其植入人体。她说，这将使人们有效地克服全球头号杀手——心脏病，并可能延长患者的寿命数十年。

泰勒博士使用了一种叫作全器官脱细胞的方法，成功地培育出了功能正常的老鼠心脏。这个为期两天的过程从将用作模型的心脏中取出所有细胞开始，只留下细胞外基质（细胞间的骨架），它缺乏遗传标记，不会在受者体内引发排斥反应。这个基质是生长新器官的支架。在用硫酸钠清洗后，基质被注入新生大鼠心脏的祖干细胞混合物。

播种 4 天后，泰勒博士的团队观察到了心脏收缩。8 天后，出乎所有人的意料，心脏开始跳动。这些镍币大小的老鼠心脏可以自己跳动，就像它们在活的动物体内一样。

泰勒和其他科学家希望利用同样的技术来构建新的人体器官，方法是将心脏、肝脏和其他器官脱细胞，这些器官要么取自人类尸体，要么取自猪等体型较大的动物，然后将患者自身的干细胞覆盖在这些器官上。由于这些新器官不太可能被身体排斥，所以不需要强大的抗排斥药物。这种方法可以带来几乎无限的器官移植供应，这些器官的功能和大自然母亲给我们的一样。

读者须知
Cells Are the New Cure

那些想要逆转衰老过程的人应该保持警惕。从干细胞混合物到端粒检测，再到未经检测和不受监管的膳食补充剂，一些不法销售人员和不可靠的诊所都从大众抗衰老治疗的普遍愿望中获得了巨大商机。我们可以理解他们为什么能从这个过程中疯狂获利。再没有什么能比时间的流逝更确定的了，它使我们许多人产生了对衰老的恐惧。

我们中的一些人能够与衰老和平相处，但让我们诚实地说，如果有一个真正的方法来延缓你身体内部的生物钟，你想不想抓住这个机会？谁不想呢？现在，有了经过科学同行评议后的细胞疗法，这将成为可能。现在，我们可以前所未有地看到身体表面以下明显的衰老迹象，了解在细胞甚至分子水平上驱动这一过程的基本生物学原理。当细胞衰老时，你也衰老了。现在，新技术开始实现减缓、停止甚至逆转衰老过程的古老梦想。

如何延缓细胞衰老？

几十年来，我们都知道细胞分裂的时间很短，然后会自我关闭，最终进行程序性自杀，这一过程被称为细胞凋亡。除此之外，它还是对抗癌症的基本防御手段。一旦一个细胞受到很危险的损伤，它就会衰老不再分裂，而不是继续复制受到危险损伤的 DNA。

一些衰老的细胞发生凋亡，而另一些则被免疫系统清除。不幸的是，随着时间的推移，免疫系统在清除衰老细胞方面的效率越来越低，因此衰老细胞开始在身体组织中积聚，包括心脏、肾脏、肝脏，或许还有大脑（图 13.3）。

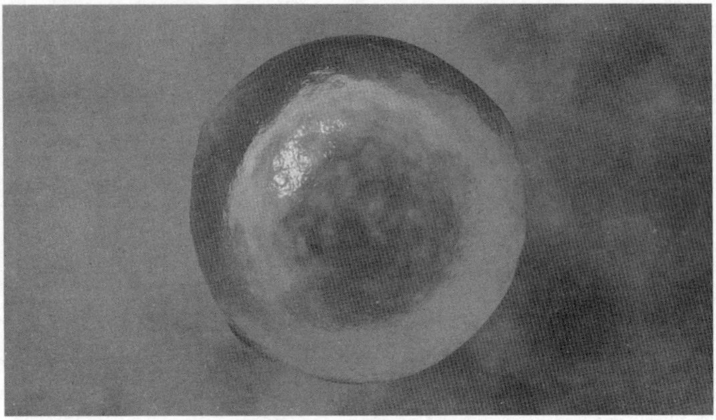

图 13.3　当细胞在生命周期中运动时它们自身会衰老

这些衰老的细胞不一定是休眠的或惰性的。当它们停止复制时，它们继续产生包括促炎细胞因子在内的混合化学物质，这些化学物质会破坏邻近的细胞并导致慢性炎症，而慢性炎症与大多数与年龄相关的疾病密切相关。最终，衰老细胞的副产品和废物不仅仅导致肌肉僵硬和关节疼痛。慢性炎症最终会以多种方式杀死你，包括致癌。

为了解衰老细胞到底有多危险，梅奥医学中心（Mayo Clinic）的助理教授、生物学家达伦·贝克博士（Darren Baker，PhD），梅奥医学中心的生物化学和分子生物学首席研究者简·范·德森博士（Jan van Deursen，PhD），使用了复杂的技术来观察如果清除了老鼠身上的衰老细胞会发生什么。“细胞衰老是一种生物学机制，其功能相当于受损细胞停止分裂的‘紧急刹车’。”德森博士说。

“虽然停止这些细胞的分裂对预防癌症很重要，但有理论认为，一旦拉下紧急刹车，这些细胞就没有存在的必要了。随着年龄增长而积累的衰老细胞大多是有害的：它们会引发炎症和酶，损害器官和组织，从而缩短你生命中的健康阶段。”

“我们认为这些细胞在积累时是有害的。我们将移除它们，看看结果如何，”贝克博士说，“我就是这么跟孩子们解释这个问题的。”

2016 年他们在《自然》杂志上发表的一篇论文描述了这一研究结果。重要的是，当他们给中年老鼠注射一种名为 AP20187 的化合物（名为达沙替尼的新药），实验药物从被治疗的老鼠身上找到并清除了一半以上的衰老细胞。

随着时间推移，这些老鼠比没有服用药物的对照组老鼠更健康。AP20187 帮助小鼠清除衰老细胞，减少了脂肪堆积，改善了心脏和肾脏的健康，减少了视力问题。他们在晚年患癌症的概率较低，而且更加活跃。接受药物治疗的老鼠比没有接受药物治疗的老鼠平均多活了 8 个月，这意味着老鼠的寿命延长了三分之一。如果不将其解释为药物可以影响衰老速度的证据，我们很难解读这一系列效应。

伦敦帝国理工学院研究衰老问题的临床科学家多米尼克·威瑟斯博士（Dominic Withers，PhD）说，研究小组的实验“让你相信衰老细胞是一个重要的目标，我认为这是一个可行的治疗方案”。

事实上，科学家们在这条道路上已经走得更远，用各种有前途的抗衰老药物正在进行开发和测试，也包括重新利用已经用于治疗其他疾病的药物（如果一种药物被批准用于一种用途，FDA 将允许医生在“标识外”使用该药物的合理用途）。这就是为什么针对肾脏疾病开发的促红细胞生成素（PROCRIT）后来被批准用于贫血。

同样的，非那雄胺，用于治疗前列腺肥大，最初以保列治（PROSCAR）的商品名销售，后来以保法止（PROPECIA）的名称用于治疗男性型秃发。

改变用途的药物明显的优势是，它们已经通过了人类药物安全测试，已经可以跳过新药开发的前期步骤。而像梅奥医学中心研发的 AP20187 化合物，还只是处于一个漫长而昂贵的过程的开始，在通过安全性和有效性测试后才可以使用。

2015 年发表在《衰老细胞》（*Aging Cell*）杂志上的一项研究测试了两种药物对衰老细胞的再利用。达沙替尼（SPRYCEL）是一种癌症药物，用于抑制慢性髓系白血病中发生故障的 BCR-ABL 融合基因（在第 9 章中详细讨论的费城染色体）。BCR 基因也是与衰老有关的连锁反应的一部分。达沙替尼打破了这条链中的一个环节，研究人员发现，达沙替尼有效地消除了衰老的脂肪细胞祖细胞。在这项研究中，他们将达沙替尼与膳食补充剂槲皮素结合。槲皮素是一种黄酮类化合物，存在于许多食物中，包括芸豆、刺山柑、莳萝和香菜。

槲皮素是一种抗组胺和抗炎药，研究表明槲皮素能有效地杀死衰老的人内皮细胞（人的心脏、血管和淋巴系统细胞）及小鼠衰老的骨髓干细胞。

当研究人员将达沙替尼和槲皮素联合应用于老年小鼠时，单次给药仅 5 天后，小鼠的心脏功能就得到了改善。在被辐射损伤肢体的老鼠身上，单次剂量的这种组合就能在长达 7 个月的时间里改善其肢体的功能。

年轻的老鼠接受达沙替尼和槲皮素的持续治疗，与年龄相关的症状发展较慢，包括骨质疏松症和椎间盘老化。研究人员在他们的研究中指出，“研究结果证明了选择性切除衰老细胞的可行性，以及达沙替尼在缓解虚弱症状和延长健康寿命方面的有效性”。

在 2016 年 8 月发表于同一杂志的一篇后续论文中，梅奥医学中心研究了达沙替尼和槲皮素持续治疗对心脏病的影响。有趣的是，他们将老年老鼠与胆固醇特别高的中年老鼠进行了比较。

两组老鼠的心脏功能都下降了。但是只有老年老鼠从达沙替尼和槲皮素的组合中受益。假设这种治疗针对的是衰老细胞，是说得通的，这个药物组合并非旨在帮助所有心血管疾病，所以这项研究表明，这个药物组合按预期产生了效果，逆转心脏损伤是通过特定方法清除与年龄增长有关的衰老细胞，所以对小鼠的高胆固醇问题影响并不大。

第二篇论文也以乐观的口吻结束：“这是第一个能够证明这一结论的研究，衰老细胞的逐渐清除能够改善与衰老相关的既定血管类型。”

科学家们现在正试图将这些小鼠实验结果应用于人体实验。基于梅奥医疗中心的工作，联合生物科技公司于 2016 年在旧金山成立了一家新公司，开发用于治疗和消除与年龄有关的疾病、延长健康寿命的药物达沙替尼。在几家风险投资公司和一家中国制药公司的支持下，联合公司将首先专注于开发能够预防甚至治愈关节炎、心脏病或失明的药物。

寻找大脑衰老的指纹，预防阿尔茨海默病

如果大脑跟不上节奏，保持身体充满活力又有什么用呢？阿尔茨海默病协会估计2016年美国有超过500万人患有阿尔茨海默病，到2050年这个数字将上升到1 380万。

随着患者的增加，照顾这些人的成本也将大幅增加。到2050年，阿尔茨海默病的相关支出将占医疗保险支出的三分之一。

从65岁开始，罹患这种痴呆症的可能性每5年翻一番，到85岁时达到近20%。阿尔茨海默病是美国第六大致死原因，也是致残的主要原因。它是10大死亡原因中唯一一种还无法预防、治愈或减缓的疾病。

这种惨淡的前景也使得阿尔茨海默病和其他与年龄有关的痴呆症的研究会特别有吸引力，即使是一种功效一般的药物也能带来改观。阿尔茨海默病往往是老年人的疾病，这一事实放大了这一点。如果一种治疗策略能将阿尔茨海默病的发病时间推迟几年，它将使这些人能够在意识清醒的情况下，正常地老去。

医生们时常谈论“寿命的平方”或“延长健康寿命”，这就是他们最在意的。我们的目标是让我们在健康的状态下活得更久，仅在我们死前有短暂的痛苦。

我们现在知道阿尔茨海默病并不是突然发生在老年的。相反，

这是一种几十年前就开始的连续不断的疾病。由于阿尔茨海默病的治愈方法仍然难以捉摸，许多研究人员正将注意力转向通过从中年开始的干预措施来预防这种疾病。因此，目前的研究大多集中在早期的大脑变化和早期诊断，目的是开发有效阻止这种疾病发展的治疗方法。

正如你在本书关于神经退行性疾病细胞疗法的章节中所读到的，干细胞的各种用途对治疗阿尔茨海默病大有希望。近年来，使用达沙替尼药物已成为另一种有吸引力的对抗疾病的策略。问题是，如果针对衰老的细胞疗法能让身体更健康，那么类似的策略在大脑中也能奏效吗？

回答这个问题的第一步是确保细胞衰老实际存在于大脑中，这个问题并不简单。因为神经元不会分裂，但并不能说它们是衰老的，人们生来就有几乎全部的神经元。

学习和认知的其他变化，是由于这些神经元连接成不同的网状结构，而不是由于新神经元本身的生长。神经元虽然不一定会分裂，但它们并不衰老，因此使用从大脑中清除不活跃神经元的药物，几乎肯定是一个非常糟糕的方法。

但神经元并不是故事的终点。令人惊讶的是，神经元甚至不是大脑中最多的细胞，这个最多的头衔属于支撑神经元的胶质细胞。就像这些胶质细胞可以分裂一样，它们也会衰老。

2015 年发表在《实验老年学》（*Experimental Gerontology*）杂志上的一篇综述指出，研究人员不仅发现了大脑衰老的指纹，其中包括促炎细胞因子和生长因子，而且随着时间的推移，这些化学物质的增加“有可能导致或加剧与年龄相关的病理变化”。

因此，大脑中的衰老细胞可以成为治疗与年龄有关的神经疾病的新治疗靶点。换句话说，细胞不仅完全有可能在大脑中衰老，而且当它们衰老时，会产生一些与年龄相关的疾病，治疗这种衰老可以帮助预防甚至逆转这些与年龄相关的疾病。

到目前为止，一切顺利。科学界已经定义了一个重要的问题，即衰老的神经胶质细胞在大脑中的累积。不幸的是，这项研究是最近才开始的。现阶段从小型期刊开始的研究往往局限于基础生物学的机制，而没有显示出在小鼠甚至细胞中可能的治疗效果。

其他抗衰老策略应用领域已经逐渐成熟，很有可能抗衰老药物会率先用于治疗心脏疾病。但这并不意味着这些以细胞为基础的抗衰老策略，在预防甚至治疗认知衰退及阿尔茨海默病方面没有强大的潜力。现在我们的问题已经明确了，一股科学浪潮正在聚集起来试图解决它。

通过基因编辑阻止衰老

许多研究人员正设想着通过遗传学来治疗衰老。正如你所看到的，许多针对衰老的基因入侵都与包括癌症在内的一系列基因序列无关。以 MYC 基因为例，这个基因编码了一种转录因子，这种物质可以改变许多其他基因的表达。

MYC 基本上是一个调节开关。研究人员认为 MYC 可能会影响人体 15% 的基因，其影响是多种多样且广泛的。然而，如果按功能对这些基因进行分组，就会出现几个主题，其中之一就是细胞分裂周期。当然，任何调节细胞分裂周期的物质都是癌症的诱人目标。

在这种情况下，癌症劫持 MYC 的表达，加快癌细胞的复制过程。这种基因在伯基特淋巴瘤中尤其明显，在肺癌、子宫颈癌、乳腺癌和胃癌等一系列癌症中可能也是一个重要的驱动因素。这意味着，总的来说，打开 MYC 的表达可能不是一个好主意。

但是当这个基因被关闭时会发生什么呢？布朗大学的一个研究小组决定找出答案。在不完全抑制基因的情况下，可能很难关闭一个基因，但一种方法行得通，只需要关闭一个染色体上的基因，让它留在另一个染色体上，就能造成一种称为单倍体功能不全的情况。

这就是布朗大学的研究小组所做的，破坏老鼠的 MYC 基因，然后与“正常的 MYC”老鼠进行繁殖。后代同时有一个正常的 MYC 基因和一个有缺陷的 MYC 基因的小鼠数量只有预期的一半。研究小组在 2015 年 1 月出版的《细胞》杂志上发表的文章标题总结了研究结果：“MYC 表达减少可以延长寿命，并且延长健康。”小鼠的免疫系统在较长时间内保持了较强的活性。

小鼠能够抵抗年龄相关性骨质疏松症和心肌纤维化。“他们似乎也更加活跃”，作者写道。此外，研究人员还发现，MYC 低表达的小鼠能更有效地燃烧能量，加快易得能量 ATP（细胞能量的基本货币单位）和脂肪的代谢。

同样，MYC 是一个要害。记住，虽然它主要调节细胞周期和能量等，但它的保护伞覆盖了一个人基因组的 15%，对很多部位进行上下调节。在这项研究中，小鼠似乎没有受到这种不加区别的基因调控的伤害，但是很难确定这种基因调控对人类的影响。

尽管如此，进一步的研究依然集中在 MYC 上，这只是十几种有希望的抗衰老靶点之一。其他研究人员正在研究制造端粒构建酶（端粒酶）TERT 基因。埃默里大学（Emory University）的一个研究小组已经确定 PGC-1a 是一种帮助老鼠抵抗衰老相关疾病的基因。美国国立卫生研究院（National Institutes of Health）此前的另一组研究表明，mTOR 基因的减少有助于保持小鼠组织的年轻，延长小鼠的寿命。

一个来自日本的研究组，使用 Klotho 酶来影响小鼠使用胰岛素的方式，从而延长了老鼠的寿命。确定一个基因抗衰老靶点，然后在小鼠身上进行靶点上下调节的策略，现在已经发展为一种很有前途的化合物——烟酰胺单核苷酸（NMN）的首次人体试验。

虽然许多抗衰老策略与癌症存在于同一个细胞空间中，但烟酰胺单核苷酸与糖尿病，以及红酒有着相同的空间。这是因为烟酰胺单核苷酸，可能像红酒和其他来源的白藜芦醇一样，会影响一类叫作乙酰化酶（sirtuins）的蛋白质的产生。这些蛋白质能调节许多与衰老相关的过程，包括炎症和身体对能量的使用。

2011 年，当伦敦玛丽皇后大学的研究人员给小鼠注射 NMN 时，他们发现 NMN 可以改善胰岛素分泌和胰岛功能。2016 年，一个日本团队招募了 10 名志愿者来测试这种药物，作为一个小型安全试验的一部分。如果这种药物被证明是安全的，该组织希望扩大试验范围。

其他抗衰老药物也曾在这条路上走过，它们都没有被证明能够减缓、停止或逆转人类的衰老。但是现在，随着知识和新技术的不断增长，许多研究领域的领导者相信，这个以基因为重点的抗衰老策略的时代，终于到来了！

在这些新方法的鼓励下，投资者和慈善家正在利用资金加快抗衰老研究的进程。帕洛阿尔托投资公司（Palo Alto Investors）是一家价值 10 亿美元，专注于医疗保健的私人投资公司。该公司总裁云俊博士（Joon Yun, MD）以 100 万美元的帕洛阿尔托长寿奖（Palo Alto Longevity Prize），在这个新生的延长寿命领域掀起了一股热潮（图 13.4）。其中“长寿示范奖”将颁发给那些能够破解实验动物衰老“密码”的研究小组。获奖者必须成功地将哺乳动物（如老鼠）的寿命延长 50%，大致相当于将美国人的平均寿命延长至 120 岁。“体内平衡能力奖”将颁发给能够恢复哺乳动物的心率变异性的研究小组（心跳之间停顿时间的变化是衡量心脏“年龄”的常用指标）。

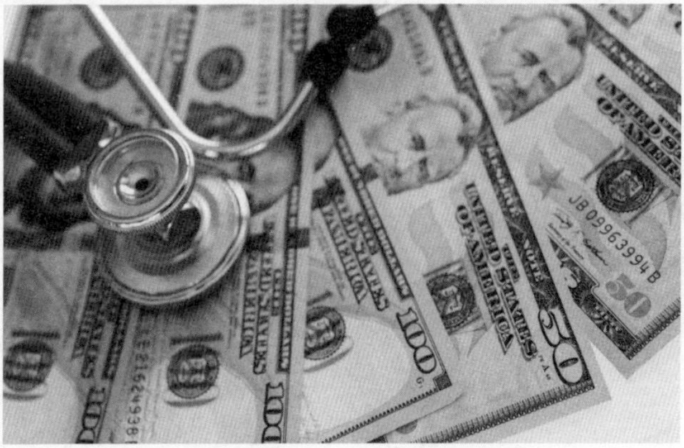

图 13.4　帕洛阿尔托长寿奖

云博士在接受彭博电视台（Bloomberg TV）采访时解释说，让身体保持年轻状态的疗法，将最终降低医疗成本。“把你的身体想象成一个体内稳态系统（是保持稳定平衡的能力），”云俊博士说，“当我们年轻的时候，这个平衡系统帮助我们的身体自我调节，当我们变老的时候，尤其是超过 40 岁的时候，这个系统开始崩溃。随着我们在科学上的所有突破，毫无疑问，我们可以解决寿命问题。我们认为帕洛阿尔托奖只是加快这一进程的一种方式。它迟早会发生，这只是在和时间赛跑。”

第 14 章

通往百岁人生的道路

名声来了又走。长寿是我们的目标。

美国著名歌手托尼·班奈特（Tony Bennett）

在我们努力延长人类寿命的过程中，我们在 20 世纪收获了许多唾手可得的果实。抗生素、疫苗和卫生设施在对抗疾病方面取得了进展；食品生产和物流改善帮助许多人避免了营养不良；在医院分娩的做法降低了妇女和婴儿的死亡率；我们对吸烟相关风险的理解已经减少了烟草使用造成的死亡。

根据 2002 年发表在《科学》杂志上的一篇文章的计算，这些进步导致从 1840 年至 2010 年，人类的寿命每年延长约 3 个月。美国中央情报局（CIA）出版的《世界概况》（*World Factbook*）估计，2010 年美国出生的婴儿预期寿命为 78.24 岁（另一方面，2010 年莫桑比克出生的婴儿的预期寿命只有 41.37 岁）。

尽管肥胖等问题影响了人们的寿命，但美国人口普查局（US Census Bureau）预计，在发达国家中，寿命延长的趋势将继续下去，到 2050 年将达到 80 多岁，到 21 世纪末将达到 90 岁左右的峰值。这些数字仅仅描述了预期寿命，即使在现在，有些人仍然比其他人活得长。

你从父母那里遗传的基因会影响寿命，但科学表明，生活方式的选择也会影响寿命。这方面的例子来自于对居住在加州的基督复临会教徒的研究。这个宗教派别非常强调健康的生活，其成员不抽烟、不喝酒、不吸毒、保持素食。

2001 年发表在《内科学文献》(*Archives of Internal Medicine*) 上的一篇论文报告了一项针对 34 192 名加州基督复临会教徒的调查。调查显示，"饮食、锻炼、体重指数和以前的吸烟习惯"，以及在必要时使用药物，"可以导致长达 10 年预期寿命的差异"。

换句话说，根据美国人口普查局的估计，美国婴儿的平均预期寿命将达到 90 岁，选择了正确生活方式的人最终应该能活到 100 岁以上，我们正在通往 100+ 的路上（图 14.1）。当然，沿着这条路走下去，我们必须度过 90 岁，多亏了加州大学欧文分校（University of California，Irvine）的研究人员正在进行的工作，我们已经对如何活到生命的第十个十年有了相当清晰的认识。

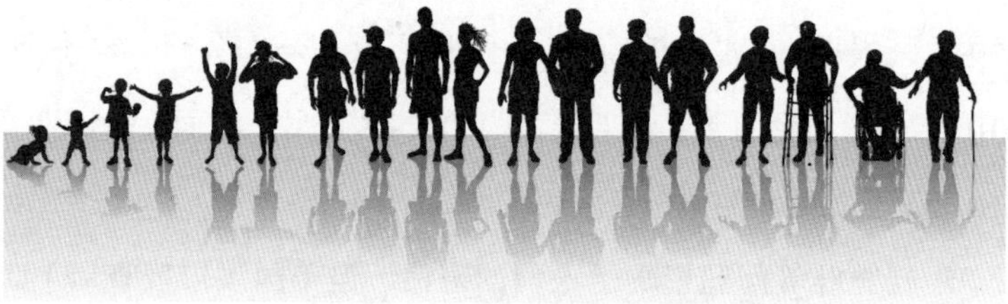

图 14.1　人类的生长和衰老示意

学习经营“90+”生活

休闲世界（Leisure World）是一个封闭的社区，由一排排单层的屋子组成，周围环绕着修剪整齐的草坪。如今，55 年以上的社区已经随处可见，但建于 1960 年的“休闲世界”却是美国第一个规划的大型退休社区。如今，这里居住着 9 000 多人，几乎都超过了 55 岁，其中一些居民的年纪还要更大。

鲁思·斯塔尔（Ruth Stahl）就是其中之一。20 多岁时，斯塔尔在一家军用飞机工厂工作，她的工作是给驾驶舱的仪表刻度盘涂上夜光漆。鲁思身上沾了太多的放射性油漆，晚上下班的时候，她身上都会发光。现在，96 岁的她开着一辆绿色大众甲壳虫，每天步行 5 千米，在瑜伽课上做肩倒立式。

斯塔尔的朋友简比她大两岁，19 年来每天都要抽一包香烟。对 106 岁的艾琳来说，这里就是切斯特菲尔德，虽然她多年前就戒烟了，但她仍然在晚饭前喝苏格兰威士忌。

他们是怎么做到的？部分原因是运气好。我们每天都在掷骰子对抗疾病和伤害，有些人几十年来一直没有得到好点数。然而，你可以做出一些选择，让你拥有“玩骰子”的优势，比如锻炼和健康的饮食，有些选择更令人惊讶。

虽然很容易在斯塔尔、简和艾琳这样的人身上看到这些众所周知的延长寿命活动的最终结果，但真正的反应发生在表象以下。这些女性所做的一切，以及你所能做的一切，都是为了让你的细胞保持健康。

在前几章中，我们探讨了细胞可以作为药物的观点，正确的细胞以正确的方式使用，可以帮助身体治愈许多疾病。但所有这些将细胞用作药物的创新用途，都是为了修复破损后的东西，就像把摔散的“蛋头先生”(Mr.Potato Head，动画片《玩具总动员》中的角色。——译者注）重新组装起来一样，破镜难圆。这里首先需要解决的问题是，确保玩具不会从墙上掉下来。从癌症到痴呆，再到身体的全面衰退，保持细胞的健康可能才是最好的药物。我们知道这一点是因为斯塔尔、简、艾琳和其他成千上万的超级老人自愿参加了一个独特的研究项目。

1981 年，加州大学欧文分校的研究人员向生活在“休闲世界”的近 1.4 万名老年人邮寄了调查问卷，邀请他们参与一个“休闲世界团体研究”（Leisure World group Study）。多年来，随着这些居民年龄的增长，很多居民已经去世，研究人员意识到，他们有了一个独特的机会，可以问问还在世的人怎样在 80 多岁甚至更老的时候还能继续茁壮成长。

到目前为止，已有 1 600 多人参加了这项名为“90 岁以上研究”的扩展研究，他们的参与使我们得出了一些关于什么有助于人类长寿的结论。

以下是这项研究中的一些关键发现：

提高你的心率。在这项关于 90 多岁老人的研究中，与每天锻炼不足 15 分钟的人相比，每天锻炼至少 45 分钟的成年人，在 8 年内死亡的可能性要低 27%。然而，那些每天只锻炼 15 分钟的人明显比那些完全久坐不动的人活得更长。

运动促进的身体健康和大脑健康之间也有很强的联系。2012 年发表在《神经病学档案》(*Archives of Neurology*) 上的一项研究测试了 629 名平均年龄为 94 岁的成年人的体能，其中四分之一的人被诊断出患有痴呆症。那么在这项针对 90 多岁人群的研究中，患有痴呆症和没有患痴呆症的参与者之间，是否存在可测量的差异？

为了找到答案，研究人员测试了参与者的握力、站立平衡、快速步行 4 米的能力，以及完成 5 个椅子站立 (从椅子上站起来，然后坐下) 的能力。结果表明，患有痴呆症和没有患痴呆症的参与者之间确实存在着巨大的差异，当然，这并不完全是大脑差异引起的。其中与行走速度的联系最为紧密，那些不能快速行走的人患痴呆症的概率是正常人的 30 倍。即使是行走稍慢的受试者，患痴呆症的概率也是正常人的 4 倍。

这并不是说体力活动减少会导致痴呆症，也许是痴呆症导致了行动能力下降。或者，运动能力下降和痴呆症都是另一种潜在疾病的症状。但进一步的研究表明，有规律的体育活动，即使是在老年，也能促进血液流向心脏和大脑，从而使脑细胞获得更多的营养。也有强有力的证据表明，锻炼，包括一些基本的日常活动，有助于促进新脑细胞的生长和细胞间的连接 (图 14.2)。

说到细胞的健康，从整体预期寿命来看，运动可能是最好的药物之一。

瘦不代表健康。我们的文化总是强调身体不健康和身体脂肪之间的联系，你可能会认为特别瘦的身体会帮助人们活得更久，但你错了。在这项针对 90 多岁群体的研究中，锻炼身体但仍能保持轻微

“超重”的老年人寿命最长。具体来说，身体质量指数（BMI）在25~30之间的参与者比BMI在18.5~24.9的参与者活得更长。

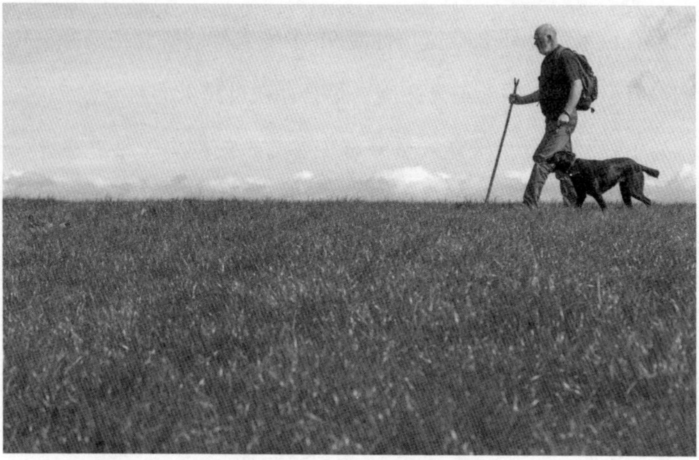

图14.2 加强锻炼

当然，这些“超重”的人也比BMI大于30的人活得更长，而BMI大于30的人被认为是“肥胖”。轻度肥胖的人寿命更长，原因尚不清楚，也许体重增加是整体营养更好的标志。也许体重超标的人寿命更长是因为他们有能力抵抗与年龄有关的肌肉和其他组织的萎缩，而这些萎缩会导致身体虚弱。不管原因是什么，在继续锻炼的同时增加几千克体重有益于长寿。

社会交往。锻炼大脑最好的方法是出门社交，而不是在家里玩填字游戏。经常走出家门，和其他人在一起，会带来快乐和乐观情绪，这对健康有保护作用。此外，社交场合会迫使大脑努力工作。对于我们这些习惯于社交的人来说，这可能看起来不像是一件伤脑筋的苦差事，但社交与那些可以通过猜谜游戏或其他方式测试或训练的分割技能不同，需要我们的大脑更充分的参与。

例如，1997 年发表在《自然》杂志上的一项研究指出，人类大脑的大小与我们最近的祖先不同，也正是从那时起，我们开始发展复杂的社会结构。更大的大脑导致了文明的发展，还是文明产生了更大的大脑，目前还不清楚，但无论如何，大脑和社会之间的相互作用在很大程度上造就了我们人类。

处理面部表情、推断他人意图、理解讽刺和幽默、预测互惠和竞争行为、判断对错等高级技能是人类大脑特有的。这项研究表明，持续参与社交活动能够刺激我们的大脑，从而改善认知健康，降低死亡率。

好的饮食。我们已经看到了饮食对轻度超重人群长寿的影响。但事实证明，吃什么和吃多少也很重要。

在这项针对 90 多岁人群的研究中，吃较少分量食物的人寿命更长，更不容易肥胖。用新鲜食品替代加工食品也会有很大益处，尤其是植物性食品，如蔬菜、水果、豆类和全谷物。其他一些发现更多地指向了人们不消费的东西——例如，不怎么吃红肉（猪、牛、羊肉）但更喜欢吃家禽和鱼的老年人往往会更长寿。但我们并不清楚到底是鱼和家禽有益还是红肉有害（图 14.3）。

适量摄入咖啡因和酒精。说到选择吃什么，2009 年发表在《国家癌症研究所杂志》（*Journal of the National Cancer Institute*）上的女性研究表明，即使少量饮酒也会增加患乳腺癌的风险，每天喝一杯酒会增加 12% 的患病风险。在肝癌、食道癌、头颈部肿瘤和结直肠癌中也发现了酒精和癌症之间的明显联系。不过，这项针对 90 多岁人群的研究表明，适量饮酒的老年人比不饮酒的同龄人寿命更长。

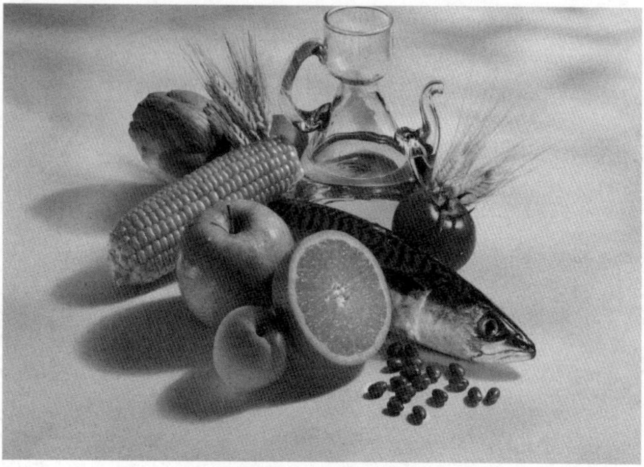

图 14.3 健康饮食

其原因可能是酒精的癌症风险被其益处所抵消，例如，少量饮酒的人更善于社交，也能改善情绪。毫无疑问，你在其他地方肯定也读到过，少量饮酒对心血管也有好处，如果酒中含有白藜芦醇，这种好处可能会被放大，就像红酒一样。这项针对 90 多岁人群的研究发现，适量饮用咖啡也存在许多好处，这与许多行为、社会、认知、情绪和身体因素密切相关。

保持细胞生态系统的整体健康

休闲世界的居民斯塔尔、简和艾琳是社交型的老人。他们经常锻炼，即使他们已经90多岁了，身体也并不瘦弱。他们吃得好，喝得适量。当然，即使他们早年吸烟或受到辐射，他们也很幸运地避免了与这些经历有关的疾病。

活过100岁需要避开随着年龄增长而来的各种状况。这项90+研究旨在确定能够帮助老年人避免痴呆症的生活方式因素。但是，与90+研究数据相结合的是反映我们总体死亡率的数字。健康的生活方式的选择有助于保持大脑敏锐，而不仅仅是避免了痴呆症。使自己细胞健康的老年人也更有可能避免其他的疾病，尤其是癌症。

良好的细胞健康预防癌症的原因是显而易见的。吸烟和酗酒会增加细胞DNA突变的概率，从而增加患癌症的概率。事实上，半个多世纪以来，我们一直认为癌症是突变的结果。由此，我们可以得出结论，我们活得越久，对自己的行为越粗心，我们就越有可能意外地发生导致癌症的DNA突变。

不幸的是，在过去的50年里，我们发现了这个模型的缺陷。例如，大型动物比小型动物更容易患癌症，这似乎是合乎逻辑的，因为它们有更多的细胞，因此有更多的机会发生基因突变。然而，蓝鲸一生中患癌症的风险似乎与老鼠差不多。这就是所谓的佩托悖论（Peto's paradox）：细胞越多的物种患癌症的风险应该越高，但事实并非如此。此外，如果癌症只源于随机突变，那么随着年龄的增长，风险应该会以稳定的速度增加。然而事实并非如此。相反，儿童患癌症的风险略高一些，然后在成年中期保持一个恒定的低概率，然后在老年人中急剧上升。

一定还有其他因素导致癌症。科学家们越来越清楚地认识到，癌症不仅是由带有突变的细胞引起的，还是由这些坏组织周围所有细胞的健康状况引起的。

把你体内的细胞想象成一块漂亮的绿色草坪。如果条件得到控制，草就会形成一种天然的屏障，抵御蒲公英等杂草。当草坪的生态系统是健康的，即使蒲公英得到了一个立足点，也会在生态系统的竞争中被打败。同样的道理也适用于你的身体，健康的细胞会优化健康的组织生态系统。当一个随机的突变碰巧生成了一个癌细胞，这种“蒲公英”不适合它所在的环境，会很快被淘汰。在健康的组织生态系统中，自然选择可以抑制癌症。

但是蒲公英很擅长挖掘被破坏的土地。当生态系统不健康时，形势就发生了逆转，蒲公英恰好能在草地上站稳脚跟。类比到你的身体里，当组织结构发生变化时，癌细胞的适应能力可能会突然超过健康细胞。

癌症突变一直在发生。然而，当你身体周围细胞的生态系统崩溃时，癌细胞能够利用这些紊乱的状态。在这个模型中，影响癌症风险的是你细胞整体的健康，而不仅仅是随机突变。

这种癌症的“自然选择”观点既能够解释佩托悖论，也能够解释癌症风险的非线性增加。蓝鲸发生的癌症并不比老鼠多，因为尽管有更多的突变，蓝鲸的健康组织可以像老鼠组织一样控制癌症。而到了老年，当组织开始分解时，癌症风险就会激增。这也意味着我们所能做的任何促进细胞健康的事情都能降低患癌症的风险。我们避免扰乱环境的时间越长，我们的健康细胞就会越长时间地保持对其最佳状态以适应健康的环境，并且更长时间地抑制癌细胞生长。

这不仅仅是一个轻率的假设。2015 年发表在《美国国家科学院院刊》(*Proceedings of the National Academy of Sciences*) 上的一篇文章将癌症与年龄相关性炎症联系起来。首先，这篇论文强化了一个观点，即致癌突变实际上降低了突变细胞在健康组织中存活的可能性。然而，当周围组织轻微发炎时，癌细胞更有可能存活，从而增加肿瘤发生的概率，炎症是老化组织的特征之一。论文中断言："这里的关键转变应该是从针对恶性细胞表型的治疗和药物，转向针对细胞适应性的治疗和药物。"

换句话说，我们针对癌症的尝试是基于一个突变导致癌症的模型。杀死具有这种突变的细胞，就等于杀死了癌症。但这种新的癌症进化模式意味着，我们可以用一种完全不同的方式控制这种疾病。我们可以使所有与癌细胞竞争的细胞更加健康，而不是杀死癌细胞。

这就是斯塔尔、简、艾琳和其他这个研究的参与者所做的。有规律的运动，良好的饮食和生活方式的选择，使他们的细胞保持健康；反过来，这些健康的细胞阻止癌细胞成为生态系统的主导。事实证明，从痴呆症到癌症再到心血管疾病等，通往 100 多岁的道路是由健康细胞铺成的。

第五部分

大资金、大数据以及生命重建的奥秘

Cells are the New Cure

人类一直非常谨慎地选择非常少的疾病进行根除，因为这是非常困难的。

美国微软公司联合创始人比尔·盖茨

第 15 章

大数据会带来更好的医疗吗？

可量化，即可管理。

现代管理学奠基人彼得·德鲁克（Peter F. Drucker）

在 1941 年棒球赛季的两场比赛结束之前，23 岁的泰德·威廉姆斯（Ted Williams）在波士顿红袜队（Boston Red Sox）的打击率为 0.39955。8 支全垒打之后，他又击出 6 支安打，使他的平均打击率超过 0.4，以 0.406 结束了这个赛季。

如果你多注意这类事情，你就会了解威廉姆斯是最后一个在大联盟以平均胜率超过 0.4 的打击率赢得总冠军的球员。另外，2016 年美国职业棒球大联盟至少有 19 名球员本赛季命中率达到 0.4 或更高。想要超过冠军的打击率，一个球员需要在 162 场比赛的赛季中出场 502 次（1941 年，一个赛季有 154 场比赛）。在 2016 年，在命中率超过 0.4 的球员中没有一位打出超过 25 支安打，而且大部分都是替补投手，只打了一两次安打。

简而言之，除非你有大量的数据，否则统计数据没有什么意义。

样本量越大，误差幅度越小。开始抛硬币，你可能在前 5 次投掷中出现正面。但是如果抛 500 次硬币，结果将非常接近硬币正反两面的真实概率，50% 正面，50% 背面。当然，医学统计也是如此。

如果两名患者在参与临床试验时接受了治疗，其中一人治愈了，这是否意味着药物的有效性达到 50%？如果两者都没有治愈，这是否意味着药物失效了？在这两种情况下，答案都是否定的，你不知道是药物还是运气导致了这些结果。你可能需要测试 200 名患者，以确定治疗是否有效或安全。当结果可能是一种渐进的改善，而不是只用有效或无效描述的治疗时，这一点尤其重要。

这就是数据如此重要的原因之一。随着临床试验的进行，数量带来的优势越来越明显，这就是为什么美国会有国家癌症数据库（NCDB）。它存储了超过 3 400 万条记录，显示了患者的诊断、治疗方法和结果。NCDB 的力量已经能帮助医生来决定癌症手术方案，放疗和化疗的排序、剂量和组合。

但新的治疗方法超越了疾病类型、治疗和结果之间的这种联系。新的治疗方法依赖于深入研究大量数据，以识别真正导致患者疾病的基因变化，以便将这些变化与针对这些基因的药物进行匹配。提供这些数据的新举措层出不穷，给 NCDB 增加了新的层次。

医疗大数据的新举措

ORIEN 和其他数据共享协作

当你仰望夜空时，你会看到无数闪烁的星星。也许你甚至能认出沿着天赤道的明亮恒星参宿四和参宿七。但要想把这些恒星看作猎户座的一部分，需要对它们进行多重解释。肿瘤学研究信息交换网络（ORIEN）的拼写与猎户座（Orion）略有不同，但其目标是相同的，在无数微小的数据点中寻找模式。

ORIEN是一项新的合作，它汇集了19个学术医疗中心的临床试验数据。除此之外，它还收集了一些数据，让研究人员能够超越药物与结果的比较，探索可能将两者联系起来的遗传因素。

这些数据来自3个方面：癌症患者服用多种药物后的临床结果（如NCDB数据）、详细描述构成肿瘤DNA的基因图谱，以及肿瘤本身的样本，这些样本可以提供癌症表达的蛋白质信息。截至2014年11月，ORIEN已经收集了超过10万个样本，每一个样本都包括显示构成肿瘤DNA的30亿个碱基对的基因测序。这样庞大的数据意味着什么？

首先，这意味着医生们正在向ORIEN这样的数据联盟学习如何使用基因靶向疗法，就像医生们向NCDB学习如何使用化疗等非靶向疗法一样。

这也意味着我们已经积累了大量的数据。隐藏在这些数据背后的是基于分子、基因、染色体和细胞的治疗方法，而新的法案正在抓紧利用这一收集信息的浪潮。美国第44任总统巴拉克·奥巴马2016年提出的“抗癌登月计划”（Cancer Moonshot Initiative）正在推动行业和学术医疗中心的数据收集。该计划由美国第47任副总统乔·拜登（Joe Biden）牵头。

2015年的精准医疗计划要求患者直接提供数据。2013年的大脑计划（通过推进创新神经技术进行的大脑研究）正在使用大数据来绘制中枢神经系统神经元之间的连接。2016 年启动的“国际人类细胞图谱计划”正在利用基因数据对人体数百种类型、亚型细胞进行分类和绘制。

我们可以看到大量数据直接导致新药物产生的例子：参加临床试验的患者越多，我们能知道的遗传因素影响药物反应和患者疗效的信息越多，我们就对新药物的有效性更有信心。但临床试验仅仅是个开始，有很多案例显示了大数据在生物医学研究中的重要性，让我们一起来看一些例子。

药物重新定位

非小细胞肺癌（non-small-cell lung cancer，NSCLC）已经成为个体化医疗的一个完美例子。最近已经批准了针对 ALK 和 EGFR 基因突变的治疗方法，临床试验正在测试针对其他几种常见 NSCLC 基因重排的药物，包括 NTRK、ROS1 和其他可能导致这种情况的基因。

不幸的是，与之相关的小细胞肺癌的治疗进展并不同步。事实上，目前还没有一种单一的靶向治疗方法被批准用于小细胞肺癌，而且已经有 30 年没有任何一种新的治疗方法改变了患者生存率。

现在，只有大约 5% 的小细胞肺癌患者能在 5 年后存活。小细胞肺癌治疗进展缓慢的一个因素是其罕见性，只有 10% 到 15% 的肺癌是神经内分泌细胞引起的小细胞肺癌。神经内分泌细胞会根据大脑发出的信号释放血清素等化学物质。

制药公司已经不太愿意花这 10 年的时间和 10 亿美元来开发和

测试一种新的药物治疗方法，因为这种疗法的患者受众人数太少，无法使这种药物盈利。

这就是为什么斯坦福大学露西尔·帕卡德儿童医院儿童生物信息学中心主任阿图尔·巴特博士（Atul Butte，MD，PhD）转向“药物重新定位”的主要原因。这一策略在第 14 章中进行了广泛的讨论，它是一种再次利用现有药物的巧妙方法。这些已成熟的药物不仅能够治疗指定的病症，在治疗其他病症方面同样有效。

巴特博士没有开发一种新的靶向治疗方法来对抗小细胞肺癌，而是希望能找到一种已经用于治疗另一种疾病的方法。和许多大数据的故事一样，这个故事从数据库开始，实际上是 4 个数据库。这些重要的数据库使巴特博士能够比较健康肺和小细胞肺癌患者的基因，并评估癌症治疗领域内外的许多药物的效果。

他利用前两个数据库寻找小细胞肺癌与健康肺细胞的不同之处。任何单个细胞都充满了太多与疾病或健康无关的随机基因变化，研究人员无法得出任何结论。但是当数以百万计的癌细胞与数以百万计的健康细胞相比较时，模式就开始出现了，大数据的放大镜让巴特博士看到了哪些基因变化在小细胞肺癌中最常见。这些差异倾向于两类，一类涉及细胞感知和适应钙水平的能力；另一类涉及神经内分泌细胞捕捉特定信号分子的能力，这些信号分子会告诉细胞该做什么。

有了这些信息，巴特博士转向药物数据库，寻找哪些现有已存在的药物会干扰这两个系统。其中一种药物是丙咪嗪，它从 20 世纪 50 年代就已经存在了，当时它被开发为治疗抑郁症的药物。丙咪嗪是一种小分子，它可以阻止神经内分泌细胞接收来自多种激素和神经递质（包括血清素、去甲肾上腺素、多巴胺、乙酰胆碱、肾上腺素和组胺）的信号。如果小细胞肺癌不恰当地开启了神经内分泌细胞，那么使用丙咪嗪来关闭它们似乎是合乎逻辑的，因为它可能对这种疾病有效。

这种深度的数据挖掘让巴特跳过了药物开发这一耗时的步骤。由于丙咪嗪已经被FDA批准用于另一种用途，因此没有必要进行昂贵的一期安全试验。因此巴特博士与斯坦福大学肿瘤学家乔尔·尼尔博士（Joel Neal，MD，PhD）合作，将该药物直接推向加州的一项针对小细胞肺癌患者的二期临床试验。

巴特博士说："一个实验室发现转化为可成功用于治疗的药物，通常需要10年以上的时间、耗费10亿美元，而我们正在把这个过程缩短到大约1到2年，且只耗费10万美元。"

重新利用药物并不是什么新鲜事。生发药物落建（ROGAINE）最初是为治疗高血压而开发的；伟哥（VIAGRA）的发现也是如此。这两种药物的现代用途都是偶然发现的，当患者注意到这些副作用时，这些药物就会被重新使用。大数据让像巴特博士这样的科学家通过主动寻找"副作用"来取代碰运气，而这些"副作用"可能是可行的治疗方法。斯坦福大学不是唯一在寻找这种方法的地方，这种计算药物重新定位的方法正在迅速发展。

哈佛大学的研究人员对1937年批准用于治疗肺炎的药物戊烷脒使用了类似的方法，将其重新定位用于治疗转移性肾癌。纽约城市大学亨特学院（Hunter College）的研究人员对药物数据和疾病遗传学数据进行了筛选，结果显示，2 型糖尿病药物二甲双胍对 EGFR 和 SGK1 基因变化引起的癌症（图 15.1）有抑制作用。

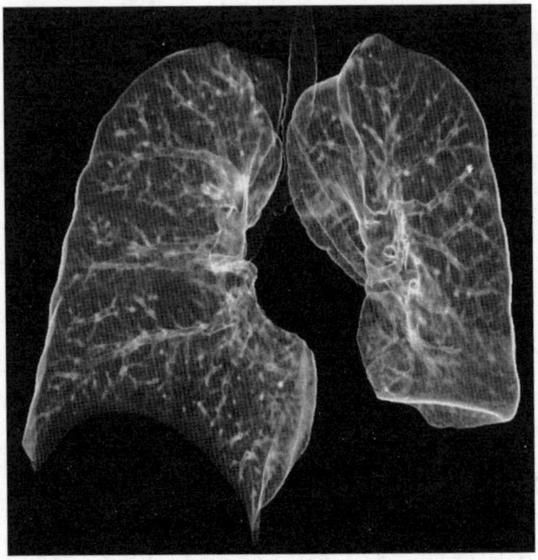

图 15.1 肺癌

虽然肺癌通常发生在肺的一个部位，但它在引起许多症状之前会扩散到身体的其他部位。

我们服用阿司匹林治疗头痛，但它也能降低心脏病发作和中风的风险。大数据向我们表明，许多药物可以重新定位，以治疗其设计初衷之外的病症。就像这些数据让我们重新定位旧有药物一样，它也在帮助我们从已经开发但从未使用过的药物中大海捞针，找出新的药物。

药物库

现在，许多制药公司正在开发尚未与目标相匹配的药物“库”。

药物库的一个主要类别包括酪氨酸激酶抑制剂（tyrosine kinase inhibitors，TKIs），可阻止蛋白质获得其活跃所需的能量。许多蛋白质可以被特定的 TKIs 关闭。像伊马替尼（用于治疗慢性髓系白血病和其他疾病，参见第 9 章）和克唑替尼（用于治疗非小细胞肺癌）等药物就是关闭导致疾病的蛋白质的 TKIs。

什么样的 TKI 会成为下一种救命的药物？只要 4 000 美元多一点，Selleck Chemicals 公司就会寄给你 171 个 TKIs 样本，你可以根据自己的意愿对它们进行任何疾病细胞的测试；BOC Sciences 公司拥有 118 个完全不同的 TKIs 图书馆；Calbiochem 公司提供 80 个 TKIS，超过 500 美元的订单可以免费送货！事实上，已经开发出针对 500 多种已知酪氨酸激酶的药物，每一种都能够关闭可能与疾病有关的蛋白质。

然而，匹配一种致病蛋白质和关闭它的 TKI 并不简单。不幸的是，遗传疾病通常是由复杂的蛋白质网络引起的。我们面临的挑战是如何找到与致病蛋白质网络最大区域重叠的 TKI，同时排除掉不在网络中的蛋白质。

这就是大数据发挥作用的地方。直到最近，这个标记为 AZD6244 的化合物还被放在 TKI 图书馆的一个布满灰尘的架子上，这个图书馆是由科罗拉多州博尔德的 Array 生物制药公司（Array BioPharma）开发的。科罗拉多大学癌症中心的研究人员开发了一个名为 K-MAP(激酶图谱) 的数据库，其中也包含了这种基因。当时，K-MAP 包含了大约 250 万个数据点，包含了 10 000 个化合物。AZD6244 只是未经测试的 TKIs 的沧海一粟，直到 K-MAP 把它拉出水面。研究人员发现，一部分结直肠癌似乎是由酪氨酸激酶 MAPK 引起的。（是的，这是一个非常令人困惑的名字，MAPK 是有害的蛋白质；K-MAP 是数据库工具。）

K-MAP 数据库预测，AZD6244 与免疫抑制药物环孢霉素在抑制 MAPK 方面将发挥良好的作用。从大量数据中提取的 K-MAP 提出了一个流线型的假设：AZD6244 加上环孢霉素可以抑制 MAPK 大肠癌。这个药物组合进入了测试阶段，也有了一个真实的名字：司美替尼。在对细胞和小鼠进行试验得到非常有希望的实验结果之后，这种药物组合现在正在进行人体临床试验。

在 K-MAP 数据库的 250 万个数据点中，很有可能还有更多的治疗方法有待发现，而这只是一所大学的一个工具。在美国乃至世界各地，大数据正在从图书馆中提取药物，并用它们治疗疾病。

药物设计与疾病预防

1984 年，美国国立卫生研究院的科学家们设想了一个雄心勃勃的项目：对 30 亿对人类基因组进行测序。这个想法在 1990 年得到了资助，人类基因组计划很快就得到了包括美国、中国、法国、英国、德国和日本的 20 所大学的帮助。该项目对少数匿名捐赠者的 DNA 碱基对（主要是来自美国纽约州布法罗的一名男子的基因组）进行测序，然后将这些 DNA 串叠加起来，以消除大多数随机的基因突变。

该项目还试图绘制出基因之间的界限，以便在这 30 亿对碱基对中找出组成大约 22 300 个蛋白质编码基因的部分。

研究人员花了10年时间和30亿美元才宣布他们已经完成了“人类参考基因组”的草图。如今，花费约1 000美元，科学家和医生就可以在几小时内为单个样本或患者的基因组测序，这展示了新技术惊人的威力。但是人类参考基因组仍然只是路线图。通过对我们认为正常的事物进行新的排序，我们可以看到重要的变化和差异。在新技术的推动下，人类基因组计划的成果正在推动药物设计模式的转变。盲目对样品进行药物检测的试错策略已经过时，新方法是定义并针对引起疾病的特定基因。

现代计算机的能力使我们能够在短时间内比较大量的基因点。在使用新一代测序技术定义基因序列后，研究人员将这些序列与“正常”序列进行比较。错配表明从病变组织中提取的基因与健康组织中的相同基因不同，这意味着该基因可能影响疾病，并提供了一个可能的药物靶点。为了瞄准攻击这些靶点，研究人员将新一代测序技术与高通量筛选技术配对。该系统使用带有数千口小孔的钢板和自动系统，这些系统将测试化学品喷入这些孔中。

通过这种方法，研究人员可以筛选数千种化合物来对抗一种疾病细胞，或者可以筛选一种化合物来对抗多种细胞。事实上，描述如何处理高通量筛选数据的医学期刊研究论文，几乎和描述该技术研究结果的论文一样多。

另一种基于大数据的药物开发技术似乎更具未来感。还记得你刚刚读到的，阻止蛋白质获得激活所需的能量的酪氨酸激酶抑制剂吗？问题是TKIs只对特定的蛋白质起作用，而研究人员已经找到了许多其他可能导致疾病的蛋白质。

以 RAS 蛋白为例。在一些癌症中，RAS 家族蛋白作为一种开关激活失控的细胞分裂，这是癌症的主要特征之一。尽管经过了几十年的努力，医生们还是无能为力。酪氨酸激酶抑制剂、基因治疗、抗 RAS 免疫治疗或其他的策略都无法阻止这个罪犯继续其致癌事业。

2014 年发表在《自然》杂志上的一篇文章指出，“尽管经过了 30 多年的努力，但仍没有一种针对 RAS 致癌蛋白的有效药物抑制剂进入临床阶段，这促使人们普遍认为 RAS 蛋白是‘不可用药的’。”想象一下，知道一种疾病的起因却无能为力，这是多么令人沮丧啊！

现在也许有办法了。当蛋白质从不活跃转化为活跃时，它们会改变形状。在某些情况下，有可能在这个过程中插入一个“扳手”，使蛋白质停止转动。一些蛋白质有一个口袋，在激活时可以关闭或扭转，特殊形状的分子可以附着在这个口袋上，保持它打开，从而阻止蛋白质的激活。什么“特殊形状的分子”能装进蛋白质的口袋？这是大数据需要解决的问题。答案是“虚拟药物对接”。正确的分子就像一把钥匙插进锁里一样，适合蛋白质。但要找到合适的钥匙，可能需要从数百万把钥匙中进行排序检索。

2014 年发表在《自然》杂志上的一项研究描述了弗吉尼亚大学、科罗拉多大学和耶鲁大学的研究人员用来测试这些钥匙的策略。他们为其中一种 RAS 蛋白制作了一个数字模型，并使用复杂的软件对其进行分子轰炸。他们总共对接了 50 万个分子，其中 88 个似乎是合适的。然后他们将这 88 名候选分子的真实样本带到实验室，使用高通量筛选来测试它们对癌细胞的抵抗力。

从这次筛选中发现了药物 BQU57。从技术上讲，这根本不是一种药物，而是一种无害的小分子，只是碰巧有正确的形状。但在小鼠实验中，BQU57 开始看起来更像一种药物，减缓了实验动物体内肿瘤的生长。这项研究是大数据在药物开发中的价值的完美示例：基因测序发现，RAS 家族蛋白是多种癌症的驱动因素；药物对接快速筛选了 50 万种化合物，以提供候选分子；高通量筛选测试了 88 个候选分子来对抗癌细胞；由此产生的数据驱动的发现 BQU57，现在正作为第一种治疗 RAS 驱动癌症的方法，走向临床试验。

在本章中，你已经了解了 DNA、药物和临床试验的“大数据”的使用。但大数据最重要的应用可能是在实验室之外，促进健康的数据可能就在你的口袋里。数据挖掘精心挑选的新疗法只是解决问题的一个方面。

生活方式影响着许多疾病的发展，通过智能手机获得的数据帮助我们人类跟踪和调整我们的生活方式，能够抵消许多危险的情况。

你的心率和血压是多少？你今天走了多少步？你心情如何？你的睡眠模式是什么？

你的生育周期在哪里？你今天吃了多少千卡热量？你锻炼了多长时间？

如果你正在使用基于云计算的应用程序来记录这些东西，那么当你知道“老大哥”也在监视它们时，可能会感到不安。除了这些个人的、有时是被动的数据收集之外，你还能从一位仁慈的数据监督者那里获得拯救生命的建议。

想象一下，如果你能知道自己患心脏病或糖尿病的确切风险，你会怎么做？再想象一下，用你的智能手机来改变生活方式，降低这种风险。如果风险非常高，你可能能够在发病前治疗；如果患病的风险较低，你可以和你的医生合作，避免不必要的药物和程序。通过数据的镜头来观察我们自己生活中的特定信息，可以帮助我们预防那些科学家正在努力治愈的疾病。

第 16 章

慈善事业推动医疗创新

除非像你这样非常关心，否则一切都不会变好，绝不会。

美国著名作家、“苏斯博士”

希奥多 · 苏斯 · 盖索（Theodor Seuss Geisel）

詹姆斯 · 布坎南 · 布雷迪（James Buchanan Brady）出生于 1856 年，是纽约一家沙龙经营者的次子。他 11 岁离开学校，开始工作养家糊口，最后找到了一份工作，卖用来锯铁轨的锯子。后来他掌握了对钻石和其他珠宝的鉴赏能力，随着他在销售上的成功，他的钻石收藏也越来越多，因此赢得了“钻石吉姆”的绰号。

布雷迪以他的商业技巧而闻名，同时也以他惊人的胃口而闻名。他的早餐通常包括一加仑（1 加仑约为 3.8 升）橙汁、半打鸡蛋、薄煎饼、鱼蛋糕和排骨，每天的食物消费量都在增加，包括几十只牡蛎和蛤、水禽、龙虾、烤肉和各种野禽。

1912 年，已经患有糖尿病、肾病和其他疾病的布拉迪患上了前列腺疾病，这极大地影响了他的排尿。波士顿和纽约的医生已经告诉布雷迪，由于他患有心脏病和糖尿病，医生们无法帮助他进行任何手术。于是布拉迪前往巴尔的摩寻求其他建议。

“我的办公室里出现了一个高大魁梧的男人，长着一张坚毅的脸。”休·汉普顿·杨博士（Hugh Hampton Young, MD）回忆道。他是约翰·霍普金斯医院（Johns Hopkins Hospital）的一名天才医生，27 岁时被任命为泌尿科主任。“他穿着一件整洁、合身的晨礼服，但领带上有一颗巨大的钻石，从他的背心、表链、袖扣和手杖上也能看到闪闪发光的钻石。他看起来真的和他的绰号一样。”

杨博士向布雷迪解释了他开发的一种新方法，这将有助于减轻布雷迪前列腺的压力。1912 年 4 月 7 日，杨博士将可卡因注射到布雷迪的尿道，使其麻木，然后从膀胱颈部取出 3 大块组织。在治疗成功后不久，一直心存感激的布雷迪捐赠给约翰霍普金斯大学一座研究所，命名为詹姆斯·布坎南·布雷迪泌尿学研究所。

“他的珠宝、他的汽车、他著名的晚餐，以及他在整个美国铁路高层中拥有的亲密的朋友，都足以给布雷迪贴上非凡的标签。他内心单纯，已经退休，是我见过最体贴最慷慨的男人。”杨医生写道。

布雷迪的礼物象征着美国慈善事业的黄金时代。当时，约翰·D.洛克菲勒（John D. Rockefeller）致力于教育和宗教事业（图 16.1），而安德鲁·卡内基（Andrew Carnegie）则在修建图书馆。连亨利·福特（Henry Ford）也把自己至少三分之一的财产捐给了包括医院和博物馆在内的慈善事业，他写道：“一旦人类的帮助系统化、组织化、商业化和专业化，它的核心就会消失，变得冷酷无情。”在全国范围内，像戴蒙德·吉姆（Diamond Jim）这样的慈善家正在用他们的财富建造医院，并为医院配备大量有才华的研究人员。

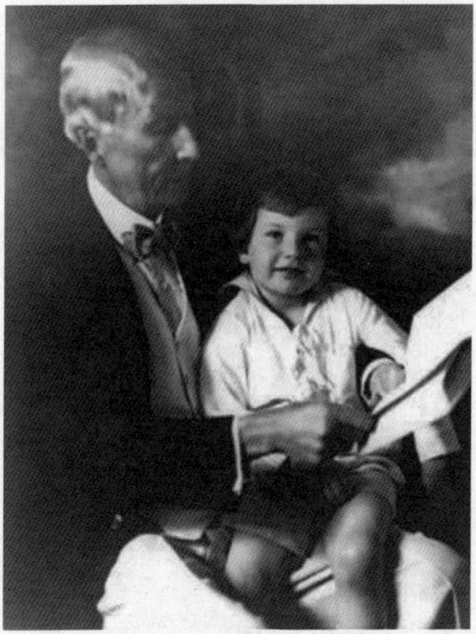

图 16.1 洛克菲勒祖孙

美国医学慈善家老约翰·D. 洛克菲勒（John D. Rockefeller）和他的孙子大卫·洛克菲勒（David Rockefeller）。老约翰·D. 洛克菲勒在全球范围内支持医学教育，大卫·洛克菲勒（David Rockefeller）继承了他的家族遗产，认为“慈善事业是改变社会的基本革新的一部分”。(公开图像)

这些捐赠被证明是国家的重要投资，帮助美国超越欧洲成为生物医学研究的领导者。然后，大萧条导致了慈善捐赠的崩溃，剩下的大部分都转移到了社会服务领域。随后，联邦政府采取了一些措施填补医学研究经费的缺口。

1930 年，《兰斯德尔法案》(*Ransdell Act*) 通过后正式成立了国家健康研究所，1937 年，国家癌症研究所紧随其后成立，战后又成立了其他几家研究所，包括国家心脏研究所和国家心理健康研究所。

不过，私人慈善事业在医学界一直都存在着。例如，霍华德·休斯（Howard Hughes）于1953年开始资助研究。但是越来越多的人认为，医疗研究的财政需求已经纳入了一个庞大的联邦体系，因此它们不再是私营机构的责任。我们的税收增加了政府拨款，这些拨款资助了研究（图16.2）。

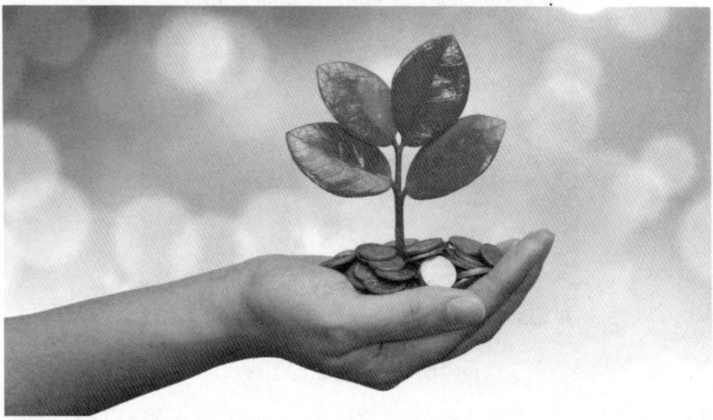

图16.2 投资医学研究

1980年，《拜杜法案》(*Bayh-Dole Act*) 为这一体系的重大转变设定了基本规则，允许医院和大学拥有自己的研究成果，同时与私营机构接触，开发和销售自己的产品。这是一种有益的伙伴关系，企业可以有效地将基础研究外包给学术界，而学术界非常乐意继续专注于深度科学，而他们的发现也给企业提供了研究线索。这个简单的体系在21世纪初一直运转着，学术界研究基础科学，企业将其推向市场，双方均在其中受益。

据美国大学技术经理协会（Association of University Technology Managers）估计，2013年的授权活动包括818家初创公司，它们是围绕美国研究中心的专利医疗发明和其他发现成立的。同一年，在学术界开发的药品、设备和技术的专利使用费总计为230亿美元。

然而，这一安排也意味着，纳税人的钱第一次有了比促进医学发现更深一层的目的，这些钱可以用来赚更多的钱。但如果最终的目标是收回投资，那么公众对研究花费的公共投资需要有极大的信心。这是因为由美国国立卫生研究院分配的纳税人的钱，要为许多失败的项目买单，还要为许多看似无关紧要的发现打下了基础。

换句话说，公众希望他们的投资有结果，而这些结果并不总是容易看到。基础科学研究即使能够保证得到回报，往往也需要花费20年左右的时间。而且这个国家似乎有更紧迫的问题，美国人需要食物、住房和医疗资源。

如今，美国国立卫生研究院已经减少了对投机性的基础科学研究的投资，虽然减少了目前的实验室工作量，但也阻碍了新一代有抱负的科学家的事业发展。

现在，只有最知名的研究人员，提出最可靠的项目，才有希望在激烈的拨款竞争中获胜。人们通常会觉得最优秀的科学家所做的研究，最有可能得到有用的结果，但这种想法并不完全正确。不那么常见的疾病、年轻的研究人员和高风险高回报的方法很难受到足够多的重视。

10年前，美国国立卫生研究院的所有研究资助申请中，多达35%的申请获得了批准，而现在只有大约15%获得了资助。如下一代测序、高通量筛选和细胞疗法等新技术正在推动生物医学发现的潜力呈指数级增长，这些发现将改变世界。

博斯基博士（W. E. Bosarge, PhD）是另一位精力充沛的慈善家，他坚定不移地致力于支持再生医学、个性化医学和癌症研究，并积极寻求改变监管模式。鉴于他对医学的贡献，以及许多其他在慈善方面付出的努力，包括支持改造和保护历史建筑和标志性建筑，建设改善社区来纪念美国退伍军人，促进美国核心价值观等，梵蒂冈在 2011 年授予他关键卫士奖（Key Guardian Award），在 2013 年和 2016 年，授予他关键慈善奖（Key Philanthropy Award）。2017 年，他因推动美国医疗创新引擎而获得了 AACR 杰出公共服务奖（图 16.3）。

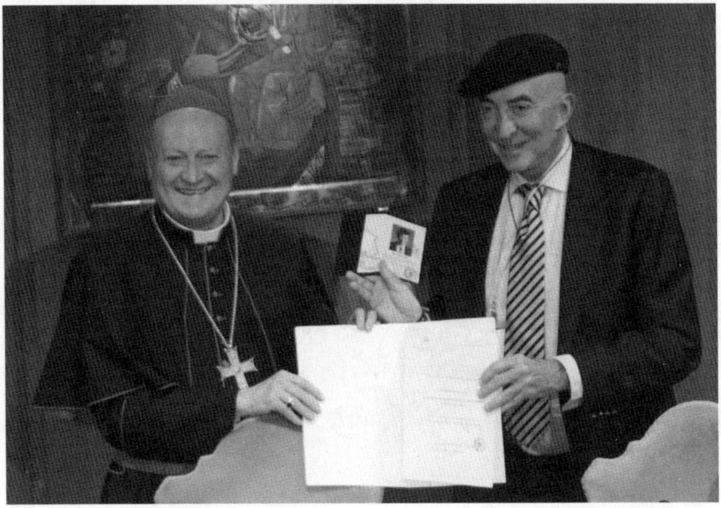

图 16.3　博斯基博士

博斯基博士与红衣主教、梵蒂冈教皇文化委员会主席詹弗兰科·拉瓦西 (Gianfranco Ravasi)，博斯基在 2016 年被任命为教皇委员会劝告者和再生医学及成人干细胞高级顾问。

美国医疗慈善事业的复兴

政府资助研究的费用减少是个坏消息。而好消息是，个人和基金会正在填补这一空白。在某些情况下，这个国家救赎的故事也反映了个人救赎的故事。

众所周知，迈克尔·米尔肯（Michael Milken）曾是华尔街的“垃圾债券大王”，他在20世纪90年代初失势。雪上加霜的是，1993年，46岁的他被诊断出患有前列腺癌，并被告知只能活12~18个月。

米尔肯说：“在我被诊断出患有前列腺癌的一个月前，我的好朋友、时代华纳（Time Warner）首席执行官史蒂夫·罗斯（Steve Ross）因前列腺癌去世。他可以接触到所有的医疗手段，却还是死于这种疾病。史蒂夫去世后，我不得不好几次请医生给我做前列腺特异性抗原（PSA）检查。他觉得我年龄还小，不会患有这种疾病。”

最后，米尔肯说服他的医生对他进行检查。当他检查出PSA的水平为24 ng/mL时，米尔肯和他的医生都以为是哪里搞错了，一般来讲，高于4 ng/mL就可以称为异常状况了。另一项PSA检测和前列腺活组织检查很快显示，米尔肯的格林森评分为9分，表明他患有侵袭性、危及生命的癌症。

他的淋巴结是正常大小的100倍。“我也算参与癌症研究领域20多年，我认为自己是一个非常博学的外行人，”米尔肯说，“我母亲那边的一个表妹31岁时死于脑瘤，我的父亲、继父、岳母和姑妈都因癌症去世了。不到一个月，我的一个亲密的朋友患了癌症，我的生活中有很多癌症患者。在我自己被诊断出患有癌症之后，我问自己，我要对待癌症的方式和我的家人和朋友会有什么不同。”

米尔肯要做的就是接受全面健康保健和服用西药，将饮食中的肉类换成水果和蔬菜，每天冥想。

为了常规治疗，米尔肯去了约翰霍普金斯医院，由戴蒙德·吉姆·布拉迪（Diamond Jim Brady）建立的泌尿外科中心对他进行了评估。当时，前列腺癌的研究进展缓慢，以至于有研究人员为了前途不得不离开这个领域。米尔肯决定改变这种令人沮丧的状况，毕竟，他的生命依赖于此。

他说：“我有信心，我能给我看到的混乱局面带来秩序。对我来说，这并不难。我投入了 5 年的资金，主要用于招募顶尖科学家参与前列腺研究。我专注于生活，专注于解决问题。我们资助一切。”

在做了自己的医疗尽职调查（medical due diligence）后，米尔肯决定在洛杉矶的西达斯 - 西奈医学中心（Cedars-Sinai Medical Center）接受激素治疗，以使他的肿瘤不受促进其生长的睾酮的影响。随后，他每天服用 6 粒药丸，接受了为期两个月的 3D 适形放射治疗，这在当时是相对较新的疗法。癌细胞没有扩散，他的 PSA 也很快就无法检测到了。

当他的疾病痊愈时，米尔肯的慈善事业才刚刚开始。现在，他的前列腺癌基金会（Prostate Cancer Foundation，PCF）已经向全球 200 多个领先癌症机构的 2 000 多名研究人员颁发了奖项。这些高影响力的项目包括评估新药的临床研究、新的治疗策略，以及更好地了解前列腺癌的生物学基础研究。

米尔肯的团队提供的资金支持已经带来了许多重要的进展，包括对可能导致前列腺细胞癌变的基因变化的识别；干扰向癌细胞输送营养物质的血管的发育；可以作为靶点来破坏癌细胞的前列腺细胞表面标志物的鉴定；以及鉴别血液或前列腺中与癌症侵袭性相关的蛋白质的分析方法的发展。与此同时，米尔肯的 PCF 资助了一些重要的临床试验，缩短了药物开发和 FDA 批准之间的时间。

自 2002 年以来，美国食品药品管理局批准了 9 种治疗前列腺癌的新药，其中 6 种在发现或开发过程中得到了 PCF 的资助。每一种药物都将对前列腺癌患者的预后产生重大影响。

今天，在美国太浩湖召开的米尔肯年度 PCF 科学务虚会已经成为前列腺癌领域最重要的国际科学会议，全球备受推崇的科学领袖将在此进行为期 3 天的科学报告、会议展示及对临床数据的热烈讨论，分享新的发现、新兴治疗策略、加速药物发现和开发的政策。当被问及在前列腺癌治疗方面取得的进展时，米尔肯的态度很乐观。他表示："由于前列腺癌基金会的努力，我有信心，我们一定会在将前列腺癌症从总体上消除之前，早早消灭前列腺癌。随着前列腺癌被攻克，我们可以专注于其他种类的癌症。"

摩根 · 潘齐勒 6 岁时被诊断出患有 1 型糖尿病，这是一种无情的自身免疫性疾病，如果控制不好，可能导致失明、截肢、心脏病和肾病等并发症（图 16.4）。和其他父母一样，摩根的父亲大卫 · 潘齐勒（David Panzirer）了解到了他需要面对的问题。他发现这种疾病无法治愈，需要持续的血糖监测和细致的胰岛素计算，如果处理不当，可能会导致死亡。事实上，患者必须在没有医生帮助的情况下，每天自行判断决定药物的剂量，如果用药不当，患者可能会因此丧命。

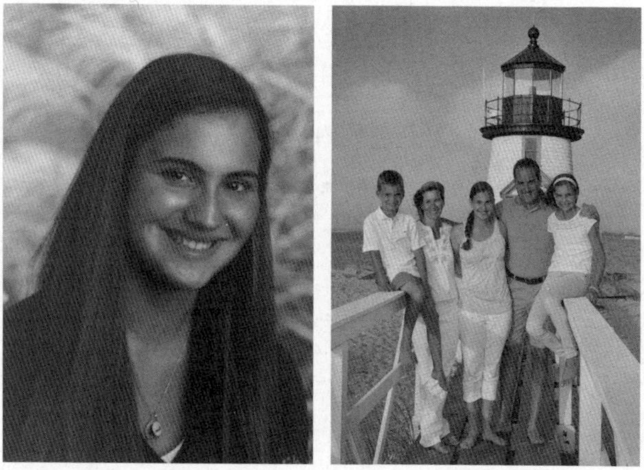

图 16.4 摩根 · 潘齐勒

左图：摩根 · 潘齐勒 6 岁时被诊断出患有 1 型糖尿病。
右图：摩根和她的家人。
（照片由戴维 · 潘齐勒提供）

大卫 · 潘齐勒很快意识到，世界各地数百万的患者需要更好的工具来减轻管理这种复杂疾病的负担。

尽管有如此明显的需求，但大卫 · 潘齐勒发现拥有近 200 万美国患者的 1 型糖尿病，对制药行业的吸引力远不如它的近亲 2 型糖尿病，后者在美国影响着至少 2 500 万人。

这种现实情况意味着，尽管全国各地都在研制治疗 2 型糖尿病的药物，但企业对 1 型糖尿病的研究要慢得多。

和所有 1 型糖尿病患者一样，摩根很快就习惯了每天用针扎手指 10~12 次来监测血糖水平，并每天多次注射胰岛素，试图让血糖尽可能接近正常水平。与此同时，她的父亲也采取了行动。在摩根被诊断后不久，大卫 · 潘齐勒被任命为赫尔姆斯利慈善信托基金

（Helmsley Charitable Trust）的受托人，该基金是他已故祖母、亿万富翁、女商人利昂娜·赫尔姆斯利（Leona Helmsley）创建的一个私人基金会。

他知道，当市场没有提供寻找创新的动力时，慈善团体仍能够推动进步。由于对1型糖尿病治疗的研究进展缓慢得令人痛苦，大卫·潘齐勒和他在赫尔姆斯利慈善基金会帮助组建的团队开始采取不同的方法，他们想知道研究人员能否找到预防这一疾病的方法。

最近，德国的一项小规模临床试验发现，每天给易患1型糖尿病的儿童口服胰岛素，可以产生类似疫苗的免疫反应，这让人们感到了希望，此类干预措施可能最终能够预防1型糖尿病。

与此同时，澳大利亚各地的一项大型研究项目正在观察有一级亲属患有1型糖尿病的孕妇，以确定可能影响该疾病早期发展的环境诱因。由美国国立卫生研究院和其他机构支持的几项观察性研究，一直在阐述饮食和生活方式等环境因素可能对该病的影响。

大卫·潘齐勒说:“虽然这些研究令人鼓舞，但它们只是冰山一角。”目前在预防科学方面的努力已经让我们取得了一些关键性的进展，但还需要对这项研究做出持续的投入并进行合作，支持未来的干预研究从而加快预防的进程。

到目前为止，赫尔姆斯利慈善信托基金会的1型糖尿病项目已经提供了400多笔赠款，总额超过3.5亿美元，基金会支持着各种改善患者生活的工作。一项新的研究将帮助欧洲的研究人员探索安全且经济有效的方法，来保持身体产生胰岛素的能力。维持体内胰岛素水平的另一个途径是创建一个“仿生胰腺”，这个项目由波士顿大学生物医学工程师爱德华·达米亚诺博士（Edward Damiano，PhD）开发，他十几岁的儿子在婴儿时期被诊断为1型糖尿病。

虽然并不完美，但仿生胰腺是我们为实现自动化胰岛素输送尝试的多种方法中，最正确的一步。2015年，在赫尔姆斯利慈善信托基金的大力资助下，波士顿的研究人员才得以在青少年中测试他们的设备。

大卫·潘齐勒说："通过最近的几项研究，包括2014年发表在《新英格兰医学杂志》上的一项研究，这些系统显示出了强大的潜力，可以改变1型糖尿病患者的生活。通过为患者和护理人员提供更好的工具来管理这种疾病，我们可以帮助一些患者减轻持续血糖监测和注射胰岛素的负担，并实际上改善健康状况，使1型糖尿病患者能够活得更长、更健康。"

大卫·潘齐勒认识到了慈善事业的力量，它不仅可以加速发展影响数百万人但可能被忽视的疾病，更能直接对自己孩子的生活产生影响。大卫·潘齐勒说："通过热情和奉献，赫尔姆斯利慈善信托基金正在投资其他人无法进行或不愿资助的研究。由于赫尔姆斯利慈善信托基金促进了设备开发、实验室和临床研究的进步，我们正朝着减轻1型糖尿病的负担迈出关键一步，我们希望有一天能完全预防它。"

富翁慈善家创造的医学进展

我们一次又一次地看到，坚定的慈善家能够在抗击疾病方面创造真正的进展，比如伯尼·马库斯（Bernie Marcus）。马库斯在新泽西州纽瓦克市长大，他想成为一名医生。被哈佛医学院录取后，由于付不起学费，他不得不放弃哈佛，去了附近的罗格斯大学，然后在那里成为一名药剂师（图 16.5）。

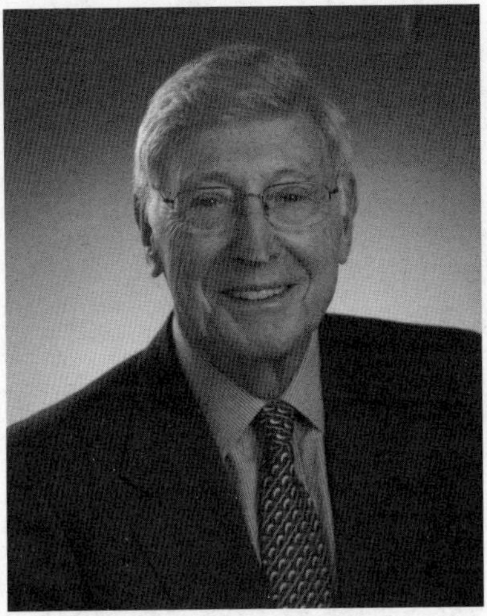

图 16.5　伯尼·马库斯

家得宝 (Home Depot) 联合创始人、慈善家伯尼·马库斯资助了几项生物医学研究计划。（马库斯基金会赞助）

25 年过去了，马库斯和他的一位同事在亚特兰大开了一家新的家装店；几年后，这对创意二人组又开了几十家店，这些门店逐渐成长为全国性的连锁店家得宝，不久就上市了。2002 年，亿万富翁马库斯退休了，他很快将注意力从石膏墙板和锤子转向医疗慈善事业和他的马库斯基金会。

“伯尼·马库斯喜欢资助任何创新且不太可能得到国家、美国国立卫生研究院资助或行业支持的东西。”埃默里 - 佐治亚理工学院医疗创新项目主任、马库斯基金会医学主任弗雷德·桑菲利波博士（Fred Sanfilippo，MD，PhD）说，“伯尼先生想要资助那些真正有临床效果的项目，那是他最想做的事情。他受过药剂师的培训，帮助他人对他来说一直很重要。”

多年来，马库斯通过他的基金会捐赠了超过 10 亿美元。例如，2005 年，他的老朋友鲍勃·赖特（Bob Wright）和苏珊娜·赖特（Suzanne Wright），一个自闭症儿童的祖父母，创办了“自闭症之声”（Autism Speaks）组织，马库斯轰轰烈烈地创办了基金会，并捐赠了 2 500 万美元。自那以后，“自闭症之声”已经成长为世界领先的自闭症科学和倡导组织，资助对自闭症病因、预防、治疗和治愈的研究；提高人们对自闭症谱系障碍的认识；倡导为自闭症患者及其家庭提供必要的服务。

最近，马库斯和他的妻子捐赠了 2 500 万美元，在博卡拉顿地区医院建立了一个神经科学研究所，致力于研究和治疗阿尔茨海默病、帕金森病和多发性硬化症。2017 年 5 月，马库斯在 5 年的时间里向科罗拉多大学安舒茨医学分校（University of Colorado Anschutz Medical Campus）捐款 3 800 万美元，成立了马库斯大脑健康研究所（Marcus Institute for Brain Health）。该研究所将致力于为遭受创伤性脑损伤、精神疾病和其他疾病的退伍军人提供服务。

作为一个精明的商人，马库斯对他的钱都花在哪里，以及这笔钱的用途非常感兴趣。桑菲利波博士说：“伯尼无法理解那些只开了一张支票就走人的捐赠者。他开发了一个有效的流程来选择受助人，旨在创建比他和他的基金会更长寿的实体。伯尼是一个严肃的慈善家。”

慈善事业当然不限于重工业和家族基金会的既定资金，硅谷也参与其中。比如，19岁时帮助创建音乐共享公司纳普斯特（Napster）、24岁时成为Facebook总裁的肖恩·帕克，现在正以估计26亿美元的财富进军医疗慈善界（图16.6）。2015年，帕克用6亿美元的捐款建立了总部位于旧金山的帕克基金会，帮助支持生命科学领域的创新医学研究，以及公共卫生和公民参与。

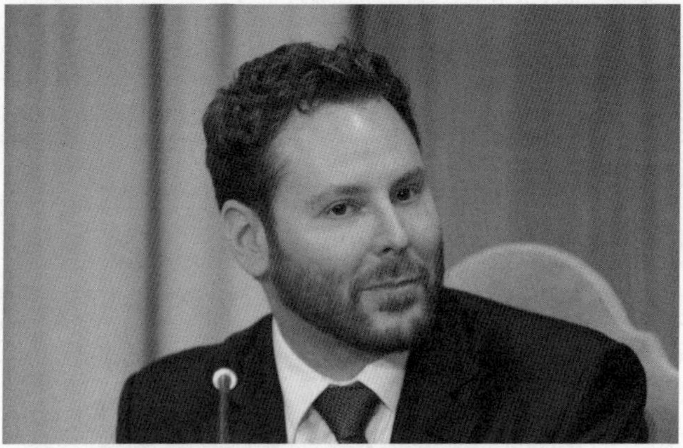

图16.6 肖恩·帕克

肖恩·帕克用2.5亿美元投资建立了帕克癌症免疫治疗研究所。

帕克不怕冒险。十多年来，他一直积极向那些在癌症研究和公共卫生方面采取创新方法的机构捐款。例如，你在这本书中读到的关于细胞药物用于治疗严重过敏的方法，帕克就是这项工作的主要推动者。

他最近承诺拨款2 400万美元在斯坦福大学建立肖恩·帕克过敏

与哮喘研究中心，另外拨款 1 000 万美元在加州大学旧金山分校建立肖恩·帕克自身免疫研究实验室。2016 年春天，帕克宣布投资 2.5 亿美元成立帕克癌症免疫治疗研究所。这些中心正在履行一项政府资助永远无法实现的功能：推动基于免疫系统的细胞药物，从边缘研究转向主流治疗。

美国伟大的工业家亨利·福特曾经说过，资本的最佳用途不是赚更多的钱，而是让钱为改善社会做更多的事情。来自南达科他州的丹尼·桑福德（T. Denny Sanford）是一位年过八旬的老人，被广泛认为是美国最慷慨的慈善家之一。在丹尼·桑福德数十年的慈善事业中，他一直致力于医疗保健、医学研究和教育（图 16.7）。

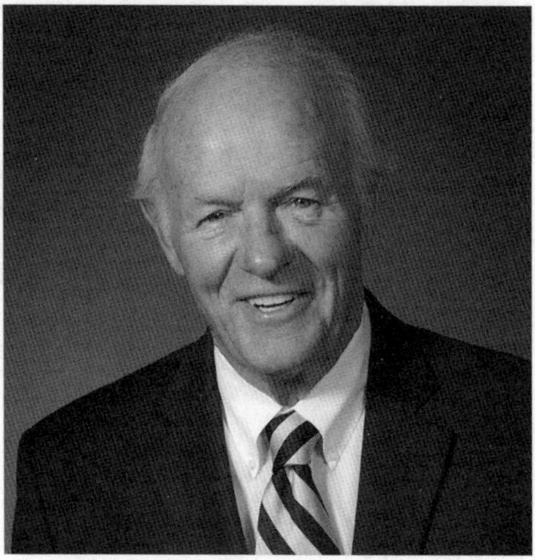

图 16.7　慈善家 T. 丹尼·桑福德

被广泛认可的美国最慷慨的慈善家。（桑福德健康公司提供）

桑福德通过他在南达科他州的信用卡业务积累了数十亿美元的

财富，他把自己的大部分慈善捐款捐给了该州的一家医院。现在以他的名字命名的桑福德医疗集团，是美国最大的综合卫生系统之一，在9个州拥有43家医院，近250家诊所，在加纳、中国和德国设有世界诊所。桑福德的捐赠总额接近10亿美元，这使得桑福德医疗集团推出了包括“桑福德基因图像”（Sanford Imagenetics）在内的多项突破性举措。这是首个将基因和基因组医学完全整合到初级保健中的模式。这使得处方和慢性疾病的筛查和管理更加精确。

桑福德项目只专注于寻找治疗1型糖尿病的方法。他的慷慨还催生了干细胞疗法、再生医学和各种癌症治疗的项目和研究。丹尼·桑福德明白科学和医学发现最终是一个数字游戏。有足够的资金，使加入研究工作的年轻和年老的科学家越多，我们获得令人兴奋和有意义的新医学发现的机会就越大。

大卫·潘齐勒表示：“我们不仅仅是资助者，我们还可以成为合作伙伴，在学术研究和工业生产之间架起一座桥梁。”他指的是科学发现工作流程中的两个主要问题之一：即使学术界做出了具有商业前景的基本科学发现，工业界也可能不愿在早期阶段进行投资。太多有前途的药物后来都失败了，因为制药行业不愿意冒险。慈善事业可以帮助学术研究人员让有希望的发现在发展的道路上走得更远，比如说进入动物试验，甚至进入第一阶段的人体试验。这种学术与慈善的合作关系做的基础工作越多，制药公司就越有可能投入必要的资源，推动其通过FDA的审批。

第二个主要的问题是为创造性的、创新的、有时是不可能实现的想法提供资金。为了获得美国国立卫生研究院的资助，一个项目必须已经显示出一定的成果希望；但要达到能够显示出成果希望的程度，需要资金。来自私人慈善机构的种子拨款和试点资金可以确保创新研究（通常由年轻的、未经证实的研究人员进行）的进展，最终可能使他们获得更大的如美国国立卫生研究院提供的资助。

由于慈善基金往往风险承受能力强、行动迅速，而且不像政府资金那样需要大量的繁文缛节，因此科学家特别重视慈善基金。慈善支持不一定要来自亿万富翁。在全国范围内，成千上万的捐助者和小型基金会正在寻找机会，推动那些会落后的疾病研究的步伐。这些“重点项目”（pet projects）来自心怀感激的患者、他们的家人，以及其他受特定疾病影响的人。也许测试一个新想法只需要 4 万美元，越来越多的来自私人慈善机构的小额资助成为创新的引擎，而美国国立卫生研究院的资助紧随其后，让研究人员继续探索有希望的途径。

今天，你甚至可以花相当于一份早餐咖啡的钱来寻找治疗方法。像 experimental.com、PetriDish 和 angelMD 这样的众筹网站让研究人员发布他们的提案，让小额捐赠者可以了解、评估和投资。这些团体资助的项目包括：纳米粒子治疗癌症的研究、治疗退伍军人的听力损伤、LSD 的大脑成像的研究、水生蕨类植物在气候变化中的作用研究，以及一个由著名神经学家大卫·伊格曼博士（David Eagleman，PhD）发明的高科技背心，让人类能够超越我们 5 种感官的局限性。

是的，这些众筹项目中有一些是耸人听闻的，甚至有点轻率。许多项目注定要失败，但也有一些注定会成功。研究人员说，在目前的资助环境下，他们必须先做实验，才能获得美国国立卫生研究院的资助。但在另一端，是来自组织、个人和“群体”的小额资助，他们都在把赌注压在重大成果上。尽管各国政府和业界巨头继续大刀阔斧地专注于治疗重大疾病，但在未来几年里，慈善事业可能会让世界发生翻天覆地的变化。

第 17 章

细胞医学时代的临床试验

虽然母亲只能暂时握着孩子的手，
但会永远握着他们的心。

2012 年 3 月，朱莉·吉布森（Julie Gibson）的女儿詹娜（Jenna）脸色苍白，感觉非常不舒服，于是朱莉带詹娜去看儿科医生。医生马上意识到这不仅仅是感冒，并下令进行血液检查。

朱莉说："仅仅过了两个小时，医生一拿到血检结果，就打电话给我们，告诉我们马上去西雅图儿童医院急诊室。"詹娜被诊断出患有白血病。24 小时内，她接受了化疗。但不幸的是，对詹娜来说化疗还不够，她需要进行骨髓移植。朱莉说："当我们发现她要接受骨髓移植时，我们非常受打击，我们需要一个匹配的捐赠者，第一选择是兄弟姐妹。詹娜碰巧是领养的，所以我们知道不太可能找到她的兄弟姐妹进行配对。其次，詹娜不是白种人，非白种人捐赠者的比例很小。"朱莉的担心是对的，经过广泛的调查，医生没有找到与詹娜相符的骨髓捐赠者，也没有其他 FDA 批准的治疗方法。

还有最后一个选择。医院提供的一项临床试验正在探索另一种骨髓来源，即来自捐赠的脐带血干细胞。这些细胞很有希望被用于移植，因为在大多数情况下，它们还没有时间完全发育出与另一个人的血液系统不相容的特殊标记。脐带血不需要来自兄弟姐妹或完全匹配的供者，只要在适当的范围内，它就可以发挥作用。

朱莉说："对詹娜来说，这和其他类型的输血程序没什么不同，但就是这个过程救了她的命，这真是令人难以置信。这一小袋细胞将拯救她的生命。"确实如此，这种新型细胞药物的临床试验挽救了詹娜的生命。到 2015 年，詹娜已经 3 年没有检查出癌症了，她现在是一名六年级的学生，喜欢唱歌和编排嘻哈舞。长大后，她想成为一名护士。

这就是临床试验的工作原理。一名患者的病情发展，已经超过了现有药物所能提供的治疗范围，患者会愿意尝试一种有希望的实验性治疗，最终挽救自己的生命。

不幸的是，这并不总是那么容易，一些临床试验并不奏效。当这种情况发生时，自愿参加这些试验的患者可能会遭受没有任何好处的副作用，而且会失去本可以用来尝试其他治疗方法的宝贵时间。

"第一，不伤害"是医学伦理学的指导原则。临床试验要求医生对这一原则进行赌博，赌这种实验性治疗利大于弊。在早期试验中，这可能是一场特别艰难的赌博，因为试验目的不一定是为了让个别患者受益，而是为了做出重要发现，帮助其他患者最终获得成功，更不用说测试治疗的安全性了。临床试验的规则试图确保研究人员、医生和制药公司进行的是有道德的赌博，并确保患者了解他们所承担的风险。再次强调，治愈的机会必须大于伤害的机会。现在，随着新技术带动了新款药物，甚至新种类药物的开发，这些伦理挑战的性质正在以前所未有的速度发生变化。要理解这些变化，需要快速回顾过去进行试验的方式，无论这些方式是好是坏。

临床试验：一场“有道德的赌博”

《圣经·旧约》中的一卷，《但以理书》讲述了观察者试图发现健康干预效果的一个故事。在这个故事中，巴比伦王尼布甲尼撒命令他的人民只能吃肉喝酒。一群更喜欢吃蔬菜的贵族最终说服尼布甲尼撒允许他们吃 10 天的豆类。在这 10 天结束的时候，吃豆类的人似乎比只吃肉的巴比伦人更健康，所以尼布甲尼撒在自己的菜单上添加了豆类。故事中没有提到对葡萄酒的依赖对身体的影响。

人们普遍认为，是 18 世纪的海事医生詹姆斯·林德（James Lind，MD）监督了第一次比较药物有效性的科学测试。他在《论坏血病》（*Treatise of the Scurvy*）中写道：“1747 年 5 月 20 日，我在‘索尔兹伯里’号上挑选了 12 名患坏血病的患者。他们的情况和我想象的差不多。两位患者每天喝 2 升多苹果汁；两位患者每次服用 25 滴硫酸丹剂，每天 3 次……；两位患者每次喝两勺醋，每天 3 次……；两位病情最严重的患者接受了海水治疗……；两位患者每天给他们两个橙子和一个柠檬……；剩下的两位患者，服用由医院外科医生推荐的膏剂……。其结果是，使用橙子和柠檬能产生最迅速、最明显的治疗效果。”

林德医生的故事是一个转折，预示着现代药物开发面临的经济挑战。他发现橘子和柠檬是治疗坏血病的最佳药物，但这些水果太贵了，以至于50年后英国海军才开始持续使用它们来维持船员的身体健康。

在接下来的两个世纪里，科学家们对新药物、新程序和新设备进行了一些不太正式的测试，其中许多测试几乎没有受到监督，也存在伦理道德问题，不正规的测试方法得出了很多有问题的结果。

例如，林德医生写道，“两个最糟糕的患者”是用盐水处理的。如果这些水手一开始就病得很重，谁又能说不是因为他们病到晚期，以至于海水治疗已经不起作用了呢？同样的道理，如果吃橙子和柠檬的两个水手本来就是最有治愈希望的患者呢？在这种情况下，可能患者只是自然恢复了而已，并不是橙子和柠檬导致病情好转的。在林德医生之后几乎整整两个世纪，医学研究人员才意识到潜在的“选择偏见”，并提出了研究人员不应该挑选接受或不接受实验性治疗的患者的观点。如今，在试验中随机选择接受治疗的患者，可以最大限度地减少由于在选择患者和治疗方法时存在偏差而导致错误结果的可能性。

第一次随机对照试验是在1946年，当时英国医生测试了抗生素链霉素作为结核病治疗药物的疗效。首先，这项试验必须清除一个道德障碍，这个障碍一直是许多临床试验失败的原因。有强有力的证据表明，抗生素确实可以治愈结核病，那么，医生们如何才能证明，向某些患者提供治疗而不向其他患者提供治疗的行为是正当的呢？

在这种情况下，当时的医疗实际条件提供了答案。那是在第二次世界大战期间，英国一直依赖美国供应抗生素。在 1946 年抗生素的供应极其短缺，因没有足够的链霉素，所以只有一部分患者能接受治疗。将实验和对照人群随机化，将有助于对治疗进行客观测试，而抽签式的系统是决定治疗对象的最公平方式。在现代，研究人员通过将新药与“医疗标准”进行比较，解决了向一些人提供治疗而不向另一些人提供治疗的道德困境。临床试验不是将一种新的药物与安慰剂的治疗效果对比。许多临床试验会添加一个新的药物治疗，以确保每个患者都接收到“最好”的治疗，而一些巧合可能会带来额外的好处。

当试验确实将一种药物与安慰剂进行比较时，通常设置一些触发因素，如果初步结果显示这种药物特别有效，研究人员就会将这种药物提供给试验中的所有患者。无论如何，1946 年在英国的试验是成功的，链霉素成为第一个被批准用于治疗结核病的药物。

20 世纪中期兴起的另一项研究方法论原则是，临床试验需要“双盲”，这意味着研究人员和患者都不知道谁接受了新的治疗药物，谁服用了安慰剂。著名物理学家理查德·P. 费曼博士（Richard P. Feynman，PhD）写道：“第一个原则是你不能欺骗自己——你是最容易被欺骗的人。”如果研究人员知道某位患者接受了治疗，他们可能会看到一些实际上并不存在的改善或副作用。当患者知道自己正在尝试一种新药时，由于安慰剂效应，仅凭这一条信息就能带来病情的改善。

现代双盲随机对照试验的黄金标准，确保了患者不会以有倾向性结果的方式分组，研究人员和患者都不会在一厢情愿中找到“结果”。

现在临床试验的规则不仅是为了确保结果是有效的，也是为了患者得到合乎道德的治疗，这是有历史原因的。1932 年，美国公共卫生服务部门与阿拉巴马州的塔斯基吉研究所（Tuskegee Institute）合作，开展了一项独特的医学研究。“塔斯基吉对黑人男性未经治疗的梅毒的研究”旨在绘制未经治疗的梅毒的自然病程。来自美国佐治亚州的 600 名非裔美国贫困佃农，他们被承诺接受“血液污染”的治疗，可换取医疗检查、食物和丧葬保险。

事实上，即使在 1947 年青霉素被证明可以治愈这种疾病之后，这些人也没有得到治疗。这项“研究”让数百名黑人死于一种可以治愈的疾病。这项不道德的研究在很大程度上导致了非洲裔美国人社群对临床试验的普遍不信任和缺乏参与。

众所周知的“塔斯基吉实验”（Tuskegee Experiment），只是临床试验内外许多医疗不端行为的例子之一。为了避免产生这些不道德的人体实验案例，1966 年世界医学协会通过了临床试验管理规则。多年来，这些关于人类受试者如何在医学测试中使用的规则一直在改进和更新，到目前为止，这些规则依然运行得很好。

当今临床试验的巨大变化主要在于：新的靶向治疗并不也不应该适用于所有人。根据 1966 年指南的不同版本进行的双盲随机对照试验，通常会向大规模人群提供一种新药。例如，在第一次世界大战期间，美国陆军医务人员注意到，暴露在芥子气中会使士兵的白细胞死亡。在 20 世纪 40 年代早期，耶鲁大学的研究人员阿尔弗雷德·吉尔曼博士（Alfred Z. Gilman, Sr., PhD）和路易斯·古德曼博士（Louis S. Goodman, MD）开始用芥子气衍生物作为治疗非霍奇金淋巴瘤的药物进行试验，非霍奇金淋巴瘤是一种白细胞癌。试验招募了愿意接受这种治疗的患者，使 FDA 批准了一种稍微经过改造的氮芥作为世界上第一种化疗药物。

这种一劳永逸的治疗方法为今后的癌症治疗和其他疾病治疗试验奠定了基础。例如，在 20 世纪 80 年代，ISIS-3 研究招募了 41 299 名心脏病患者参与一项旨在分解血块的药物试验。90 年代，前列腺、肺、结肠、直肠和卵巢（PLCO）癌症筛查试验对超过 15 万人进行了测试，看看筛查能否在早期发现癌症，从而带来更多的治疗方案。

然而，同一种方法并不能治疗所有的疾病。例如，我们现在知道，并不是所有的乳腺癌都是同一种疾病。有些是由雌激素驱动的，有些是由孕酮驱动的，有些是由 HER2 基因驱动的，有些甚至可能是由睾酮驱动的。睾酮是已知的前列腺癌的驱动因素，而人们刚刚认识到它在乳腺癌中扮演着类似的角色。用靶向雌激素的药物治疗 HER2 引起的乳腺癌是没有用的。换句话说，与以往针对全体乳腺癌患者进行的化疗试验不同，新的基因靶向疗法只针对肿瘤具有特定突变的乳腺癌患者。

针对普通人群测试一种有针对性的治疗药物，并不能得到有意义的结果；而实际上，它可能对那些对这种药物特别敏感的人群非常有效。因此，患者的子集越小，试验就必须越精确地确定哪些人可能受益，同时排除那些不会受益的人。例如，70% 的乳腺癌是雌激素阳性。对所有乳腺癌患者测试一种新的抗雌激素，有可能对 70% 的患者有效。另一方面，只有 3%~5% 的肺癌是由 ALK-EML4 基因易位引起的。如果将克里佐替尼（XALKORI）对所有肺癌患者都进行测试，那么这种药物对 95% 的患者都是无效的，而制药公司最不愿意看到的就是这种结果。

如今，有针对性的治疗并不是单独进入临床试验，而是与潜在的治疗有效人群进行配套试验。现在的问题不仅是药物是否有效，而且是药物在哪些患者身上最有效。

现代临床试验的伦理挑战

当然，迫切证明一种药物的有效性，可能会把现代临床试验拖入伦理观念模糊的境地。制药公司需要证明他们的药物能够拯救生命。制药业、医生和患者都有动力共同努力，使一种药物迈出关键的一步，每个人都想把药给那些会受益的患者。我们该如何理解詹姆斯·林德医生的坏血病试验呢？具体来说，如何看待被医生给予海水疗法的病情最严重的两名船员呢？如果给他们服用柠檬（维生素 C），真的会有所不同吗？也许是，也许不是。换句话说，在病情严重的患者身上测试新药可能不是最好的试验设计，因为实验药物可能对病情较轻的患者有更大的影响。

有时我们可以在临床癌症试验中看到这种情况。许多试验都是先对那些疾病已经扩散且对现有疗法不再有效的患者进行的。由于这些患者最迫切需要治疗，新药的试验将会面临的监管和伦理障碍较少。在对抗 ALS 等疾病的测试中也是如此。这种疾病越令人绝望，就越容易从伦理上证明可能的治疗方法是必需的。

然而，许多临床癌症试验现在不再让那些疾病已经转移到大脑的患者参与，这正是患者和药物开发人员的需求出现分歧的地方，至少在短期内是这样。虽然如第 4 章所述，有一些新的治疗方法，特别是小分子疗法，可以跨越血脑屏障攻击隐藏在大脑中的癌症。但这并不能让现在的状况取得显著的改善。无论一种药物对大多数患者的疗效如何，在癌症已转移到脑部的患者身上都很可能会失效。所以制药公司拒绝向这些患者提供那些新药，即使这些药物有可能发挥作用。排除掉那些最没有治疗希望的病例，可以让这种药物在统计结果上看起来更有效。

不过，这一伦理挑战为临床试验的发展提供了另一个机会。除了用正确的患者来测试药物，创新的临床试验正在学习通过分组的方式来报告结果。即使这种药物对病情最严重的这组患者无效，试验设计者仍然可以了解到药物对其他类型的患者效果如何。

这一微小的变化有着巨大的影响。将所有患者的结果汇总在一起的临床试验必须排除病情最严重的患者，否则可能会从统计结果上使其看起来像一个失败的药物。对病情严重的患者单独报告结果的试验，可以为那些病情严重的患者带来更多的希望。

即使有了相对可靠的试验和统计方式，对于一些罕见疾病，找到足够的患者来测试新药就已经是一项挑战了。我们在第 10 章讨论了杜氏肌营养不良症和其他罕见疾病。美国疾病控制与预防中心估计，2007 年，在 237 万名 5~24 岁的美国男孩中，只有 349 人会患有杜氏肌营养不良症，平均每个州只有 7 个。

有多大的可能，让一个单独的研究中心，让足够多的男孩参加临床试验来测试一种新的治疗方法？较大疾病的亚型也会遇到这种问题。在美国，每年可以对超过 200 000 例诊断为肺癌的患者进行化疗结果分析，但收集足够多的患者来测试 ALK+ 肺癌（大约每年 6 500 例）或现在的 ROS1+ 肺癌（大约每年 4 500 例）的治疗方法，是非常困难的。

罕见病患者群体的现实迫使临床试验设计范式发生了转变。首先，许多中心像第 15 章中的 ORIEN 一样，联合起来收集他们的临床试验数据。如果一个中心每年只招收 7 名患者参加试验，那么 10 个中心可能可以招收 70 名患者。其次，新法律放宽了临床试验要求，以帮助患有罕见疾病的人利用实验进行治疗。

其中一个重要的变化是 2012 年通过的《食品和药物管理局安全和创新法案》(*Food and Drug Administration Safety and Innovation Act*)。在那之前，FDA 的批准完全依赖于临床试验对治疗方法实际效果的证实。但是对于像杜氏肌营养不良症这样的罕见疾病，或者对于一种小基因靶向亚群疾病，人体试验可能是不切实际的，甚至是不可能的。你可能永远无法收集到足够的患者来进行试验，或者可能需要很多年来进行试验，而在此期间患者将继续遭受痛苦。

对于情况严重，但不能满足批准需求的药物，《安全和创新法案》现在允许根据“替代标记”的改进，而不是根据患者的总体改善来衡量药物效果。以实验室测量值或物理标记物，用于替代总体临床结果。比如说对于杜氏肌营养不良症，你应该还记得缺乏肌营养不良蛋白会导致杜氏肌营养不良症。因此，替代标记的改进在这里就是指肌营养不良蛋白的增加，药物对杜氏肌营养不良蛋白的影响是其作用的合理标志。

事实上，是帕特·福隆，第 10 章中讲过的那个儿子死于这种疾病的母亲，她和她创立的组织“肌营养不良症家长计划”的科学专家一起，为杜氏肌营养不良症的药物开发制定了新的指导方针。2015 年，她的建议成为标准。FDA 表示，根据《安全和创新法案》，仅衡量是否增加了肌营养不良蛋白就可以用于加速新药获得批准。

纽约纪念斯隆凯特琳癌症中心的研究人员称，一种检测罕见或难以治疗癌症的疗法的新方法被称为“篮子研究”（basket studies）。传统的临床试验集中在特定的癌症类型上，而篮子研究则集中在肿瘤中发现的特定突变上，而不管癌症起源于何处。

使用这种方法发表的结果表明，研究人员可以设计基于基因组学而不是癌症起源位置的试验。这意味着，一个特定的临床试验实际上可能包括由同一突变引起的几种不同类型的癌症。更令人兴奋的是，我们能够根据肿瘤的遗传学特征对其进行描述，然后将其与已知的针对该突变的药物进行匹配。这意味着，即使在早期临床试验阶段，人们也会有合理的预期，能够认为给定的药物可能具有显著的临床效益。

细胞药物不是化疗，它们可能只对小部分患者有用。换句话说，它们的目标是对极少数人进行高效的治疗。在过去，临床试验的目的并不是大海捞针。而在未来，它们将不得不如此。

今天，我们正处于这一转变的中心，从广泛使用少数药物的时代，过渡到有着数千种高度专业化药物的时代。我们的临床试验，就像这些药物本身一样，刚刚开始展现它们的新形式。

第 18 章

细胞：未来的“灵药”

对未来的预测尤其困难。

著名物理学家尼尔斯·玻尔博士（Niels Bohr, PHD）

2006年，麻省理工学院的《技术评论》（*Technology Review*）提供了2万美元的奖金，奖励任何能够反驳奥布里·德·格雷博士（Aubrey de Grey，PhD）有关从根本上延长人类寿命的提议的人，然而奖金无人认领。尽管许多主流科学家认为德·格雷博士的观点及他本人，有点偏离了严肃科学的轨道。

想想他的想法背后的信念，对于德·格雷博士来说，衰老是一种可以预防和治疗的疾病。德·格雷博士说，通过利用新的细胞疗法，我们可以修复一生中分子和细胞的破坏所造成的损害，活得比我们想象的更长，可能比我们想象的还要长几百年。

他的策略在于对抗他所认为的衰老的7个原因，他称之为“7个致命因素”。分别是：

◎ 肌肉、心脏和大脑无法跟上细胞流失的速度；

◎ 细胞分裂失控（癌症）；

◎ 受损的线粒体产生的毒素的累积；

◎ 功能失调细胞的累积；

◎ 组织硬化（如动脉中的组织）；

◎ 细胞内和细胞外“垃圾”的累积。

如果不加以控制，德·格雷认为这种细胞损伤的累积会导致一系列疾病，从心脏病、关节炎、2 型糖尿病到阿尔茨海默病及各种癌症。德·格雷的策略是一个接一个地解决掉这 7 个“致命因素”。

德·格雷还认为，现有的细胞药物及已经在研发中的药物，正在朝着攻克这 7 个因素的方向稳步前进。这些治疗方法包括：修复器官中正在流失的干细胞，清除细胞内分子垃圾的酶疗法、清除细胞空间中不需要的碎片的免疫疗法，以及打破动脉硬化化学连接的药物。

2009 年，德·格雷博士与他人共同创立了位于加州山景城的细微老化工程策略（Strategies for Engineered Negligible Senescence，SENS）研究基金会，旨在直接召集和资助科学家来应对这些挑战。在 2013 年接受《新闻周刊》（*Newsweek*）采访时，德·格雷博士指出，SENS 基金会的工作“根本不是减缓衰老，而是实际上逆转衰老，即修复分子和细胞累积的损伤。这些损伤是身体正常运作的副作用，在生命中不断累积”。

德·格雷博士认为，如果医生能进行这些修复，他们就很有可能让人恢复活力，“我们就能让他们从生理上回到30岁或40岁”。他和他的团队希望能够反复进行这些修复，“这样人们就能保持真正的长久年轻，并减少导致死亡的风险因素”。

德·格雷设置的时间轴是30年，在接受媒体《母板》(*Motherboard*)的采访时，他说：“这些疗法将足以让60岁的人，恢复到30岁时的身体状况。这意味着我们实际上已经争取了30年的时间来研究如何在他们90岁的时候让他们重新焕发活力，如此不断重复这一过程，就能直到人们120岁，甚至150岁的时候都还能有30岁时的活力。我相信30年的时间很容易就能做到这一点。”

下一个伟大的前沿领域

任何像延长寿命这样的未来主义项目，都有像奥布里·德·格雷博士这样的远见卓识者，他们的思维远远超前于当前的科学，以至于我们很难看到我们将如何从现在走到他们所预测的未来。然而，尽管主流科学家可能不认同德·格雷博士激进的、超越界限的乐观主义，但他还是把主流思维引向了那个方向。不仅仅是SENS的科学家们在努力解决德·格雷提出的7个老龄化问题，许多科学家已经获得了或许是最重要的合法性认证——来自外部的资金。

今天，主要的制药公司已经开始投资于再生医学。2014年，谷歌建立了Calico Labs公司，并与制药巨头艾伯维（AbbVie）合作，投资5亿美元，专注于抗衰老研究。此外，甲骨文公司的拉里·埃里森（Larry Ellison）、亿万富翁投资者彼得·泰尔（Peter Thiel）、亚马逊创始人杰夫·贝佐斯（Jeff Bezos），以及纳普斯特公司的创始人、Facebook 的早期总裁肖恩·帕克也参与了老年疾病新疗法的发现、开发和商业化。

更不用说 Facebook 创始人马克·扎克伯格（Mark Zuckerberg）和他的妻子普莉希拉·陈博士（Priscilla Chan，MD），他们承诺在他们女儿的有生之年，投入 30 亿美元来消除世界上的主要疾病。他们每个人都投入了数百万甚至数十亿美元的个人资金，用于细胞疗法，旨在减缓衰老的影响，治疗人类历史上随年龄增长而来的疾病。

这些大慈善家让顶尖科学家参与到细胞药物的研究中来。例如，帕克癌症免疫治疗研究所所长杰弗里·布莱斯顿博士（Jeffrey Bluestone，PhD），他的开创性研究集中于基于 T 细胞的治疗，这些 T 细胞经过训练可以攻击基因目标（图 18.1）。

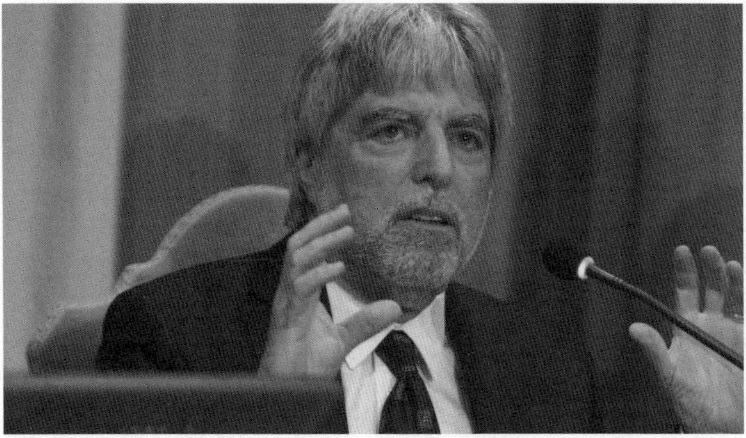

图 18.1　帕克癌症免疫治疗研究所所长杰弗里·布莱斯顿博士

布莱斯顿博士针对 T 细胞活化进行研究，以确保这些细胞不会不恰当地攻击身体的健康组织。他的工作促进了免疫耐受的多种疗法的发展，包括 CTLA4Ig（阿巴西普，abatacept，ORENCIA），用于治疗类风湿关节炎；贝拉西普（belatacept，NULOJIX）是 FDA 批准的第一种靶向 T 细胞共刺激药物，用于治疗自身免疫性疾病和器官移植排斥反应；一种新型抗人 -CD3 抗体正在研制中，用于治疗 1 型糖尿病；以及第一个批准用于治疗转移性癌症的 CTLA-4 拮抗剂药物。

在布莱斯顿博士最近的研究中，他已经从操纵免疫系统的攻击信号，转向处理可以使免疫系统失活的待机信号。

这项研究的重点是调节性 T 细胞在自身免疫性疾病如 1 型糖尿病、狼疮和多发性硬化症中的关键作用。正如我们在第 7 章中所看到的，Tregs 可以平息 T 细胞的攻击。虽然目前的免疫疗法与通过打开免疫系统来消灭病毒和癌细胞有关，但未来可能更多的是研究通过关闭系统来治疗自身免疫性疾病。由于慈善家们选择把钱押在再生医学上，许多顶尖大学的研究人员也陆续将他们的职业生涯押在这上面。

学术研究的竞争异常激烈，成功与否取决于科学家预测未来并兑现承诺的能力。常青藤联盟实验室的细胞策略不仅有望推动研究向前发展，而且表明这些策略不再被边缘化，而是已被主流科学所接受。

10 年前，劳伦斯 · H. 萨默斯博士（Lawrence H. Summers，PhD）在哈佛大学的毕业典礼上发表演讲时指出，未来癌症、糖尿病和阿尔茨海默病将得到基于干细胞的治疗，前景一片光明。萨默斯博士现在是哈佛大学查尔斯 · W. 艾略特大学（the Charles W. Eliot

University Professor at Harvard）的教授，他开始相信自己严重低估了细胞疗法能够治疗的疾病数量。

2016 年在哈佛大学再生医学科学与商业研讨会上发表演讲时，萨默斯说：“我不希望看到什么后续研究表示干细胞‘能够’解决镰状细胞性贫血，使新的心脏细胞生长和修复衰竭的心脏，替代肌腱和韧带，解决血液癌症……以及通过干细胞移植治愈的某些形式的失明。”

萨默斯博士认为，在未来，细胞疗法不再是一种针对几种疾病进行测试的利基技术，而是生物医学研究和治疗的一个主要分支。今天，医生们已经在使用细胞策略来治疗更多的疾病，但还可以在治疗过程中更早地使用它们。越来越多的人相信，这些基于细胞的药物已经和前几代疗法一样有效，甚至更好。

劳伦斯·萨默斯博士在哈佛大学的同事之一，马克·菲什曼博士 (Mark Fishman，MD) 也对细胞疗法的发展前景和未来表示乐观。菲什曼博士是一位干细胞与再生生物学教授，认为再生医学将继 20 世纪的传染病控制，今天不断前进的新抗癌免疫疗法之后，成为第 3 大变革浪潮。

菲什曼博士认为，再生医学的浪潮将由两种截然不同的方法组成。第一种是一种“备件”方法，专注于开发细胞、组织和器官，以取代身体中患病或受损的部分；第二种是调动身体自身的再生能力，利用、重启、支持或改造身体替换和修复自身组织的能力。

这种能力在人类的早期就存在，在成年动物中也存在，比如斑马鱼和蝾螈。我们没有创造出一种新的能力，而仅仅是利用大自然预先设定的程序，而这些程序只是在成年人类身上被隐藏或抑制了。菲什曼博士认为，这种旨在延长健康寿命的细胞疗法新浪潮是势不可当的，因为我们别无选择。

“再生医学必须成为下一个伟大的前沿领域，”菲什曼博士说，“全球人口的老龄化，增加了寻找治疗方法延长人们健康时间的紧迫性。我们没有选择，我们必须让这一切成为现实。”

细胞疗法的未来

以细胞为基础的医学领域在许多方面发展如此之快，任何人都很难跟上所有的发展。每天，都会有些看似白日梦的想法出人意料地发展成出色的治疗方法，免疫疗法就是这样。20 年前，免疫疗法在很大程度上是一门边缘科学，而现在它是针对一系列疾病的主要治疗方法。

在细胞治疗的其他分支中，从基础研究中开始涌现出一些新的策略，其中一个例子就是阿尔茨海默病中的神经生长因子（nerve growth factor，NGF）。NGF 是 20 世纪 40 年代由神经学家丽塔·利瓦伊·蒙塔西尼博士（Rita Levi-Montalcini，MD）发现的，她证明了这种小蛋白在神经系统早期发育过程中支持感觉神经元。

1986 年，她因自己的发现获得了诺贝尔奖。从那时起，其他科学家已经证明NGF还能促进基底前脑中产生乙酰胆碱的细胞的存活，这些细胞最终在阿尔茨海默病的过程中被消灭。如果乙酰胆碱生成细胞在阿尔茨海默病中丢失，而 NGF 能让这些细胞存活，为什么不添加更多的 NGF 呢？但直到最近，这项研究还没有明显的进展。

就像许多令人沮丧的两难困境一样，对问题的清晰理解意味着应该有一个简单的解决方案，但问题在于“可用药的靶点”这门深奥而复杂的科学。减少体内某种特定蛋白质的含量是非常困难的，而增加这种蛋白质的含量就更难了。当目标物位于大脑中时尤其如此，因为很多口服或静脉注射的分子太大，无法通过血脑屏障。

这就是为什么向阿尔茨海默病患者的大脑中添加更多 NGF，这个在理论上听起来很简单的想法，几乎与人类的火星探索任务有着同样的难度。由于无法将 NGF 传递给大脑，大多数制药公司和研究人员将注意力转到了别处。在过去的 20 年里，许多人都在尝试开发药物来清除阿尔茨海默病患者大脑中的 β-淀粉样蛋白斑块。到目前为止，还没有任何成果。

在这段时间里，加州大学圣地亚哥分校转化神经科学研究所主任，马克·图辛斯基博士（Mark Tuszynski, MD, PhD）和他的团队把赌注压在了 NGF 上。推进这项研究可能会是一个漫长的过程，图辛斯基博士希望利用基因疗法来提高大脑自我修复的能力。最终，他和他的同事们找到了一种未来主义的方法，并最终决定进行一项小规模的临床试验。

首先，他的团队从患者的背部取样进行活检。然后，图辛斯基博士会从中分离出一种特殊的结缔组织细胞，称为成体纤维细胞，并对样本中的成体纤维细胞进行基因修饰，以表达生成 NGF 的基因。在手术过程中，他将这些细胞直接植入了 10 名阿尔茨海默病患者的基底前脑区域（图 18.2）。

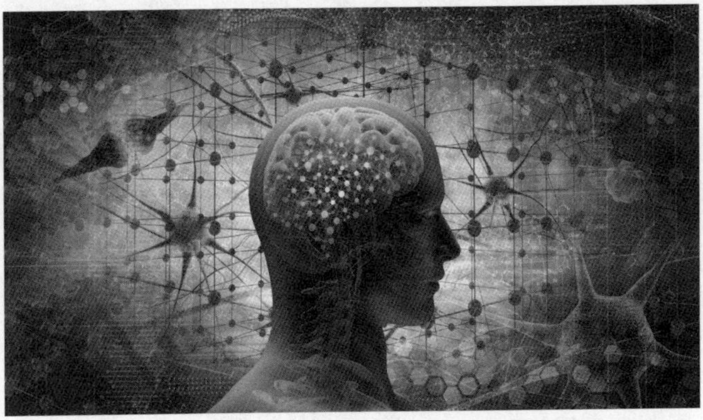

图 18.2 图辛斯基博士的临床试验

这一区域的功能是维持记忆、注意力和行为，通常在阿尔茨海默病早期就受到影响。NGF 在维持负责这些功能的细胞的健康方面似乎特别活跃，它也是大脑的一部分。与大多数早期临床试验一样，其目的与其说是拯救生命，不如说是证明生物学是有希望的。正如预期的那样，这 10 名患者平均多活了 5 年。对他们大脑的解剖检查显示，他们的大脑有切实的改善迹象。

在最近发表于《美国医学会神经病学杂志》（*JAMA Neurology*）上的一篇文章中，图辛斯基博士和他的团队报告称，在所有 10 名患者的大脑中，由于阿尔茨海默病而濒临死亡的细胞，在 NGF 产生的区域重新生长出了轴突。这是一个重大的进展，不仅因为这种疗法有效，而且因为科学最终找到了一种将 NGF 用作药物的方法。这种疗法没有开发新的药物，而是把细胞创造性地当作药物。

在加州大学圣迭戈分校和美国其他 9 个地区进行的第二阶段试验中，研究人员正在测试这项技术是否能改善由阿尔茨海默病引起的记忆和认知问题。图辛斯基博士告诉《华盛顿邮报》，如果试验结果依然保持乐观，三期试验将为患者铺平道路，使他们“无须每天服用药物，只需进行 3 到 4 个小时的手术，便可获得终生保护。如果你知道自己得了一种会被夺去智力精华的疾病，你会接受 3 个小时的手术吗？虽然这么说有些露骨，但这是显而易见的”。

某些细胞可以独立工作，就像小型工厂、药店、警察或维和人员一样。细胞在一起工作，可以起到与器官一样的功能。

根据器官共享联合网络（United Network for Organ Sharing）的数据，目前有 9.3 万人在肾移植名单上。一般情况下，名单上的一个人需要 5 年左右的时间才能与捐献者的肾脏匹配，尽管在一些州，平均等待时间长达 10 年。由于每年只有 2 万个肾脏可用，科学家们一直在竞相寻找其替代品。

看起来越来越可行的替代方案是，使用工程细胞共同作用形成一个替代肾脏。加利福尼亚大学旧金山分校和范德比尔特大学医学中心的研究人员率先研制了类似的装置，大小与咖啡杯差不多，以一台由血压驱动的生物反应器驱动，不需要使用泵或电力。

该装置由肾脏细胞制成，可以模拟肾脏的自然活动，从血液中过滤出毒素、盐分和一些小分子，以取代功能失调的肾脏。在这个过程中，水也会被重新吸收回体内，最终流向膀胱。人体试验于 2017 年开始，研究人员希望这种手术植入的装置能像正常的肾脏一样工作，让患者远离透析。

在美国，每年平均有 600 万例骨折病例，其中大约有 30 万例愈合缓慢，或者根本无法用传统方法愈合。多年来，科学家们一直试图利用干细胞帮助修复断骨。但干细胞往往要么死亡，要么会从修复部位迁移出去。从根本上说，干细胞的存在时间不足以影响修复的速度。

现在，一项新技术解决了这个问题，为将来干细胞在骨修复中的应用打开了大门。正如发表在《生物材料学报》（*Acta Biomaterialia*）上的一篇论文所解释的，在干细胞被注射到骨修复部位之前，它们首先被包裹在一种叫作水凝胶的聚合物中。

正如这个词的字面意思，水凝胶能够保持水分，这是干细胞存活所必需的。随着时间的推移，这些水凝胶会降解，在身体将其视作异物，并开始做出可能危及愈合过程的防御反应之前就消失了。由罗切斯特大学（University of Rochester）生物医学工程助理教授丹妮尔·班诺特博士（Danielle Benoit，PhD）领导的研究小组希望这些水凝胶能让干细胞完成修复的工作，然后自身在较短的时间内代谢出身体。

班诺特博士和她的团队在小鼠骨移植中测试了这一策略。首先，他们将所有的活细胞从新骨中取出，以便移植。然后，他们将骨移植物附着在一起，并在附着点将水凝胶包覆的干细胞作为一种愈合胶注射进去。

他们的方法奏效了。这些干细胞被包裹在水凝胶胶囊中，没有产生移动。就像在大脑中注入神经生长因子的新技术一样，研究小组能够将干细胞定位在骨修复部位的事实，解决了通往可行疗法道路上的一个独特而又关键的问题。

班诺特博士说："我们的成功为许多更复杂的骨骼修复打开了

大门。”该团队正在推动这些水凝胶干细胞系统获得 FDA 的批准。

在未来几年，细胞疗法将会受到大规模的宣传。在它的发展中，我们还会不可避免地产生盲区、出现错误，然而，我们已经有了足够的希望，细胞治疗已经通过了一个重要的临界点。我们现在知道细胞疗法可以治愈或替换因疾病、创伤或年龄而受损的组织和器官。我们知道，尽管存在不可避免的死胡同，但仍然会有突破。

问题不在于细胞疗法是否有效，而在于如何治疗及何时有效。答案将来自于科学家们在实验室里发现的关于基因、干细胞和蛋白质的新知识，以及我们控制它们行为的能力。其中一些知识将会应用到临床领域，成为影响数百万人的细胞疗法。其他的发现将改变我们治疗疾病，甚至是一些最罕见、最具毁灭性的人类疾病的方式。

我们每个人都是 30 多万亿人体细胞的集合体，我们正在进入一个新的医学时代。在这个时代，这些细胞将成为让我们比以往活得更长、更健康的药物。

致 谢

治愈来自内心，力量来自我们周围的人。我感谢我的合著者和朋友马克斯·戈麦斯博士，感谢来自马修·亨宁格的爱以及支持，以及我的父母诺玛和戈登·史密斯。我知道，你们将和我一起向真正的英雄致敬：这些患者、医生、研究人员和机构，他们为世界上许多患有导致身体衰弱疾病的人带来希望。

特别感谢 W. E. 博萨奇博士（Dr. W. E. Bosarge），他在过去 7 年里慷慨地支持了我们的愿景，并坚定地致力于支持再生医学、个性化医学和癌症研究。我永远感激我的导师——查尔斯·格里尔（Charles Greer）领我进入了干细胞领域的大门，感谢大卫·纳什博士（Dr. David Nash）教我医学的商业原理。

如果没有杰拉尔德·库赞斯（Gerald Couzens）、加斯·桑登（Garth Sundem）、斯维特拉娜·伊兹拉伊洛娃 - 达诺夫（Svetlana Izrailova-Danov）、谢莉·拜考夫斯基（Sheree Bykofsky）和 BenBella Books 团队的帮助，这本书是无法完成的，感谢他们每一个人的贡献。

——罗宾·L. 史密斯

说到我们在这里所讲述的勇气、毅力和创新，不能不为那些把我们带到医学这一转折点的患者、家庭和研究人员表示敬畏。我要向他们及我生命中那些让我能够讲述这些故事的人表达我诚挚的感谢。

我非常感谢我的朋友兼同事罗宾·L. 史密斯博士的忠告；感谢我已故的父母，他们一直支持和鼓励我走非传统的职业道路；感谢我的孩子凯蒂和麦克斯四世的耐心；感谢温迪·德西（Wendy Dessy）的爱和支持。我也将永远感谢我的朋友和导师英格利斯·米勒博士，是他引导了我的个人发展，引导我成为一名科学家。

——马克斯·戈麦斯

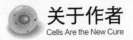

关于作者

Cells Are the New Cure

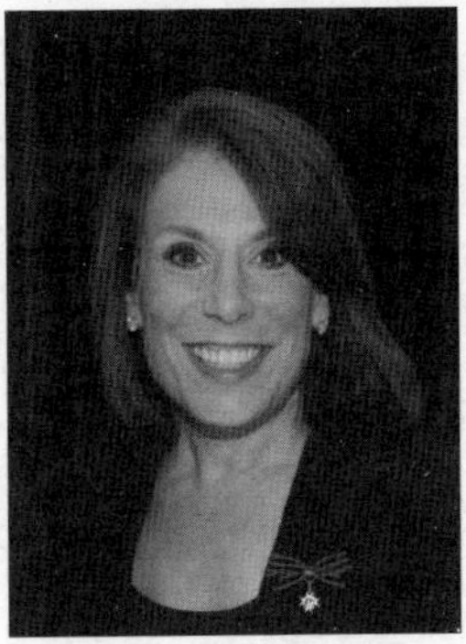

罗宾·L. 史密斯博士
再生医学领域的全球思想领袖

罗宾·L. 史密斯博士是现代医学发展最快的领域之一——再生医学领域的全球思想领袖。她获得了耶鲁大学医学院的医学博士学位和沃顿商学院的工商管理硕士学位。在 2006—2015 年担任 NeoStem 家族企业首席执行官期间，她开创了该公司的创新商业模式，将专利细胞治疗开发与成功的商业开发及制造业相结合。

史密斯博士筹集了超过 2 亿美元，完成了 6 个收购和 1 个资产剥离，使公司赢得了一系列的行业奖项和业务认可，包括在三州地区连续两年排名第一，德勤高科技高成长 500 强全国排名第 11 位，以及 Frost & Sullivan 北美细胞治疗技术创新领导奖。

2008 年，史密斯博士创立了再生生命基金会 (Stem for Life Foundation，SFLF)。这是一个无党派的教育组织，致力于促进并提高全球对再生医学治疗和治愈一系列致命疾病，以及对使身体虚弱的疾病的潜力的认知，而不仅仅是治疗这些疾病的症状。

2010年，史密斯博士与梵蒂冈建立了历史性的、史无前例的伙伴关系，将该慈善机构的使命推向全球。作为这种关系的一部分，梵蒂冈和SFLF合作提出了一个引人注目的倡议，帮助促进对细胞疗法的兴趣和开发，从而最终在全球范围内减少人类的痛苦。

史密斯博士为《赫芬顿邮报》定期撰写有关这些话题的专栏，并与人合著了《治愈细胞：医药史上最伟大的革命如何改变你的生活》（*The Healing Cell：How the Great Revolution in Medical History is Changing Your Life*）一书。她获得了2014年的Brava奖，该奖项用于表彰大纽约地区的顶级女性商业领袖。

她还入围了2014年纽约地区年度企业家奖的决赛，该奖项用于表彰在创新、财务业绩和社会责任等领域表现卓越和成功的企业家。2016年4月，方济各教皇授予史密斯博士勋章。2017年5月，史密斯博士被国家天主教艺术与图书馆博物馆授予终身健康与科学成就奖。史密斯博士于2017年被任命为新泽西州罗格斯医学院医学系临床副教授。

此外，史密斯博士在为各种医疗企业及以卫生保健为基础的实体提供执行和董事会级别的服务方面具有丰富的经验。她目前是MYnd Analytics的董事会主席（前CNS Response）；罗克韦尔医疗和Prolung DX的董事会成员；Hooper Holmes咨询委员会委员；她还是生命科学性别多样性咨询委员会的联合主席，也是罗马科学与信仰斯托克基金会的副主席和董事会成员，并在纽约大学朗格尼医学中心桑福德健康国际委员会和监管委员会任职。

她曾在纽约大学朗格尼医学中心（NYU Langone Medical Center）董事会任职，曾任纽约大学联合疾病医院（New York University Hospital for Joint Diseases）董事会主席，还曾在 Signal Genetics 和 BioXcel Corporation 董事会任职。作为一个企业领导者、医生和慈善家，史密斯博士处于一个特殊的位置，她能够引领全球医疗保健行业的未来走向细胞的方向。我们身体的细胞会成为一个广泛的治疗的基础，也会积累大数据帮助医生确定患者个体的最佳疗程。

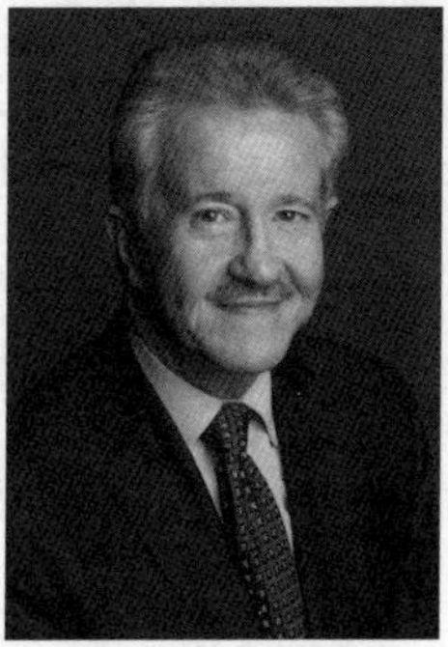

马克斯·戈麦斯博士
美国健康基金会“年度人物”

马克斯·戈麦斯博士是电视上备受尊敬的医学记者，他为纽约和费城的电视台制作的健康和科学网络电台节目曾获得多个奖项。马克斯博士为 Dateline、《今日秀》（*Today Show*）和《48 小时》（*48 Hours*）节目做过报道。在 30 多年的时间里，他获得了 9 项艾美奖，3 项纽约州广播协会奖，以及 UPI 最佳纪录片奖。

除了纽约市因其在 911 事件中的报道而授予他的“危机时刻杰出报道奖”（Excellence In Time of Crisis award）外，马克斯还被白血病和淋巴瘤协会（Leukemia and Lymphoma Society）、美国马凡氏基金会（National Marfan Foundation）提名全美特等奖，他还被美国健康基金会评为“年度人物”。

马克斯博士是著名的主持人和演讲者，也是纪念斯隆凯特琳癌症智能公共教育系列的定期主持人。他还是由梵蒂冈主办并在梵蒂冈举行的两场成体干细胞国际会议的组织者和主持人。

马克斯博士还在全国范围内进行公开演讲和演示来培训医生，在美国国家癌症研究所（National Cancer Institute）和美国病理学家学院（College of American Pathologists）等各类团体演讲。

马克斯博士是《治愈细胞：医药史上最伟大的革命如何改变你的生活》的合著者。这是一本未来医学的入门指南，展示了一系列新兴的成体干细胞研究突破，包括干细胞修复受损心脏和器官、恢复视力、杀死癌细胞、治疗糖尿病、治疗烧伤并停止退化性疾病，如阿尔茨海默病、多发性硬化症和卢伽雷病等。

书中涵盖了干细胞在骨科、心脏病、癌症和艾滋病等各个领域的应用，其中还包括教皇本笃十六世发表的特别讲话，他敦促加强对成体干细胞研究进展的支持和认识，以减轻人类的痛苦。

马克斯博士也是《前列腺健康计划：预防和控制前列腺癌指南》（*The Prostate Health Program：A Guide to Preventing and Controlling Prostate Cancer*）的合著者。这本书阐释了一个包含饮食、锻炼和生活方式改变的创新项目如何有助于预防前列腺癌。

他所任职或曾任职董事职位的机构包括：

◎ 再生生命基金会；

◎ 美国心脏协会国家和地区委员会；

◎ 美国心脏协会全国沟通委员会前任主席；

◎ 普林斯顿校友周刊董事会前任副主席；

◎ 马萨诸塞州伍兹霍尔海洋生物实验室科学作家奖学金评选组；

◎ 克罗恩病和结肠炎基金会美国长岛分会；

◎ 放学后教育伙伴关系（一个为学生提供辅导的全市 1 600 个社区项目组成的团体）；

◎ 美国科学促进会通讯委员会前任主席；

◎ 柯拉基金会的认知勇士（Cognitive Warriors）。

马克斯博士还指导新闻系本科生，以及对医学新闻感兴趣的医学生和医生。他是普林斯顿大学荣誉毕业生，维克森林大学医学院神经科学博士，曾任美国国立卫生研究院洛克菲勒大学博士后。

GRAND CHINA

中资海派 GRAND CHINA

中 资 海 派 图 书

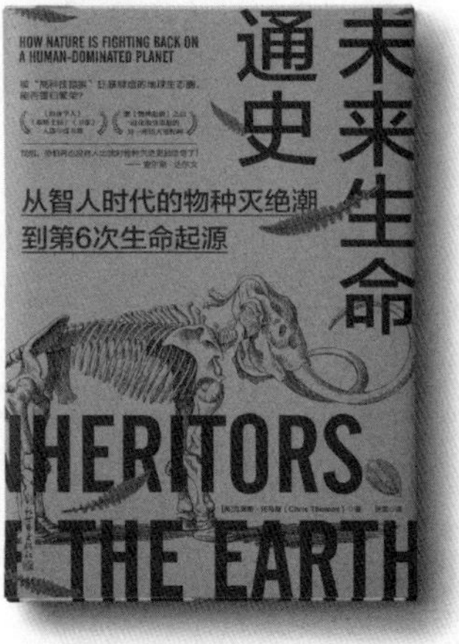

[英] 克里斯·托马斯　著

张雪　译

定价：69.80 元

一本“挑衅”当今人类主流自然观的作品，

继《物种起源》之后进化演变思想的另一座伟大里程碑

- 人类在地球上的出现，对其他生命来说，仅仅只是一种更严重的生存威胁？
- 试图压制那些从以前的栖息地 " 入侵 " 地球新地区的 " 外星人 " 物种是否明智？
- 按照今天物种的消失速度计算，2050 年的地球真的会变成“孤独星球”吗？

《未来生命通史》集结了著名的生物进化学者克里斯·托马斯在世界各地工作与考察的大量实例：从约克的棕褐色黄钩蛱蝶，到新西兰火鸡大小的红喙南秧鸟，不同物种在人类工农业“铁蹄”下依然能够成功生存繁衍；城市化和大规模农业种植，为有进取心的动植物创造了新生存空间；人类对生态系统的改变，刺激了几乎每个生物种群的进化演变……

托马斯挑战了如今已被广泛接受的地球生物多样性衰退论，以不可争辩的事实和严谨的科学论断证明，人类不仅提高了世界大部分地区的生物多样性，并且加快了新物种的形成速度。事实上，人类已经开启了一场地球历史上规模宏大的进化革命。